斷食計畫

行動指南＋食譜

12:12、16:8、20:4、一天一餐、隔日斷食、5:2等各種斷食法全收錄，從設目標、定策略，到該怎麼吃、如何安全執行計畫，step by step

貝琪・吉拉斯皮（Dr. Becky Gillaspy）醫學博士 著
羅佛妮・沃克（Lovoni Walker）食譜

常常生活文創

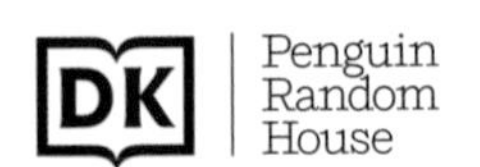

斷食計畫行動指南＋食譜：12:12、16:8、20:4、一天一餐、隔日斷食、5:2等各種斷食法全收錄，從設目標、定策略，到該怎麼吃、如何安全執行計畫，step by step

作　　者／貝琪．吉拉斯皮（Dr. Becky Gillaspy）
譯　　者／王心宇
責任編輯／林志恒
封面設計／林家琪

發 行 人／許彩雪
總 編 輯／林志恒
出 版 者／常常生活文創股份有限公司
地　　址／106 台北市大安區信義路二段 130 號

讀者服務專線 / (02) 2325-2332
讀者服務傳真 / (02) 2325-2252
讀者服務信箱 / goodfood@taster.com.tw

法律顧問／浩宇法律事務所
總 經 銷／大和圖書有限公司
電　　話／(02) 8990-2588（代表號）
傳　　真／(02) 2290-1628

製版印刷／龍岡數位文化股份有限公司
初版一刷／2022 年 9 月
定　　價／新台幣 450 元
ISBN ／978-626-96006-2-5

FB｜常常好食　　網站｜食醫行市集

Printed In Taiwan

國家圖書館出版品預行編目 (CIP) 資料

斷食計畫行動指南+食譜：12:12、16:8、20:4、一天一餐、隔日斷食、5:2等各種斷食法全收錄, 從設目標、定策略，到該怎麼吃、如何安全執行計畫，step by step / 貝琪．吉拉斯皮（Becky Gillaspy）作；王心宇譯. -- 初版. -- 臺北市：常常生活文創股份有限公司，2022.09
　面；　公分
譯自：Intermittent fasting diet : guide + cookbook.
ISBN 978-626-96006-2-5（平裝）
1.CST：斷食療法 2.CST：健康飲食
3.CST：營養 4.CST：食譜
411.3　　　　　　　　111013950

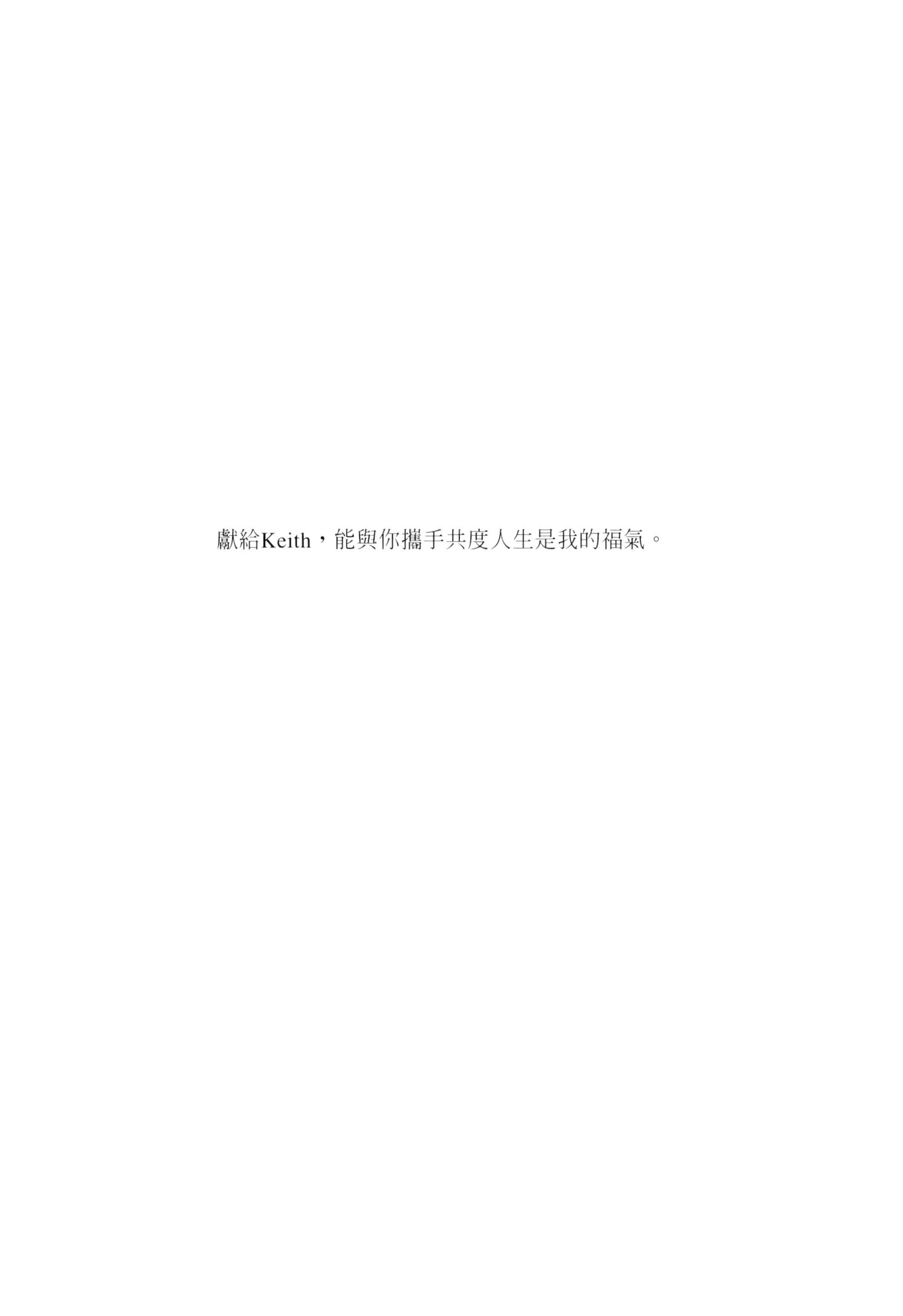

獻給Keith，能與你攜手共度人生是我的福氣。

目錄

Chapter 9 份量十足的沙拉

Chapter 10 一鍋到底主食 + 主打蛋白質

如果我說要爲自己的健康投資，其實是要少做一些努力，你會怎麼想？如果我又說，這項投資一毛錢也不必花，甚至還能幫你省錢，你又作何感想？請想像一種減重策略：既可以融入日常生活，又能讓你和親友一起用餐，即便你的「飲食」和這些朋友不同。想像一下，你不必改變自己的食物選擇、運動方式，站上體重計卻發現自己變輕了。改變的不只是體重計上的數字，你還會發覺自己睡得更好，也更有活力了。

前言

聽起來很不可思議，但這確實是一群研究受試者在縮短一天進食時間後所看到的成果。[1]你若開始進行間歇性斷食（intermittent fasting，縮寫：IF），你也會得到同樣的益處。

間歇性斷食究竟是什麼？

間歇性斷食其實不算節食，而是掌握進食時機的策略。基本上，間歇性斷食只要求你將一天劃分爲進食時間與非進食（斷食）時間。如果睡前幾小時能停止進食，並把早餐時間往後移幾小時，你就能執行間歇性斷食。

間歇性斷食為什麼有用？

這聽起來太簡單了，怎麼可能有效？但間歇性斷食真的有用，因爲在進食與斷食之間劃清界線，能讓你配合身體自然的新陳代謝節奏運作。間歇性斷食期間，你會在身體最有能力處理熱量（能量）的時候進食。人體的設計本來就是在白天活動、晚上睡覺。這種每日循環稱爲晝夜節律（circadian rhythm），就是讓睡眠循環維持正常運作的生理時鐘，而生理時鐘的運作，是由於腦部感受到光照的影響。不過你的內臟也有其附屬的生理時鐘，它們則是受到食物攝取影響。開始進食時，這些消化時鐘會甦醒並開始運作，幫助你有效率地消化、吸收、釋放與儲存能量。不過，在這些對新陳代謝很重要的器官裡，這樣的時鐘會在經過一天後慢下來。

因此，一天剛開始時吃的食物，會比晚一點吃的食物，更有效率地被運用。將一天進食時間縮短，是在配合身體的自然節奏，成爲更有效率的代謝機器。在斷食期間，你是在讓消化系統休息，同時也在重置那些影響體重的荷爾蒙。利用這個休息時間，也能釋放那些淨化、修復身體所需的資源。

這一切都會回歸到我們體內的郵差：荷爾蒙。它們乘載的訊息，負責告訴身體細胞該做什麼事。你的身體在忙著消化食物時，身體會產生荷爾蒙來幫助你消耗食物帶來的能量。如果你吃了比身體此時所需還要更多的能量，荷爾蒙的工作就是在身體的一些地方儲存多餘的能量，例如脂肪組織。身體脂肪就是這樣變多的。

不過，當你斷食的時候，儲存脂肪的荷爾蒙會冷靜下來，讓脂肪細胞釋放脂肪，這就是體脂減少的方式。肚子裡有食物的時候，身體會派很多資源去消化道，企圖處理這些養分，可見消化是非常耗能量的過程。在斷食的時候，這些資源會被釋放，讓身體開始進行重要的修復工程，降低罹患某些疾病的風險、提升腦部功能的運作、延緩老化……沒錯，還有幫助你減重。[2]

讓我成為你的斷食教練

有了這本書，你會了解：爲什麼間歇性斷食對減重、改善健康有幫助，以及該如何將斷食融入生活。在這過程中，就由我來當你的教練。我會告訴你該怎麼做，才能得到最好的成果。讓我們一起挑戰一些根深柢固的觀念（例如早餐眞的是一天當中最重要的一餐嗎？），並且一起發掘改善健康與享受人生的捷徑吧。你會發覺，間歇性斷食很有「黏著性」──意思是嘗試過的人通常會一直持續下去，因爲要做的努力不多，卻還是能收穫滿滿。

這本書能讓你立即展開行動。我不只會解釋爲什麼間歇性斷食是改善健康、減輕體重的一種簡單、愉快又有效的方法；我也會提供食譜和飲食計畫，讓你不用自己揣摩猜測。就會得到一套完整的策略，讓你覺得「我做得到」。

在第一部分，你會學到關於間歇性斷食的詳情與細節。你會了解到身體在斷食期間會發生什麼事，還有當我分享斷食者的心得時，你也會大致了解斷食帶來的感受。你會學到不同的斷食策略，我也會引導你選擇最適合自己的斷食方式。本書第二部分就是換你運用新學到的知識，大顯身手的時刻了。本書還提供飲食計畫與食譜，清楚告訴你在進食時間可以吃什麼、喝什麼。換句話說，擬定計畫的苦工都幫你做好了！

我很期待能與你分享間歇性斷食的理論與竅門，也迫不及待想讓你感受到這種能輕鬆實踐的策略所帶來的健康益處與減重成果。快翻頁，一起踏出第一步吧！

身體的生理時鐘

大腦裡的主要時鐘透過早晨的光亮叫醒你，也讓你到了晚上想睡。

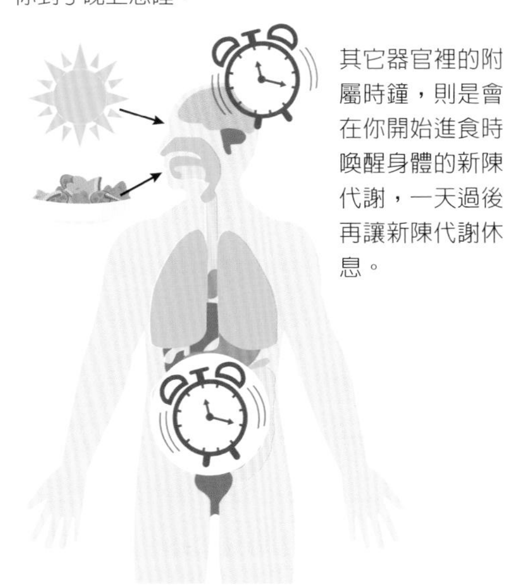

其它器官裡的附屬時鐘，則是會在你開始進食時喚醒身體的新陳代謝，一天過後再讓新陳代謝休息。

採取間歇性斷食的話，攝取熱量的時間會是在白天，身體最能處理熱量的時候。

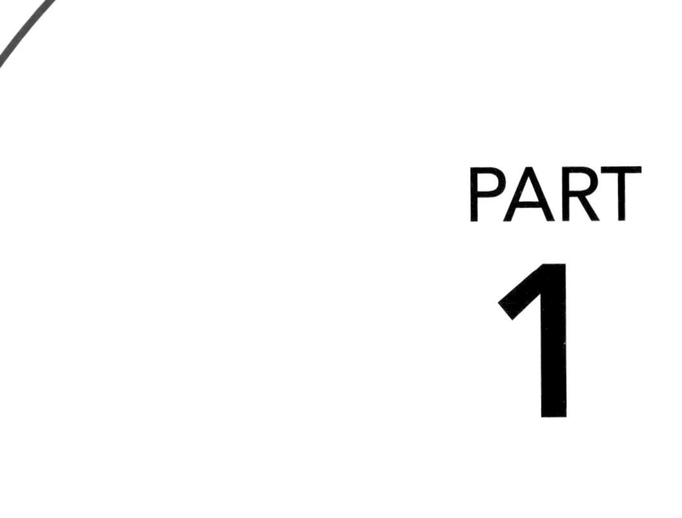

PART 1

斷食指南

1
我們如何進食

- **自己覺得吃了多少，與實際吃了多少有差距**。大部分的人其實從一早醒來到晚上倒頭睡覺之前都在吃東西——對一些人來說，等於是15個小時都在進食！還有，我們吃下的熱量比想像中多很多。
- **你最好改掉少量多餐的習慣**。經常進食會讓我們的新陳代謝超時工作，身體就沒有時間休息。
- **跳過早餐是安全的嗎**？對大部分的人而言，跳過早餐，並不會增重或減緩代謝。

一早起來，你總是想著要努力維持健康，所以喝咖啡的同時，還會記得要吃一碗燕麥片和蘋果，對吧？但是晚上睡前，你是不是還把第三杯紅酒喝掉，並吃掉幾塊看似無害的巧克力呢？改掉這些根深柢固的習慣，或許就是修復新陳代謝、幫助你瘦幾公斤的關鍵。

誤報吃了什麼

大家都知道，我們眞的很不會估算自己到底吃了多少。爲了知道我們究竟有多不會執行這麼簡單的技能，研究人員在一場實驗裡，送給一群成年人一份美式速食餐，內容物有漢堡、薯條與冰淇淋。用餐過後，他們請受試者估計自己吃了多少。那麼，這些受試者表現得如何？不太好。他們每一種食物的份量都少報了，實際攝取的熱量也低估將近40%。[1]

我們也不喜歡坦承吃了幾次「比較不健康的食物」，像是甜點和奶油餅乾等。但我們非常樂意分享自己的健康習慣。「餅乾喔？我偶爾會吃啦。但我眞的愛吃的是羽衣甘藍！」所以，無論是不願提及那些我們認爲不健康的食物，還是單純記錯吃了哪些東西，只要被問到最近吃了什麼，很少有人能非常精準描述。[2]

習慣性少報吃了什麼、吃了多少，也造成營養學研究人員不少困擾，他們常抱怨：「如果不如實告訴我們你1天喝了4瓶汽水，我們要怎麼用科學方式評估，這對你的健康有沒有影響？」然而，因爲沒有別的更好的選擇，數十年以來，研究人員只能仰賴問卷調查，請大眾回想關於進食頻率與飲食習慣的問題，像是這樣的問題：

過去12個月，你有多常把「奶」當成飲料（而「不是」加在咖啡、茶或穀片裡；包括豆奶、米奶、杏仁奶與椰奶；「不」包括巧克力牛奶、熱巧克力和奶昔等飲料）？

- *一個月1次以下*
- *一個月2-3次*
- *每週1-2次*
- *每週3-4次*
- *每週5-6次*
- *每天1次*
- *每天2-3次*
- *每天4-5次*
- *每天6次以上*[3]

到底誰會知道啊？

更糟的是，回答完這個問題，還得面對多達140頁的其它問題。聽到就想睡了吧？

既然生在智慧型手機的世代，隨著科技進步，想了解大眾的飲食習慣，我們有更好的方法。薩辛．潘達博士（Dr. Satchin Panda）研究人類食物攝取與自然晝夜節律之間的關係，而晝夜節律就是我們腦子裡內建的生理時鐘，負責告訴我們要何時睡覺、何時活動。潘達博士大部分的研究都是用老鼠進行，老鼠的飲食很容易研究，因爲我們能控制牠們吃什麼，以及吃了多少。但是老鼠與人類的生活方式迥異。然而某些時候，我們必須利用從老鼠身上學到的事情，並應用在人類身上。

因爲知道飲食問卷調查的短處，潘達博士研發出一個創新的app，能讓人使用智慧型手機的相機拍攝，上傳他們吃了什麼。雖然你會不情願拍下剛剛狂吃的洋芋片空袋，研究團隊發現這個方法確實改善了回報的準確性，對於自己吃了什麼也會更清楚。結果顯示，超過一半以上的人，整天都在進食，每天吃東西的時間超過15個小時，只有睡覺時才會停一下。我們攝取到的熱量，大部分（超過35%）都是晚上6點過後吃的。到了週末，我們的飲食習慣跟平日不同，這就是研究團隊所說的「新陳代謝時差」（metabolic jetlag），類似搭飛機橫跨時區時感受到的時差。[4]

改變進食的時段

能夠一窺飲食習慣的樣貌固然有趣，但當一群受試者將進食時間減少幾個小時，那結果才眞的令人大開眼界。

8位體重過重的人，受邀參與一項爲期16週的介入性研究。他們被要求減少1天的進食時間——原本都超過14小時——在實驗中他們可以任選10至12小時爲可進食時間。參與者完全沒有被限制飲食選擇或熱量攝取；他們只是被要求要在比較短的時間內攝取1天的所有熱量。介入性研究結束後，參與者平均減少了約3.27公斤，並且回報睡眠滿意度，以及精神活力都有大幅改善。這些參與者體驗到的巨大改變，讓他們自願在不受監控的情況下，持續進行36週。等於整整一年都採取了縮短進食區間的策略。一年過後，在不改變（未告知有

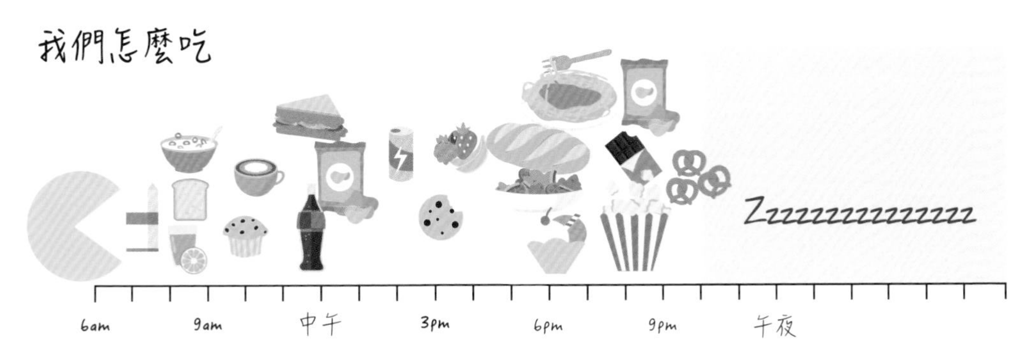

大部分的人都是整天在進食，超過50%的人每天進食超過15小時，只有睡覺才會停。我們晚上很晚也在吃，一天大部分的熱量（超過35%）都是晚上6點過後攝取。

改變）其飲食習慣下，參與者皆持續得到減重、睡眠與活力方面的益處。[4]

如果要描述自己的飲食習慣，我們大多會說自己1天吃3餐，偶爾吃一些點心。這份研究卻顯示了很不同的樣貌。事實上，很多人都是從早上起床到睡前，一直在進食或找食物。這種無意識的飲食模式，對現代社會不斷增長的肥胖流行（obesity epidemic）扮演重要角色，但這份研究也暗示了一個解決途徑。只要注意開始與停止進食的時間，就會對體重和健康帶來正面的影響。換句話說，只要有意識地減少1天進食的時數，就能下意識地減重並改善健康。

1日3餐文化

我9年級時面臨一個尷尬的問題。那一年，我被分配到最晚進食堂吃午餐的時段，我的早餐是學校校車7點來接我之前吃完的，接著我就得等到將近下午1點才吃得到午餐。我每天都覺得自己快餓死了。去吃午餐前的最後一節課上，我的肚子會叫到每個人都聽得見，似乎也是想證明給大家聽自己確實飢腸轆轆。因為肚子每天叫個不停，總是引得同學們咯咯笑，我這種害羞、不喜歡出風頭的女孩，特別想找個地洞鑽下去。所以我想到的解決方法就是吃更多！我的理論是只要校車來之前，只要肚子裡能塞進更多食物，我就能讓肚子不要太早叫。早餐原本是開始一天忙碌生活之前，僅有的幾分鐘休憩時間，結果變成要特別專注且努力，硬塞好幾碗穀片進肚子裡的備戰狀態。

我這麼努力，但似乎無論吞下幾碗穀片都沒用，那學期剩下的幾個月，我的肚子還是吵到不行（對了，我現在知道，我小時候愛吃的那些低纖維、精緻穀片很容易消化。所以，雖然我吃了很多，那些易消化的食物很快就排出體外了）。

我是在1980年代唸高中。在我看來，80年代是一個過渡的時期，我不是說過渡到大捲髮和迪斯可音樂，雖然這部分我也有參與到，但我指的是我們如何看待食物的過渡期。這10年裡，女性加入職場的比例大幅增加，同樣地大家對營養學也有了新意識。雙薪家庭變多，對於方便、省時又能全家吃飽的食物需求也隨之增加。

第一版《美國飲食指南》（Dietary Guidelines for Americans）就是在1980年出版的。這是為了幫助美國家庭做出更健康的飲食選擇。當大眾開始關注營養資訊，市面上就開始出現一些時至今日還在流行的標語和口號，包括「早餐是一天最重要的一餐」。

為了控制「飢餓感」，我都企圖吃了更大份量的早餐，所以要我跳過早餐，對當時的我而言實在荒謬。我還覺得我得吃兩份早餐呢！

小知識：為什麼肚子會叫？

肚子叫不一定是因為餓了。飢餓感是腸胃與大腦之間由荷爾蒙驅動的訊號溝通。從身體裡發出來的咕嚕聲，大多是進食後幾小時內不斷消化食物的聲音。

腸胃道裡都是平滑肌，當你吃東西的時候，這些肌肉會收縮，讓食物與消化液混合，以攝取食物裡的營養。這運動是一個吵雜的過程，只是吃進食物的話，聲音會被矇住。

斷食的時候，小腸與胃裡的肌肉大多沒有在活動。但是這些肌肉會經歷一些收縮的循環，負責清出腸胃裡剩餘的內容物，像是黏液、食物粒子與細菌，讓身體準備處理下一餐。腸胃的收縮會發出聲音。身體裡沒有食物時，空洞的消化道像回音室，你就會聽到各種咕嚕聲響，讓你以為是因為肚子餓。[5]

於是我加入支持吃早餐的陣營，高呼著耳熟能詳的標語，像是「吃早餐能啓動新陳代謝」、「跳過早餐，其它時候就會吃過量」。這些觀念深埋在我腦海裡，根本沒想過它們究竟是事實還是迷思。

我們活在新聞傳播的世界，所以大部分關於營養的資訊都來自30秒的廣告和5分鐘的晨間談話性節目。我們太常聽到一樣的內容，所以就會把它當作事實。後來我了解到（之後我們也會一起探討），通往健康與體重控制的道路上，在被教導該怎麼吃這方面，我們必須經歷一場模式移轉。

讓我們先從早餐開始檢視。

早餐：跳過早餐會怎樣？

最常被稱讚的說法是「吃早餐」能刺激新陳代謝、幫助你準備迎接一天。吃東西確實會促進新陳代謝，所以這聲明說得也沒錯。但是所謂「促進」，其實也只是幫了一點忙——吃早餐不像大家口中「啓動新陳代謝」那麼厲害。吃東西的時候，無論是吃早餐、午餐、晚餐，還是從點心餐車挑一個瑪芬來吃，消化系統都會被啓動來分解食物、釋放營養素。這個過程需要消耗很多能量，結果會產生熱能。這種產生熱能的反應被稱爲食物熱效應（thermic effect of food），它會讓代謝率高於正常值。但是代謝率提高的幅度很小，所以我們不能說吃早餐就是加速新陳代謝，或是讓你準備好開啓一天的決定因素。眞的要準備迎接一天的活動，其實是仰賴你的神經系統與荷爾蒙之間複雜的互動方式。

早上睜開眼睛之前幾小時，你的身體已經忙著準備迎接新的一天了。這個甦醒的過程，是由一連串複雜的活動，造成你的體溫與血壓升高。接近黎明時，你的身體會釋放各種讓你甦醒的荷爾蒙，包括皮質醇（cortisol），一種能幫助你

調節新陳代謝與壓力反應的荷爾蒙。[6,7]

雖說早餐並非啓動一天的油門，我們還是要考慮跳過早餐會對我們的一天造成什麼影響。常聽見的一個說法是：跳過早餐會形成反彈效應；其餘時間可能會吃得過量。這似乎很合理，跳過早餐理論上會讓你午餐時更餓。肚子越餓，理論上也會攝取更多熱量。

確實有研究證實這樣的主張，認爲跳過早餐的話午餐就會吃更多。[8]但是午餐吃到的多餘熱量，可能還是不到跳過早餐所省去的熱量。爲了測試這個理論，研究人員招募民眾參與一項實驗。受試者被分成兩組，其中一組被要求跳過早餐，另一組則是有提供一大份早餐，其中可以自己選擇要吃多少。有吃早餐的群組，早上平均攝取了624大卡。兩個受試組在同一天被邀請共進午餐，而跳過早餐的人回報飢餓程度遠比有吃早餐的人高，這點當然不意外。跳過早餐的人也吃得比較多，但是只多了174大卡。一整天下來，跳過早餐的人有450大卡的熱量赤字（net calorie deficit）。[9]這項研究與其它研究，都不支持跳過早餐、一天攝取的熱量就會變多，或是跳過早餐就會增重的理論。[10]

結果正好相反：我們看到跳過早餐，反而可以減少一整天的整體熱量攝取。

小知識：皮質醇 (cortisol)

你可能聽過皮質醇被形容成「壓力荷爾蒙」，就是感受到壓力時會釋放出來，還會造成肚皮脂肪增加的荷爾蒙。這會讓你以為身體裡的皮質醇總是越低越好。但是皮質醇其實也有其重要功能。首先，它負責早上叫你起床。身體在正常運作之下，會觀察到皮質醇在早晨的量最多，接著一天下來會穩定地減少，晚上睡前會降到最低，讓你能夠一夜好眠。

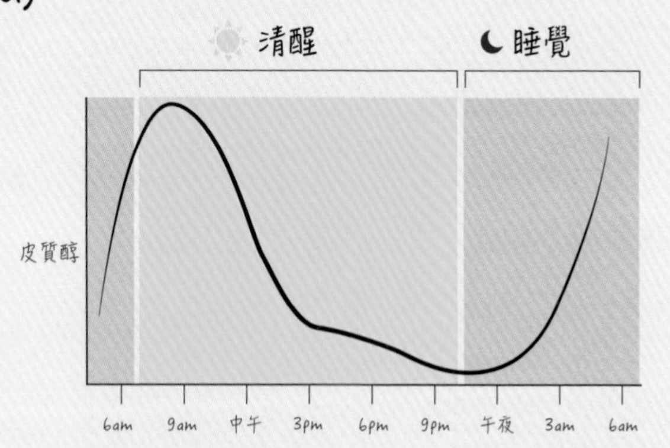

皮質醇在早上達到最高點，幫助你醒來以迎接一整天的活動。達到頂點時，皮質醇會穩定地減少，到晚上達到最低點，有助於入眠，接著再緩緩上升，準備迎接次日早晨。

呼籲吃早餐的眾多理由並沒有科學根據，只是常聽到的口號被我們當作可信的事實。其實，並不是每個人都需要吃早餐，但也不等於每個人都應該跳過吃早餐。還有，採取間歇性斷食也不一定要跳過早餐。

誰應該吃早餐？

如果你正在服用藥物，需要早上進食，吃早餐就是正確的選擇。如果你發現跳過早餐會讓你不舒服，血糖過低、發抖或感到疲勞，這麼做就不太明智。最好把早餐想成「結束斷食」，一整天任何時候都能進行。當你開始實行間歇性斷食，你會發現這是很有彈性的策略。所以，無論是決定跳過早餐，或是用其它方法縮短進食時段，你都能享受到斷食的益處。

跳過早餐沒關係嗎？

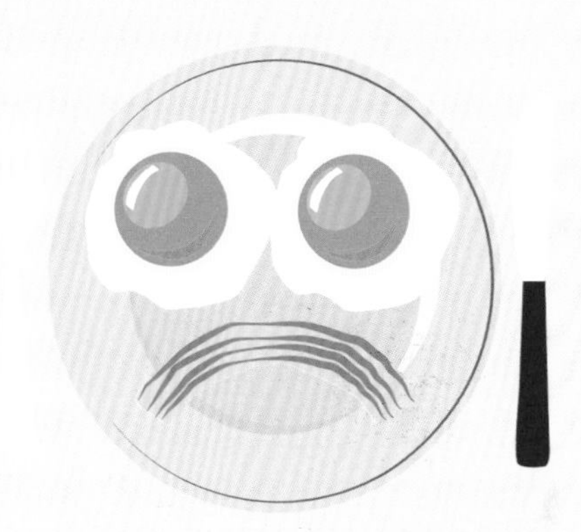

- **我以為吃早餐能啟動新陳代謝？** 吃東西確實能稍微促進代謝，但負責早上叫醒你、幫助你準備面對一天的其實是荷爾蒙。
- **跳過早餐會讓我之後過量飲食嗎？** 研究指出，跳過早餐的人會吃比較多午餐，但整體熱量攝取會比有吃早餐的人低。
- **每個人都可以不吃早餐嗎？** 不是。如果不吃早餐會讓你覺得不舒服，或是必須飯後才能吃藥，你應該要吃早餐。吃早餐對兒童的身心應該都有益。
- **跳過早餐會讓我失去肌肉量嗎？** 跳過一餐造成的短暫斷食並不會造成肌肉損失。這部分在第三章有更詳細的探討。

2

為何要斷食＋誰應該執行

- **間歇性斷食具有「黏著度因素」（stickiness factor）**。三大因素使其容易遵循：易達成、令人愉快、有效。
- **斷食就像生理機能的「駭客」**。你可以控制自己身體如何使用來自食物的能量，進而影響減重、保健與整體健康的狀態。
- **對大部分人而言是好的策略，但有些人必須謹慎考量**。有飲食失調病史的人或其它特殊考量者，若選擇採取此方法都應小心。

節食這件事確實可能很困難。即使你有拚命一搏的意志力，有時也無法挪動體重計刻度。如果你在尋覓能解決減重煩惱的神仙妙計，間歇性斷食或許會成爲你試過的方法中，最實際、最有彈性又最有效果的策略。這不一定完全適合每一個人，但閱讀完本章後，你可以決定適不適合你。

為什麼我們能堅持斷食

我喜歡形容間歇性斷食具有「黏著度因素」。意思是有人一旦嘗試過後，通常就會繼續實行。光憑這點，間歇性斷食就和其它減重和健康策略有所不同。我們之中有誰能舉手說「我從來沒有放棄某種節食法」，或減了體重之後又反彈回來，只因爲我們再也沒辦法吃下一片米餅或沒味道的無骨、去皮雞胸肉？我們很多人都加入過健身房，卻從來沒去過，或是買了跑步機，卻變成一台昂貴的衣架。

間歇性斷食不一樣。它很容易融入你的日常生活，連度假或慶祝節日時也能實行。雖然搭配高品質飲食能讓斷食的效果最好，這種掌握進食時機的技巧，也有更大的彈性空間。你準備要開始放假，又特別想念外婆做的南瓜派嗎？你可以採取某個間歇性斷食策略，享受一次節慶大餐的同時，也不至於讓體重反彈。你是不是受夠一放假就增重的循環？在第7章，我會分享一種我在旅行時會採取的間歇性斷食策略，能幫助預防增重。你嘗試過複雜又要你買各種昂貴食材的節食計畫嗎？是不是最後只讓你覺得又餓又窮？是的話，間歇性斷食會像一股清新的空氣吹拂過來。如果傳統減重策略對你沒效，或許是該質疑這些傳統智慧的時候了。

凱斯就是這麼做，這是他的故事：

凱斯知道人體是如何運作的。他大學主修化學，甚至還持續進修以成爲一位手療師（chiropractor）與認證的功能醫學（functional medicine）從業人員。到了56歲，凱斯已經有了25年的臨床實務經驗。他的病患經常請他推薦減重方式。

如大多數的醫生會分享傳統知識，請患者減少熱量攝取、多運動，但他知道，雖然患者都很努力，要達成他們的減重目標其實機會相當渺茫。臨床經驗與個人經驗都這麼告訴他。雖然他多次企圖獲得理想中健康、精實的身材，但凱斯從大學畢業體重一直過重。

這麼多年以來，他曾無數次下定決心要減重。熱愛運動的他，每週很少不去健身房，還加入35歲以上的業餘曲棍球隊。這些運動都有幫助他維持瘦肉組織（lean mass），但對減少體重沒什麼幫助。有一次，他甚至進行爲期8週的蔬果汁節食計

「他決定試試看。結果從那天開始，他找到新的決心也獲得前所未有的成功經驗。間歇性斷食讓他能繼續享用他熱愛的豐盛飲食，只要他不碰糖、吃更多蔬菜讓進食份量增加，並且每晚宣告過了幾點後不再進食。」

畫，每天只喝三次新鮮現打的蔬果汁。

蔬果汁飲食奏效了，他成功減掉43磅。但身爲美國中西部長大的孩子，他愛吃的就是那些豐盛的肉類餐食，不可能一輩子只喝果汁。當他一回到非流質性飲食時，減掉的體重又回來了。跟我們大多數的人一樣，他多次企圖遵照自己的建議，減少熱量攝取。一年幾次，他會用一天5-6份小份量的餐點，取代他熱愛的重口味食物，但對他來說，那些小份餐點味道也都不怎麼樣。每次他都能掉個幾磅，但飲食選擇讓他無法感到滿足，最終只能結束這樣的節食計畫。到了56歲，他的體重來到人生巔峰，他沮喪得不得了。

凱斯在減重之路上不斷掙扎，不只影響自己，也讓他的太太和女兒感到不捨。因爲他的體重，凱斯睡覺時打呼聲很大，所以他常常會跑去沙發上睡，才不會打擾到老婆睡覺。他的打呼眞的很嚴重，回頭檢視時，他發現很有可能是因爲患有睡眠呼吸中止症——一種間歇性呼吸停止的症狀。確實，大聲打呼的同時，偶爾會有不尋常的靜默狀態，表示呼吸確實暫時停止了。他的女兒開始工作時，她變成家裡早上第一個醒來的人。她向父親坦承，她每天下樓時都很怕發現爸爸因爲健康狀態不佳在晚上走了。結髮23年的妻子，也說她在慢慢接受凱斯身體不健康的事實。看著凱斯這麼努力減重，卻一次次面對失敗，她看在眼裡也感到痛苦。有一晚，妻子向他承認，她已經接受這個她深愛的男人，可能無法如她所願，長久地陪伴她。對凱斯來說，這句話是壓垮駱駝的最後一根稻草。

間歇性斷食只是一個他在播客裡曾聽到的某種飲食策略，既然也沒退路了，這麼簡單的方法，試了也無妨。他決定試試看。結果從那天開始，他找到新的決心，也獲得前所未有的成功經驗。間歇性斷食讓他能繼續享用他熱愛的豐盛飲食，只要他不碰糖、吃更多蔬菜讓進食份量增加，並且每晚宣告過了幾點後不再進食（你會在第6章學到他用的策略）。

每天遵循這些健康的習慣，讓凱斯再度燃起希望。這是他多年來第一次發現他的成功秘訣。

只不過是塡飽肚子以後，要有一段時間停止進食。受到這新發現的啓發，他開始尋找有哪些研究人員願意突破傳統飲食規範，大膽質疑：「如果現在的標準飲食準則是健康管理與體重控制的不二法門，爲什麼我們的社會深受疾病與肥胖困擾？」每聽到一則播客、每讀到一份研究報告，他的信心就不斷增長。

在比較短的時間內吃下豐盛、令人滿足的餐點，對他來說很容易；凱斯一直都不愛吃早餐，因爲他總覺得早上並不怎麼餓。（實施間歇性斷食之前，通常早上他會強迫自己吃一點早餐，因爲他相信早餐是一天之中最重要的一餐。）他的新策略是跳過早餐，然後晚餐過後就不再進食。間歇性斷食完全符合他的生活模式。

他不只在體重計上看到成果，以往因爲健康不佳導致的症狀，像是雙腿水腫也都不見了。除此之外，打呼問題也完全消失了，他再也不用被趕到客廳沙發上睡覺。對凱斯以及在本書中你會看到的諸多成功案例來說，間歇性斷食具備足以改善健康狀態的黏著度因素。在體重下降的同時，凱斯還是能吃從小愛吃的豐富餐食，他就再也沒有回到以前的狀態了。

可持續性

「我開始進行隔日斷食法，結果完全愛上了。而且我認為這對我來說是一套可持續的準則。我馬上就看到一些意想不到的成效，像是第一週就發現入睡時間縮短了，半夜也較少醒來，醒來之後也覺得有充分得到休息。第一週也感受到食慾明顯降低。」

——卡拉 A

經過8個月，他的體重掉了80磅，他至今都一直保持減重後的體重。我之所以知道，是因爲這位凱斯，就是在1993年和我結婚至今、我最愛的先生：凱斯．吉拉斯皮（Keith Gillaspy）。看著他奇蹟般地改善了自己的健康狀況，並且學到斷食如何能改善健康的科學證據，我現在一週大部分時間也在實施間歇性斷食。

繼續往下讀，你會了解到斷食爲何對減重有用，也會學到斷食的科學原理能如何改善疾病，像是糖尿病與心血管疾病。不是只有斷食才能帶來這樣的好處。許多健康飲食都能大幅改善健康，還有光是減重就能降低罹患許多疾病的風險。但是無論如何，如果無法持續進行，就無法看到改善。

我們為什麼會放棄飲食計畫

行爲研究人員總是在探討，我們都知道做哪些事情是對自己好的，爲什麼卻不做呢？我們都知道這是怎麼一回事。我們不應該抽菸，我們應該管理體重，我們平常也應該規律運動。我們知道蔬菜水果有維生素與礦物質，能支持身體健康，也知道晚上睡得夠也很重要。這些都不是什麼驚天動地的健康新知。我們大部分的人從小學就有這些健康概念。那爲什麼只有少數人能眞正做到？

2007年舉行的一個專題研討會上，座談小組的醫師群深入探討我們做事情的動機，希望找出如何提升配合度、讓人養成健康習慣、使社會更健康。他們發現我們集體缺乏配合性，並不是因爲單一、明顯的問題，而是一連串的因素形成我們對健康的想法，進而影響我的行爲。這些有影響性的因素包括，從長期的社會規範，到電腦螢幕上閃過我們眼前，或聽收音機、跟朋友聊天時接受到的的短暫資訊。我們每天、整天都被來自四面八方的資訊轟炸，提供飲食和生活模式方面的各種建議。茱恩阿姨信誓旦旦地說她長壽的祕訣，就是每晚睡前喝一杯紅酒，所以一直勸你跟她一起喝一杯；你的同事包柏是營養品達人，總是在分享新學到的知識，告訴你為什麼要吃這吃那；電視廣告說喝牛奶對身體好，但部落格上寫奶製品是壞東西。基本上，座談小組研究發現，我們深受資訊爆炸所苦。[1]到處都是令人困惑、相互矛盾的資訊，很多人到最後都舉雙手投降，直接跟服務人員點了最大份披薩外加一份乳酪，然後發願明天再來煩惱健康的問題。

這些醫師發現，我們企圖過健康生活的同時，也面臨許多障礙；爲此，他們整理出一些解決方法：

1. **人是會改變習慣的。只要做出這個改變時，生活不會變得更複雜**。大部分的人很難配合任何需要影響整體生活的複雜計畫。過不了多久，我們就會回到我們舒適的舊生活了。
2. **如果我們採取的健康習慣是能享受而不是令人討厭的，我們就會堅持下去**。簡單的眞理就是：我們不會一直做讓我們感到痛苦的事情。
3. **當我們持續看到計畫奏效的證明，我們會繼續維持健康的生活方式**。正面的結果是很強大的動力。

貝琪博士主義

簡單的解決方法就是最好的，因為那才是你會去做的事情。

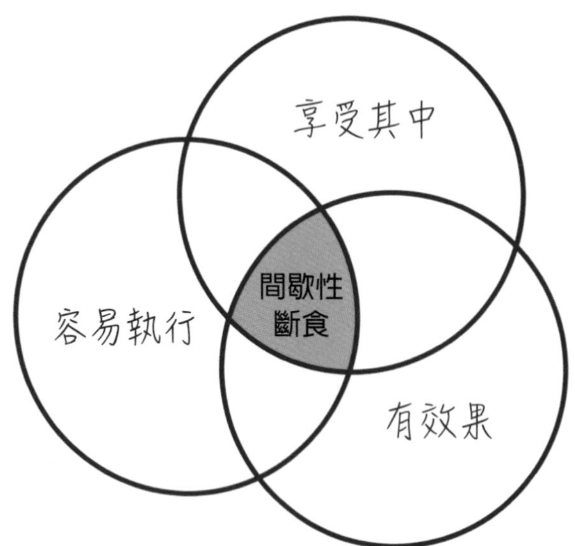

大家會持續進行間歇性斷食是因為它同時滿足這3E。

換句話說，要讓你持續保持健康的習慣，幫助你改善健康、減重，你就需要打造一個容易執行、可以享受過程，而且有效的計畫——我稱之爲我的3E，而間歇性斷食能同時滿足所有條件。

容易執行（Easy to do）

斷食不是什麼新花招。人類因爲宗教因素或爲了淨化身體，已經實行上千年了。然而，在現代社會充斥各種混亂的節食法與相互矛盾的資訊時，這麼單純的作法才眞正具有革命性。

在本書中，我會一一介紹不同的間歇性斷食策略，讓你決定哪一個最能符合自己的生活方式。我也會討論變化版的斷食方式，像是隔日斷食法和延長斷食法。

最好是把間歇性斷食想像成將每一天劃分爲：可以吃東西的時段（一般稱爲進食區間），與不吃東西的時段（稱之爲斷食區間）。在科學文獻裡，這種每天的飲食模式經常被稱爲「限時進食法」（time-restricted eating），並且呈現這個基本樣貌：

限時進食法

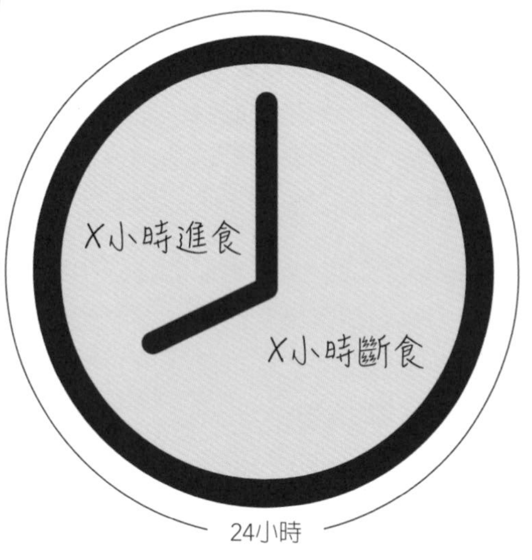

你是否曾嘗試過某種飲食法，要你必須提高警覺、記得在特定時間進食，或是仔細記錄自己攝取了哪些營養素？我不是在指責微調飲食完全無濟於事，事實上，我在之後的章節也會稍微介紹營養方面的良好選擇。我只是在說採取斷食法可以讓你大大地鬆一口氣，這裡沒有什麼複雜的火圈要跳過。要進行斷食的話，你只要記住從開始斷食時，即刻停止進食，斷食結束後，才開始吃東西。

你也會很喜歡間歇性斷食的彈性。你甚至不用每天都遵循同樣的斷食策略，也能享受到斷食的好處。你這禮拜三是不是有個早餐會議必須參加？沒關係的，你那天就去吃早餐、午餐和晚餐吧。禮拜四早上是不是都特別忙？跳過早餐，只吃午餐和晚餐，就能省時間。過不了多久，你會找到自己的節奏，按照自己身體的感覺決定做什麼事。

看到了這裡，你應該有在懷疑，間歇性斷食之所以和減重有關聯，應該有某個簡單的解釋吧。簡單來說，你不攝取熱量，體重就不會增加。

確實，許多針對人類進行間歇性斷食的研究顯示，減少進食的時數，就會自然導致一整天的熱量攝取降低。理論上從這個觀察現象，就能了解到為什麼偶爾進行斷食對減重有幫助。我之前有花一些篇幅提到一項研究，說明跳過早餐的人雖然午餐會攝取比較多熱量，但在剩餘的時間裡也沒有把早餐的熱量吃回來（見P.18）。一整天下來的熱量攝取反而是減少的。許多間歇性斷食法也會自然減少深夜吃零食、喝酒的機會。這些因素或許就是斷食為何能夠自然限制熱量攝取並幫助減重。[2]能夠無意識地減少熱量攝取，讓一些研究人員猜測間歇性斷食之所以越來越受歡迎，正是因為它比傳統限制熱量攝取的飲食法更容易遵循。[3]

對大部分的人來說，不吃東西無疑是很容易理解的概念，可是吃東西很有趣啊。斷食又怎麼會滿足3E當中的「享受其中」因素呢？

享受其中（Enjoyable）

你要記得一點，間歇性斷食是改變進食模式的一種策略，並不是在管你選擇吃什麼的飲食法。這不是說你在變短的進食區間，就可以隨意點起司漢堡、巧克力棒、奶昔等等，卻還是期望能變得更健康或是能減重；而是說，間歇性斷食能加強任何健康飲食選擇的效益，像是精心規劃的純素食飲食，到精心規劃過的生酮飲食。你不吃肉嗎？你不需要犧牲這樣的原則，也能享受到間歇性斷食帶來的益處。還是你比較像我先生，一個來自美國中西部的男子，絕對無法放棄自己熟悉的豐盛、以肉類為主的餐食？你不必徹底改變自己的飲食偏好，也可以享受到間歇性斷食的好處。

餐食規劃變簡單了

「我越來越能適應這種進食方式了。一開始我是進行12:12斷食，現在已經延長至一週至少兩次進行16:8。我發現實施得越久，斷食對我來說就越容易，而且也讓餐食規劃變得更簡單！離我的目標還有8磅，但我相信我過不久就會把目標再調高。」

——柯琳 H

說到底，人生沒有比享受健康生活更讓人開心的了。間歇性斷食最好的部分就是它還能帶來減重之外，更多、更好的福利。許多人斷食時會找回清晰思緒、注意力更集中，也會回報斷食期間一切都感覺非常好。誰會想到呢？更不用說，一站上體重計又看到體重下降，完全成了一種樂趣。

享受這些福利的同時，即使親友們沒有在進行斷食，你還能很滿足地跟親友一同用餐。採取間歇性斷食讓你不必煮兩種晚餐：給家人吃的晚餐，還有符合你的飲食規範的餐點。你可以參加公司的活動，也不必覺得自己很突兀。（「看來雪莉又開始新的減肥餐了。」）我知道，我不應該去擔心別人怎麼說我，但我們以前一定經歷過那種全場人都盯著自己的場面。採取間歇性斷食，你就不必被鎂光燈照到，無論你覺得好還是不好，對許多人來說，知道這點就能讓人感到平靜。

最後，如果我沒提到這個重點，就是我的懈怠：間歇性斷食眞的是省時又省錢的好策略。不需要花時間、花錢去準備食物。

貝琪博士主義

有些人可能會質疑你為什麼要改變飲食習慣，但你沒有必要去捍衛有效的事情。說多了，也比不上直接看到成果。

有效果（Effective）

間歇性斷食有足夠的彈性與自由，能讓你吃自己偏好的飲食選擇，又能省時省錢；這些特點眞的很不錯。

不過，如果還是無法達成想要的健康與減重目標，這些都沒有意義。你會想：「既然要努力，就要讓我看到成果！」要了解斷食如何產生這些好處，我們來看看身體如何處理吃進去的食物，以及不進食時會發生什麼事。

我們常常忽略的事實是：我們每天都會進行斷食。只是我們把這時間稱爲「睡眠」。一天當中，我們時不時攝取食物，提供原物料給身體轉換成能量。部分能量會被馬上利用，有一些會被儲藏起來留著以後用。你睡覺時，身體就會取用這些被儲藏的能量，讓重要的身體功能運作，像是讓心臟跳動、讓肺部呼吸。這些功能運作得天衣無縫，你的身體也完全有辦法耐得住幾小時沒有進食的時間。

某方面來說，間歇性斷食像是一種生物駭客技巧，或是特地操控自己的生活方式（你的進食時間表）來影響生理狀態並且達成期望的體態。一切都操之在己！

- 進食與斷食不斷循環，讓你的身體能進入加強燃脂的時期。
- 斷食能幫助維持低血糖值，也是一種抗發炎的狀態，這對健康以及血糖相關問題，像是胰島素阻抗與糖尿病是有益的。

- 斷食能給身體休息的機會，讓它停止消化食物的疲憊過程，這樣就有機會利用這些資源，進行其它身體機能，像是自體吞噬（autophagy）作用。自體吞噬是身體的一種清掃功能，過程中會移除或回收不需要或受損的細胞成分。
- 接近睡覺時間時不吃東西，能幫助體溫下降，讓你睡得更好。

採取間歇性斷食很簡單、能享受其中，又非常有效。既然有這麼多好處，間歇性斷食很像一種通往健康的捷徑，每個人都應該這麼做。下一章會繼續詳細說明，斷食帶來的諸多健康益處，以及身體如何將食物轉換成能量的基本科學知識。

誰應該斷食、誰不應該斷食？

每個人的健康樣貌都不同。所以在我們開始探討「如何」進行斷食，我們必須停下來問一下：「你適合斷食嗎？」

你有在服用藥物嗎？

一般來說，改變飲食或進食模式之前，應該讓醫師知道你有這個想法。這個原則對於有在服用藥物的人特別重要，尤其是需要搭配食物一起服用的藥物，或是症狀會受到飲食影響的疾病，例如（但不僅止於）糖尿病和心血管疾病。[4]

你曾有過飲食失調或過瘦的病史嗎？

在決定斷食是否適合自己時，個人病史與身體組成都是應該考量到的因素。舉例來說，對於有飲食失調經歷的人，或是目前體重過輕、身體虛弱的人，都不建議進行斷食。對這些人來說，適當的營養非常重要，所以不建議限制飲食或熱量攝取。

你現在懷孕或是在哺乳嗎？

懷孕中或哺乳期女性都不應該進行斷食。對於成長中的胎兒，營養是極其重要的，胎兒才能在子宮裡發育、茁壯。母乳餵養的嬰兒是從母親獲取所有營養，因此生產之後也必須持續注重營養的照護。我並非暗示斷食就會造成孕婦或哺乳母親營養不良，但是這個時期並不是對進食模式進行實驗的時候。懷孕和哺乳是女性一生中非常特別的一段時間。雖然在這時期不建議斷食，但這也不會妨礙女性在人生中其它時期進行斷食。如果是在備孕階段，建議採取斷食機制之前，最好詢問醫師的意見。

斷食對女性是安全的嗎？

女性在生育年齡時，最主要的安全顧慮，就是熱量攝取降低的程度，最好不要擾亂年輕女性的月經週期。

到目前爲止，關於斷食對於年輕女性的影響，大部分的研究都只在老鼠上進行實驗。動物實驗的結果非常寶貴，因爲它能提供諸多線索，但要將這些結果套用在人類身上時，顯然存在一些限制。結果顯示長期斷食，像是一整天斷食或其它造成大量熱量赤字的節食方式，是會擾亂月經週期的。[5,6]

有一項觀察研究發現，在穆斯林齋戒月進行斷食的青少女，由於經常性的斷食，已造成月經週期改變，特別是月經的量。[7]但是這類研究必須仰賴自我報告（self-reporting）與推理（inference），所以還有很多疑問未解。由於青少年時期會發生複雜的荷爾蒙變化，目前也缺乏相關研究，因此不推薦青少女進行斷食，尤其即將進入青春期的女性。

其他仍在生育年齡的女性，也最好是進行短期、不會造成大量熱量赤字的斷食方法。無論年紀，重要的是女性應該在進食區間內吃得好，確保有攝取到足夠的營養。

除了先前所述的警告，科學文獻顯示：健康狀態正常的女性，無論是更年期前還是後，若能明智地進行斷食，其實是安全的做法。一個研究團隊努力翻閱科學文獻，尋找與斷食、女性健康與女性相關疾病有關的研究。他們發現斷食對女性有諸多好處，包括能改善生育能力及心理健康，像是降低焦慮與憂鬱傾向，並且能改善心情。

這份評論也發現，斷食對於消減腹部脂肪是有效的。腹部脂肪管理對所有年紀的女性都很重要，尤其是更年期後的女性。腹部脂肪增加會導致一種叫做代謝症候群的疾病，這是許多健康問題的統稱，會增加停經後女性罹患心血管疾病和糖尿病的風險。斷食被發現能夠對抗代謝症候群，因此整體而言，對於年紀漸長的女性，具有保護心臟的效果。

益處不僅如此。研究團隊還發現有證據指出，斷食或許能幫助某些癌症的療程、改善骨質健康，並且降低身體的發炎反應——造成許多慢性疾病的症狀。研究團隊總結，雖然目前還需要更多關於女性與斷食的大型、精心規劃的研究，「斷食可以當作一種安全的醫療介入方式，或是生活中的養生法，能夠大幅改善女性健康。」[8]

斷食對小孩安全嗎？

健康狀態正常的女性與男性都能進行斷食，那兒童呢？這個問題並沒有明確的答案。我們知道的是兒童的身體在成長時需要攝取熱量，所以兒童一天當中攝取三餐，可能是對身體有益的。關於兒童的有限研究顯示，未就學兒童當中，與會跳過早餐的兒童相比，固定吃早餐的兒童體重比較輕；而已就學的兒童，早上若有吃早餐，在學校表現會比較好。不過，這類研究得到的結論，都是仰賴問卷和觀察等等。要針對兒童進行對照研究是不實際的，因爲要要求他們進行斷食，才能判定斷食對他們是否有害。在缺乏眞憑實據的情況下，我們無法確定有吃早餐的小孩，之所以有比較正面的結果，只是因爲吃了早餐，還是有其它共通因素。

多不一定比較好

進入下一章之前，我想要提供最後一個想法：斷食雖然好，但更多不一定更好。精瘦的人身上也有多餘的熱量，這是眞的。這些能量儲備（大約有2000大卡）有一小部分是肝糖（儲存在身體裡的糖），雖然每一磅的脂肪大約含有3500大卡的能量，但連瘦子身上都有數萬大卡可以消耗。

如果你現在過重，你或許在想：既然斷食半天這麼好，那斷食半個月不就更好？確實有人曾經長時間不進食，但是平衡點就是身體健康。如果你腦子裡在想的是乾脆不要吃東西，直到達成心中目標，請務必三思。減重卻減掉健康是沒有意義的。

你要確保有在提供身體所需要的營養，讓它能有最佳的表現。這本書雖然是在講斷食，但也是一種飲食指南。我很鼓勵你使用第二部分裡的資訊，改善飲食攝取，並且加入一些斷食的時間。

3
斷食的科學

- **胰島素分泌過量會使身體囤積脂肪**。斷食能保持胰島素分泌量低，讓身體能轉換成燃脂狀態，幫助減重。
- **除了減重之外，斷食對健康還有多種益處**。可以改善大腦功能、減少心血管負擔、促進自體吞噬、降血糖、減少發炎、改善腸胃道健康，也能加強新陳代謝的適應能力。
- **斷食有臨界點，超過就會造成肌肉損失**。不過，除非斷食超過24小時，身體一般不會燃燒瘦體組織（lean tissue）。

在社群媒體上，不乏有人主張間歇性斷食可以改善健康、減少體重，但這些說法有得到科學文獻的支持嗎？在這一章裡，你會學到進行斷食時，身體內部會發生哪些變化，以及斷食能如何加強代謝過程，讓你重新掌控自己的健康與體重。

食物即是能量

卡路里就是指食物裡的能量。你的心臟、肺臟與其它器官不是依靠食物的能量（卡路里）運作，而是使用身體能量（技術上來說，是一種叫作腺苷三磷酸〔adenosine triphosphate〕的複合物，簡稱ATP）。換句話說，你吃下去的食物必須經過消化，並轉換成細胞能儲存並轉換成ATP的分子。含有卡路里（熱量）的三大食物營養素是：碳水化合物、蛋白質與脂肪。我們會將這三大營養素統稱爲巨量營養素（macronutrients）；食物也包含維生素與礦物質，稱爲微量營養素（micronutrients）。微量營養素能支持新陳代謝與健康，但它們本身沒有熱量，不像巨量營養素，它們不會給身體直接提供能量。

巨量營養素的第一站是你的消化道。在消化道裡，碳水化合物、蛋白質與脂肪會碰到酵素與消化液體，並且分別被分解成基本的元素：糖（葡萄糖）、胺基酸與脂肪酸。

大部分原型食物都有這三種巨量營養素。例如堅果與種籽具有三種巨量營養素，而豆類或其它豆科植物的脂肪含量低，但能提供碳水化合物和蛋白質。肉類、魚類與蛋含有蛋白質與脂肪，但只有微量的碳水化合物。我知道要搞懂哪些食物有哪些營養素會把你搞得頭昏腦脹，所以本書第二部分裡的飲食計畫，已經詳列所有營養素資訊，你就不必擔心要記住這些了。不過，大概了解一下自己的身體是如何運用這些營養素，更能幫助你了解斷食對你的好處。

小知識：判斷巨量營養素小撇步

要判斷食物有沒有碳水化合物的小撇步，就是想想這個食物來源是動物還是植物？食物來源之所以重要，是因為植物是產生碳水化合物的生物。光合作用是植物將陽光、二氧化碳與水轉換成葡萄糖（一種碳水化合物）的過程。因此所有植物性食物都含有碳水化合物。大部分動物性食物只含有微量的碳水化合物，除了一些奶製品，因為它們含有一種稱為乳糖（lactose）的糖分。

碳水化合物、葡萄糖與胰島素

碳水化合物這個詞，可以用來形容各種食物。有一些碳水化合物具有對健康有益的特質（蔬菜、水果、全穀物與豆類），但若攝取其它碳水化合物（含糖飲料、白麵包、義大利麵和被稱爲碳水3C的餅乾、蛋糕和糖果），就會對健康造成負擔。一旦碳水化合物分解成單純的葡萄糖分子，就很容易進入血液循環（bloodstream，簡稱血流）。血流必須嚴格控管，任何時候都不適合含有太多葡萄糖。若要排出血液中多餘的葡萄糖，胰臟會分泌出一種荷爾蒙（激素）稱爲「胰島素」（insulin）。一切運作正常時，胰島素能打開細胞的大門，細胞會接受它並使用它來製作ATP。如果身體沒有立即需要使用熱量，葡萄糖（glucose）分子就會被連起來，以肝糖（glycogen）的形式儲存在肌肉或肝臟裡。儲藏空間滿的時候，肝臟會將葡萄糖轉換成脂肪，就可以儲藏在脂肪性（adipose）組織裡。

蛋白質與胺基酸

你的身體喜歡將吃進來的碳水化合物變成能量，但蛋白質的利用方式不同。蛋白質不會被當作主要的能量來源，但會在身體裡經過一個有趣的回收過程。蛋白質分子遇到消化液時，會被分解成胺基酸並流入血液裡，是類似葡萄糖會經過的流程。不過，胺基酸還是與葡萄糖不同，葡萄糖的主要工作是成爲能量，而胺基酸會被用來製造體內新的蛋白質。胺基酸是昂貴的能量燃料，因爲它有許多其它重要功用。身體的細胞接收胺基酸時，它們會將胺基酸用來組成細胞所需的新蛋白質。你的甲狀腺需要更多甲狀腺激素嗎？你的甲狀腺細胞會接收胺基酸並製作甲狀腺激素。需要補充肝酵素嗎？這也需要胺基酸。你有上健身房運動嗎？胺基酸是打造肌肉的基本組件。這不是在說蛋白質無法被當作能量使用，嚴重限制卡路里攝取或長時間斷食的話，這確實有可能發生（關於這點，請見P.47-49），但從這裡可以看出，將胺基酸當作主要能量來源是在浪費一種非常有價值的物資。

碳水化合物（葡萄糖）如何變成身體脂肪？

你吃一些**碳水化合物**

1.如果你的身體現在需要能量來完成某項功能，細胞會先用葡萄糖製作ATP（可利用的身體能量）。如果不需要能量，或是還有剩餘的葡萄糖，此時……

2.你的身體會將可用的葡萄糖串在一起，以肝醣形式儲存在肌肉和肝臟裡。如果肝醣儲備量已滿，但你還有剩下葡萄糖，那麼……

3.你的身體會把剩餘的葡萄糖變成脂肪，並儲存在你的脂肪性組織，直到派上用場。

二型糖尿病

「我在十二月時被告知罹患二型糖尿病。經過飲食矯正（低碳水化合物）搭配斷食（168斷食法），我一個月過後就不再吃藥了。而且還瘦了22磅！」

——蘿莉 D

脂肪與脂肪酸

我們可以從原型食物如肉類、奶製品、魚肉、蛋、堅果與種籽裡攝取到膳食脂肪（dietary fat）。加工肉品與零食中也能找到，油和奶油之類的則是純脂肪來源。膳食脂肪會以體積較大的脂肪球（fat globs）型態進入消化道。這些體積大的脂肪球會被膽汁分解成較小的脂肪球。脂肪球變得夠小的話，它們會碰到酵素，而酵素會繼續幫助它們分解。吃進去身體裡的脂肪，需要再多經歷一些步驟才會進入你的血流，因爲跟碳水化合物和蛋白質不同，脂肪不喜歡水。身體的血液是比較濕潤的環境，脂肪酸必須套上特製的表層外衣，才能穿透消化道的細胞壁，以稱爲乳糜微粒（chylomicron）的防水分子進入血液。乳糜微粒在身體裡循環時，主要成分的脂肪會不斷在肌肉與脂肪性組織裡溶解，可以立刻作爲燃料使用，或儲存起來之後使用。

能量的「代價」

爲了讓你更能理解身體如何使用三大巨量營養素作爲能量來源，讓我們作一個比喻。把你的身體想像成一座銀行，當你到銀行存錢的時候，銀行會把紙幣轉換成電子紀錄，這樣就能存在電腦裡。銀行提供這個服務會收一筆費用，這會減少你的帳戶餘額。你想要買東西的時候，你會從餘額提款。

當身體內部經歷進食與斷食的循環，也發生類似的流程。你在身體裡存入食物卡路里，身體會將它們轉換成儲存用的能量（像是肝糖或脂肪）。不過，不是所有能量都會被儲存起來，有一些會立刻被燃燒、消失，這就很像銀行收取服務費的樣子。當你想要進行什麼活動，或是進行斷食，你的身體會利用儲存在肝糖和脂肪的能量餘額。

再用這個銀行的比喻說明一下，一般你去銀行時，可以一次進行多種交易，但是你的身體偏好採取一次進行一種交易的方式。意思是，你不是在儲存能量，就是在消耗能量。吃東西的時候，能量會被儲存；不吃東西的時候（像是進行斷食時），能量會被釋放出來。這種儲存與釋放機制的掌管者就是胰島素，可以想像成專門儲藏脂肪的荷爾蒙。血液裡的胰島素增加時，身體會進入儲存脂肪模式；胰島素低的話，身體會進入燃脂模式。胰島素會在吃東西時升高；斷食時，胰島素分泌量降低。

胰島素與體重增減

想了解斷食爲何能幫助減重，我們最好弄清楚體重是怎麼增加的。胰島素在形塑身體脂肪上扮演重要角色。胰島素高的時候，你會儲存脂肪，低的時候會釋放脂肪。這麼說可能讓你以爲胰島素是不好的，最好不要有它出現。但事實上，要活著是不能沒有胰島素以及它的脂肪儲存功能。雖然有時候很難想像，但體脂是很重要的！如果沒有辦法把脂肪儲藏起來留著日後使用，你是沒有辦法存活的。不過，脂肪性組織似乎是一個無邊無際的倉庫。如果它長得太大，身體會開始不舒服，會阻礙行動、引起發反應，還會促使疾病上身。

胰島素是幫忙填滿脂肪細胞的荷爾蒙，但我們不能把社會性肥胖症、致使美國超重與肥胖症比率超過人口35%，全怪罪在胰島素上。[1]胰島素只是在盡忠職守，這就像你在怪罪郵差讓自己家裡信箱爆滿了；胰島素就像郵差，只是負責送達貨物。如果要避免脂肪細胞被塞爆，我們要採取會讓胰島素工作較少的進食方式。現代社會物資豐饒，要這麼做並不容易。

和我們的祖先不同，我們24小時都能取得食物，所以胰島素持續被叫來工作。爲了讓食物能久放不壞、看似可口開胃，我們能取得的食物中，很多都已經不是它的自然形態了。我們的身體會快速消化並吸收這些精緻食品，導致胰島

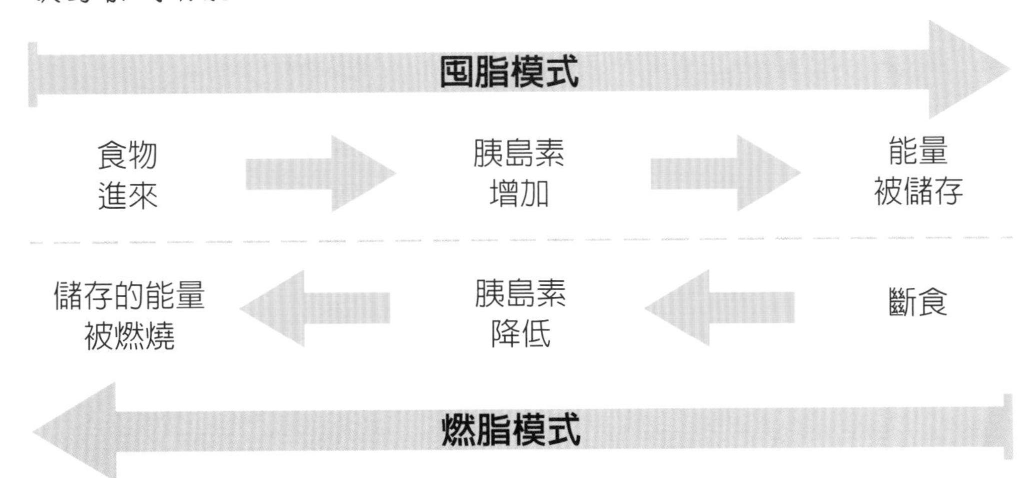

斷食能讓身體休息，不必分泌胰島素，可以調節血糖。這樣是在暗示身體應該開始利用儲存的脂肪或肝糖當作燃料。

素飆高，才能處理這些快速進入身體裡的營養素。

這些加工和精製過的食物卡路里密度高，所以從1960年代，一般人每天的平均熱量攝取增加了24%。[2]換句話說，我們增重是因爲物資豐富、甚至過剩。要減重，必須採取某些限制。但要減少什麼是由我們自己決定。

貝琪博士主義

當你吃糖時，血糖會飆升，因此會讓儲藏脂肪的荷爾蒙胰島素飆升。簡而言之，糖是讓你變胖的好東西。

減重有三種不同的策略：(1)限制攝取特定食物（像是脂肪、碳水化合物或精緻食品），(2)限制進食量（卡路里）或(3)限制可進食的時間（間歇性斷食）。傳統減重方式都著重在前兩種策略，確實有證據顯示減少熱量攝取，或是減少食用精製、加工食品，無論採取低脂還是低碳生活方式，對減重都是有效的。[3,4]

而第三種策略：斷食，是一種古老的習俗，長期被認爲具有療癒身心的功用，直到近期才被當作一種減重工具。斷食時期就是降低胰島素的工作負擔，讓身體進入一種偏好燃脂的模式。斷食也能自然降低熱量攝取，因爲會被迫停止一些高熱量習慣，像是在睡前吃精緻點心、晚上喝酒等等。所以斷食能提供兩種減重方面的優勢：降低胰島素分泌，以及減少熱量攝取。因爲你限制的是時間，也可以搭配健康飲食，給體脂來一記連環出擊。透過了解身體在斷食時發生的變化，我們能再仔細觀察斷食在減重與健康方面的優勢。

間歇性斷食的生物優勢

身體會把一陣子的斷食視爲好的壓力來源。在健身房練習舉重時，你是在肌肉上施加壓力。對於這種好的壓力，肌肉的反應就是變得更強壯。進行斷食時，你的身體會經歷類似的壓力加強反應。這種正面的壓力反應被稱爲「激效反應」（hormesis，正所謂：越挫越勇）。激效反應會觸發一連串適應反應，像是：保護細胞、修復損害，以及加強代謝途徑與過程。

絕不餓肚子！

「間歇性斷食真的對我有幫助。我減掉了80磅/衣服尺寸小了6號，而且保持了好幾年了。我每天都有攝取足夠熱量（沒有節食或吃節食食品）。我都不會餓。間歇性斷食幫助我停止吃飯後甜點，整體而言，我與食物的關係也變得更健康。另外，我很喜歡正餐吃多一點，不超過保持體重的熱量。我再也無法想像回到整天都在吃點心、吃輕食的日子了。」

——艾莉莎

斷食對全身有益

斷食不只能減重，還有很多健康方面的好處！

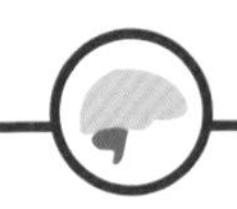

大腦

斷食可能會改善認知，改善心情，以及預防神經組織退化疾病，像是阿茲海默症。

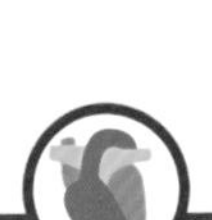

心血管

斷食能維護心臟健康，因為會降低血壓、腹部脂肪、總膽固醇、低密度脂蛋白、膽固醇與三酸甘油酯。

血糖

斷食能幫助控制血糖，讓身體的胰島素敏感度提升，降低罹患肥胖症與糖尿病的風險。

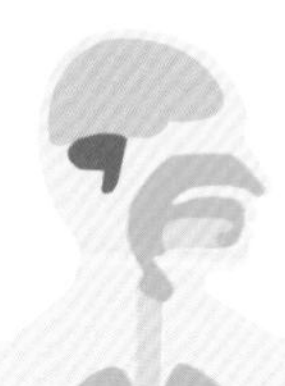

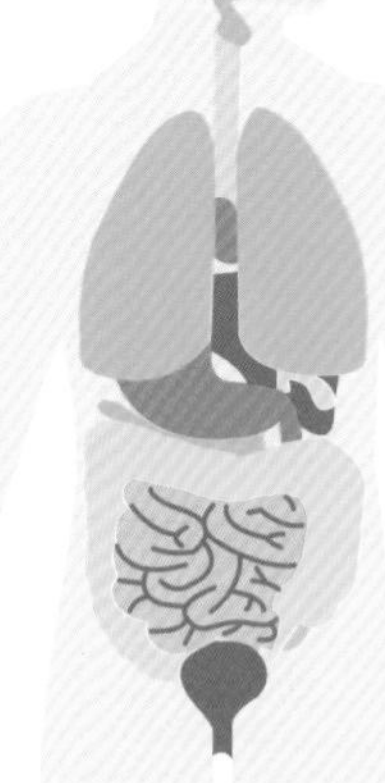

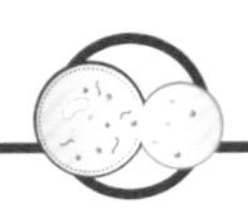

自體吞噬

斷食能讓身體休息，有時間與資源透過自體吞噬移除老舊、衰退的細胞殘骸。

發炎

斷食能預防會對心臟、血管、大腦等器官造成損害的慢性發炎。

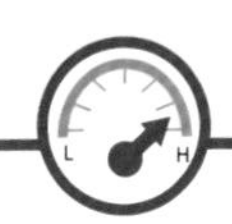

新陳代謝

斷食能改善代謝靈活度，讓身體可以有效率地從燃燒血糖，變成燃燒脂肪。

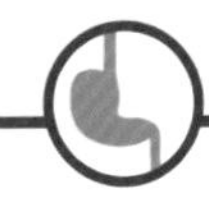

腸胃道健康

斷食可能會提升腸道裡益生菌的多樣性與數量，因此能支持免疫系統，並且幫助控制體重。

斷食不只讓身體更有韌性，也是給身體休息的機會。斷食期間，身體就能停止消化食物——一種大量消耗能量的過程。這段休息的期間，能提供身體足夠時間進行內務管理、補充維修所需的物質。把斷食想像成餐廳關門之後的時間，餐廳高朋滿座時，工作人員忙著送餐，所以沒有時間打掃或補充貨架上的物資。餐廳關門後，客人也都走了，工作人員就有時間完成自己該做的工作。我們來看看身體不被食物佔據時，究竟能完成多少事情。

改善血糖控制到降低罹患糖尿病的機率

我們經常把血糖與胰島素這兩個字與糖尿病連在一起。如果你沒有這個疾病的話，你還是要在意斷食能控制血糖與胰島素分泌量嗎？是的！我已經提過，長期胰島素分泌量高，會讓身體持續維持囤脂模式。但是要讓胰島素飆升，需要某種觸發物。而最大的觸發物，就是血液裡出現糖。把胰島素想像成消防水帶，而糖就像血液裡的火。如果出現大火，就需要很多水才能撲滅火勢。同樣的，如果血液裡有大量的糖，就需要很多胰島素才能讓血糖值回到正常範圍。

標準美式飲食（Standard American Diet，簡寫SAD的暱稱剛好是「傷心」），就是讓血糖飆升、精緻澱粉（披薩、義大利麵、麵包、餅乾等）含量高的飲食。我們在第1章裡學到了，很多人都是整天在東吃西吃，從早到晚一直吃這些不健康的食物。血糖與胰島素持續飆高，促使體重增加，也導致血糖疾病如糖尿病前期與糖尿病發生。[5, 6]這些數值飆升後，緊接著血糖就會驟降，驅動身體的飢餓感、渴望進食。

間歇性斷食是一種打破血糖相關疾病發展、控制飢餓感的策略。沒有食物進來，就不會讓血糖或胰島素升高。這段停工時期在不同方面都有好處：

- 一項針對8位糖尿病前期男性的研究發現，趁早採取時間限制飲食方式，改善了身體對胰島素的反應。這些男性在6個小時內吃完一天所需的所有熱量，最後一餐在下午3點以前吃完。研究結果，這些男性的胰島素敏感獲得改善，胰臟——負責製造胰島素的器官——功能也有改善。[7]
- 一項臨床研究發現維持10小時的進食區間，可能對延緩糖尿病有幫助，因為能減少代謝症候群；這是一連串的病兆，包括慢性高血糖、高血壓、高三酸甘油酯、腹部脂肪增加，以及高密度脂蛋白膽固醇。[8]
- 有說法是持續間歇性斷食能讓身體有休息時間，因此可能重置細胞的敏感度；如此一來，細胞更容易對胰島素與葡萄糖產生反應，進而降低罹患糖尿病的風險。[9]

小知識：對抗癌症

癌症是很複雜的話題。癌症有很多型態，每一種的病因與發展都還有未解決的問題。因此，距離「斷食能治療癌症」的科學定論還很搖遠。不過，這個領域目前有許多令人興奮的研究。實驗室在老鼠與細胞上進行的研究發現，斷食循環能延緩某些腫瘤的發展，對癌症療法，像是化療和放射物治療，也都能提升效果。[10, 11, 12]

雖然人類相關研究少之又少，目前出現一些關於女性與乳癌的有趣研究。由研究員凱薩琳．馬里內克（Catherine Marinac）主導的一項研究發現，每晚斷食超過13小時，可降低女性乳癌復發機率到36%。[13]

- 因斷食而達成的胰島素敏感度改善與血糖控制，能預防血糖驟降促使你想吃東西，這樣讓你更容易拉長兩餐之間的時間。

降低發炎促進整體健康

慢性高血糖會造成身體長期處於發炎狀態。皮膚上有傷口或對抗感染時，身體會出現發炎反應。這種情況下，發炎的過程會幫助清潔傷口、修復組織。

修復工作完成之後，發炎就會消失。但是一些生活型態因素，像是抽菸、肥胖症與長期壓力，會造成身體持續處於發炎狀態。這種被延長的生理狀態可能會損害心臟、血管、大腦與其它器官。

間歇性斷食能促進正面的細胞反應，並且啓動能夠加強內部抗發炎的途徑。[10] 因爲在進行斷食，不能一路吃到很晚的好處之一，可能就是能夠降低身體的發炎反應。在2009-2010年度美國國家健康與營養調查研究（National Health and Nutrition Examination Survey，簡稱NHANES）針對女性的研究當中，研究人員發現：傍晚5點過後進食的卡路里當中，每增加10%的比例，就會使發炎反應增加3%。這個結果意味著減少晚上進食，並且晚上斷食較長時間，可能會降低身體的發炎反應。[14]

促進新陳代謝與代謝靈活度

斷食的時候，你的身體會得到休息的時間，因此能製造有利於促進新陳代謝的化學與荷爾蒙條件。新陳代謝是身體內部所有化學過程的總和。對新陳代謝具有調節作用的物質，像是正腎上腺素（norepinephrine）與生長激素（GH），能透過斷食增加。[15, 16]

正腎上腺素的量會在你睡覺時自然降低。太陽升起時，正腎上腺素也會隨之增加，它是早上把你叫醒、讓身體與大腦準備迎接一天活動的許多化學物質之一。成長激素，從名字就能看得出來，這個荷爾蒙能幫助你成長。成長激素顯然在年輕時很重要，但對於成年人而言也很有用處，因爲它能協助調節新陳代謝與肌肉量。[17] 隨著年紀增長，成長激素會自然降低，導致身體年老時變得虛弱。因此若有辦法刺激身體分泌生長激素就更好了。其中一個辦法就是透過斷食。當你被餵飽了，生長激素的分泌會被壓抑，在斷食的狀態下，反而會被加強，這就是爲什麼斷食能夠增加成年人生長激素的分泌量。[16]

斷食不只能幫助身體，讓重要的新陳代謝荷爾蒙維持高分泌量，也讓新陳代謝更靈活。簡而言之，代謝靈活度的意思是，你的身體可以適應最易取得的能量來源。如本章前面所述，你的身體是從巨量營養素（碳水、脂肪、與蛋白質）獲得卡路里。身體會將營養素分解成最基本的型態（葡萄糖、脂肪酸與胺基酸），才能被燃燒、立刻當作能量使用，或是儲存起來，未來再當作能量使用。身體最愛的能量儲存地點是肝糖（儲存的葡萄糖）與脂肪性組織（儲存的脂肪酸）。如果你一整天都在進食、也沒有刻意限制熱量攝取，你攝取的營養素符合身體所需的能量。能量需求被滿足以後，身體就沒有理由花力氣從儲藏的地方消耗能量。所以不間斷地進食，讓你的新陳代謝變得不靈活。你的身體很容易從飲食中取得葡萄糖當作燃料來源。如果需要再多一點能量，身體也能輕鬆取得肝臟裡儲存的肝糖（這比脂肪更容易獲取）。

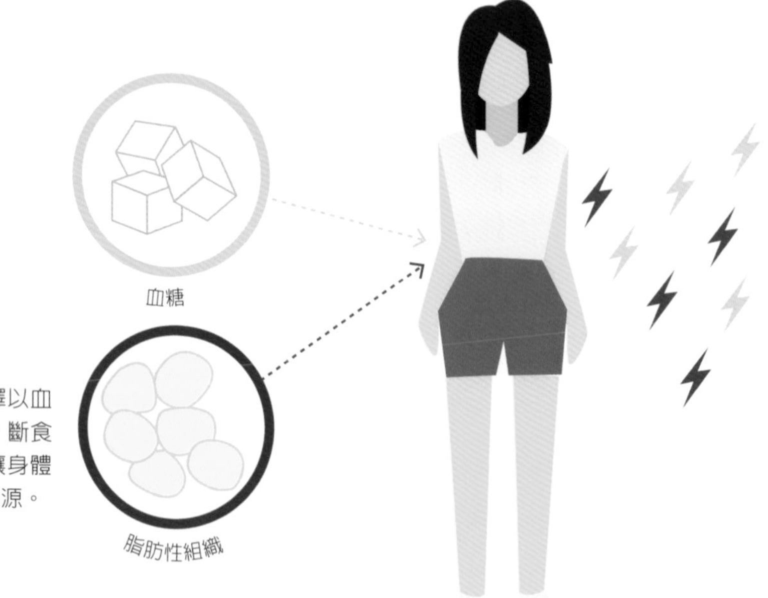

代謝靈活度

身體可以毫不費力選擇以血糖或脂肪轉換成能量。斷食能提升代謝靈活度，讓身體使用最易取得的能量來源。

小知識：斷食與大腦

斷食能幫助你思緒變得更清晰、改善情緒或預防神經組織退化的疾病，像是阿茲海默症嗎？時至今日，大部分關於這方面的研究都是在老鼠身上進行，但是研究結果確實很正向：

- 研究顯示隔日斷食法能改善運動協調性與認知能力，也能增進學習與記憶能力。[19, 20]
- 一份文獻回顧顯示，斷食經常與情緒改善有關係。研究辨認出一系列可能改善情緒的觸發物，而許多都是斷食能帶來的改變，像是身體與大腦分泌出「令人感覺良好」的化學物質，睡眠品質改善，以及產生大腦燃料「酮類」（ketones）。[21]
- 根據新英格蘭醫學雜誌發表的一項研究，隔日斷食法能幫助動物身上的神經組織退化疾病延遲發病。但這個益處目前還未在人類身上實驗過。[10]
- 雖然重點不完全是跟斷食有關，但有證據顯示阿茲海默症與二型糖尿病患的葡萄糖代謝不全然有關。失智症與糖尿病的連結，讓一些科學家將阿茲海默症稱為「第三型糖尿病」。因為斷食對於抵抗糖尿病是有效的，所以可以合理地認為斷食能延遲或預防阿茲海默症發病。

另一方面，當你進行斷食時，身體需要更努力運作才能滿足其能量需求。這是好事，因爲你的身體在轉換燃料來源（從燃燒葡萄糖變成燃燒脂肪）會變得更有效率。換句話說，斷食能提升你的代謝靈活度。

好消息不只這些。斷食還能促進身體產生第三種燃料來源，稱爲酮類。斷食的時候，沒有營養素進入身體，所以肝臟會開始分解儲藏的肝糖，提供給身體運作所需的血糖。不過，儲存的肝糖很快會消耗完，因此12至24小時後（視運動量與能量消耗程度不定），你的身體會開始燃燒脂肪當作燃料。[11]脂肪是以三酸甘油酯的分子形式儲存在脂肪性組織裡，一個三酸甘油酯裡有三個脂肪酸，並且由一個甘油（glycerol）的成分支撐在一起。三酸甘油酯分解時，能提供兩種能量來源：(1)剛被釋放出來的脂肪酸，以及(2)甘油製造出來的血糖。

思考清晰

「我在斷食的時候，覺得很有活力、輕盈，思緒也變得清楚。我大部分一天會斷食16小時。固定進行斷食讓一天的時間變多了，也讓我不再只注意食物，無時無刻都在吃東西。」

——艾倫 T

大腦食物！

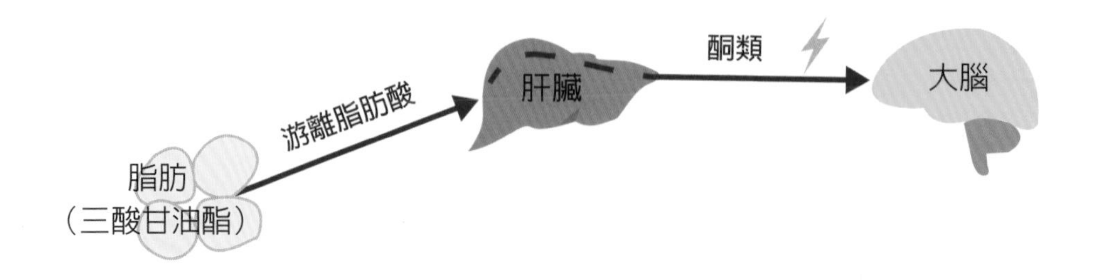

在斷食期間肝糖（儲存的葡萄糖）供給降低時，身體會從脂肪細胞釋出游離脂肪酸（簡稱FFAs）。游離脂肪酸可以被許多組織直接當作燃料，但大腦不行。要提供大腦燃料，肝臟會將一些游離脂肪酸轉換成酮類。

葡萄糖是萬能燃料，所有細胞都能使用。游離脂肪酸也可以當作燃料，但某些器官，像是大腦，無法直接使用。腦細胞會繼續用葡萄糖當能量來源，但肝糖儲量用光、脂肪分解後只有少量的葡萄糖釋出時，看來似乎沒有別的東西可以給大腦燃燒了。如果就這樣結束的話，任何人嘗試斷食一定會嚴重患上意識模糊症（brain fog，俗稱腦霧）。但事實並非如此，反而有許多人說斷食改善了精神清晰度與情緒（請見P.43「小知識」）。

可見身體還藏了一招，就是製造「酮類」（ketones）。雖然三酸甘油酯釋放出的一些脂肪酸可以直接當作燃料，但這通常對大腦是較差的能量來源。因此，肝臟會將它們轉換成酮類或酮體（ketone bodies）。[18]而且，酮類能讓大腦健康茁壯，是身體與腦細胞的新燃料。[11]

由此可見，規律的斷食能提供身體正向的壓力，讓它找到製造能量的新途徑。當身體從習慣依賴被餵飽時燃燒葡萄糖，轉換成斷食期間燃燒葡萄糖、脂肪酸、酮類與一些胺基酸（本章後面會再說明），這就是具有代謝靈活度的意思。能夠快速轉換使用燃料來源的能力，或許就是規律斷食者之所以表示思緒清晰度、活力都獲得改善的原因。

改善心臟健康、血壓與膽固醇

大部分的人一生都會遇到心臟相關的疾病。無論是親自走一回，或是親近的人患病，大部分的人都會直接面對心血管疾病的現實：它是致死率最高的疾病之一，而且可能一夕之間奪走一個人的生活品質。

心血管系統是身體的運輸系統。血管就像高速公路，而心臟是讓整個系統持續運作的中心。高速公路塞車的話，系統會崩壞，增加心臟病、心絞痛（胸口痛）與中風的風險。是什麼讓高速公路塞車？斑塊（plaque）。我們會怪罪膽固醇造成斑塊累積，而斑塊裡確實含有膽固醇。但是把血管變窄的錯全推到膽固醇上，就像在怪罪手臂傷口上的繃帶。如果沒有被割傷，繃帶沒理由出現在傷口上。同樣的，膽固醇黏在血管壁上也是有原因的。最主要的原因之一就是慢性發炎造成的血管壁受損。想像手指割傷時，傷口會發紅腫的模樣，再想想脆弱的血管裡發生同樣的情況，你就能理解爲何發炎會增加罹患心血管疾病的風險。

幸好，如前面學到的，間歇性斷食對於降低發炎反應是有效的。斷食能降低發炎，可能是間歇性斷食對於治療心血管疾病有效的原因之一。但是還有許多心血管方面的益處都與斷食有關：

更好的血液疾病偵測指標

「在經歷整整10年極度過重、高血糖、高血壓、高三酸甘油酯（非酒精性脂肪肝）的生活後，我決定降低碳水與糖的攝取量。我的體重很快就下降了（20磅）。我現在採取間歇性斷食，一天在8小時內吃兩餐。目前已經將血糖、血壓、三酸甘油酯與體重控制在比較健康的範圍達到6個月了（也在持續保持）。」

——葛雷格 P

- 改善膽固醇型態：有好的膽固醇，也有壞的。它是許多荷爾蒙的關鍵成分，也是幫助形成身體裡每一個細胞邊界的成分。但是體內有太多不好的膽固醇的話，會帶來健康方面的危害。所以目標不是要把體內膽固醇值降到零，而是要擁有對心臟健康有益的血液標誌，例如：總膽固醇、低密度脂蛋白(LDL)膽固醇與三酸甘油酯要低，而高密度脂蛋白膽固醇要高。間歇性斷食被證實能改善這些血液標誌。[8, 10, 24, 25]

- 降低血壓：高血壓對血管與心臟的負擔很大。間歇性斷食對於能降低血壓的益處，不常反應在研究結果裡。可能是因爲研究往往是短期的，只持續觀察幾週或幾個月。不過，有一些研究支持間歇性斷食能降低血壓這個前提。[7, 8, 10, 26]

- 更強健的血管：隨著年紀增長，血管更容易受損。斷食期間產生的酮類，被發現能延緩脆弱的血管內膜的血管性老化。[27] 另外，斷食還有可能因爲降低氧化壓力，讓血管內膜多一層保護。[28]

- 出現氧化壓力症狀，是因爲身體過度產生一種會損害細胞的分子，稱爲自由基（free radicals）。自由基對血管內膜特別具有破壞性。

- 減少腹部脂肪：腹圍過大是造成代謝症候群的原因之一。代謝症候群會讓罹患心臟病、中風與二型糖尿病的風險增加。我已經討論過斷食對減重有效，但它其實對減少危險的腹部脂肪特別有幫助。[8, 24]

小知識：活得更久

吃得少能活到老嗎？研究顯示，持續性地限制熱量攝取，能讓動物的壽命變長。[36, 37]雖然研究只是針對實驗室老鼠，我們也看到間歇性斷食具有類似的長壽效益。一項研究顯示，一天只吃一餐的老鼠，跟吃到同等熱量但不限制進食時間的老鼠比，前者壽命長11-14%。[38]

加強細胞代謝（自體吞噬）

自體吞噬（autophagy）像是一種艱澀的科學名詞，但把字拆開來解釋，其實很容易理解。前半部的auto意思就是「自己」，後半部的phagia意思就是「吞噬」。自體吞噬直接的意思就是「吃掉自己」，而這完全就是身體進行這個過程時所發生的事情。身體內部在進行打掃時，細胞若是自然死掉、受損，或是身體需要細胞的某些成分來製作別的東西，像是能量，細胞就會把自己吃掉。你可以把自體吞噬想像成：用來清出死掉的細胞，以及可能會不斷累積的細胞殘骸，而安裝的自動清掃系統。這種大掃除機制很重要，因為衰落的細胞會釋放出有害物質，稱為「促炎性細胞因子」（inflammatory cytokines）。這會將損害傳給更多細胞，就像一顆爛蘋果可能會害整籃蘋果爛掉。如果自體吞噬受到阻礙，細胞損壞會擴散，造成提早老化與疾病發生。吃東西的時候，身體需要分配資源進行消化，所以沒有空讓細胞進行掃除。限制食物攝取時，身體就有時間與資源可用，因此間歇性斷食是自體吞噬很重要的驅動機制。[29, 30]

改善腸胃健康

腸胃道其實就是指腸道。我們以前以為腸子不過是長長的管子，負責消化、吸收食物營養而已。現在我們知道它是很複雜的系統，而且充滿蟲！（對了，這其實是好事。）這些蟲子會打造出好菌的群落，被稱為腸道微生物群系（gut microbiome）。過去幾十年，腸道微生物群系的健康，被發現與免疫系統的健康、控制體重的能力，以及預防胃腸疾病如炎症性腸病（inflammatory bowel disease）是有關連的。[31, 32]

腸道裡的細菌吃的是沒被消化的食物殘渣與纖維，可見飲食選擇對於腸道微生物群系的健康息息相關。但有趣的是，腸道健康可能也和進食時機有關係。據說腸道微生物群系的細菌有它的日常規律。進食的時間會影響腸道每天的多樣性與豐富度。[33, 34]斷食期間腸道得到時間休息或許是有益的，因為能減少腸道的滲透性，也就是腸漏症（leaky gut）──細菌與毒素會透過腸道的保護內膜「漏出來」進入血液裡，造成發炎與其它疾病。[34, 35]

斷食與肌肉流失

雖然再三保證斷食時身體也能正常運作、甚至表現更好，你可能還是會很害怕跳過一餐，認爲少了食物，身體就會開始失去肌肉。這是很正當的擔憂，因爲肌肉量對於生活品質非常重要，是否能夠長壽，與人在年老時的肌肉量有關。[39]

如本章前面所述，當你開始採取斷食的生活方式，身體會變得具有代謝靈活度，也就是它能有效地轉換成燃燒葡萄糖、脂肪酸、酮類或胺基酸來作爲能量來源。胺基酸是肌肉的基礎成分，雖然不是身體偏好的燃料，但必要的話還是會被當作燃料消耗。幸好，沒有食物進來時，身體會致力於保存蛋白質，很有可能是因爲蛋白質是代價高昂的燃料。身體裡各種組織，從肌纖維、酵素到荷爾蒙，都需要蛋白質才能建造。把蛋白質拿來當燃料消耗，就像在家燒錢取

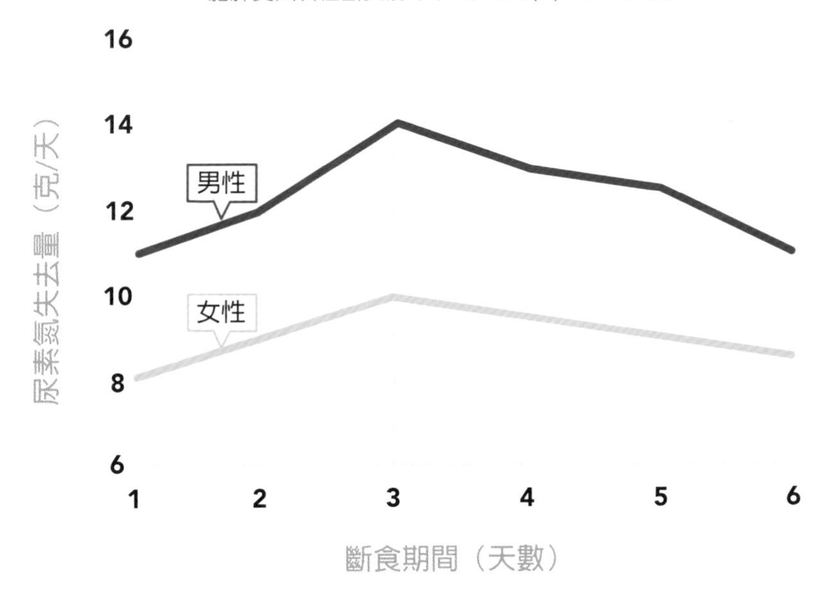

尿液出現氮與瘦體組織（如肌肉）損失蛋白質有關聯性。身體裡其它蛋白質可能會促進氮的分泌。但是如果斷食超過一天，確實存在肌肉流失的可能性。經過第一天斷食，氮分泌增加，到第三天時數值最高。之後，氮持續以較低速率分泌。

暖。可能會讓你暖和一下，但長期而言是不堪負荷的。

2015年在《營養總覽》（Nutrition Reviews）發表的一項研究，爲了更加了解斷食對肌肉的影響，他們審查過去發表的研究，觀察到間歇性斷食對身體組成的影響。研究者注意到，斷食可能造成尿素氮分泌量上升，這是身體在分解肌肉組成的蛋白質時，所形成的一種廢棄物。不過，斷食者持續斷食好幾天，才會出現這樣的分泌量上升。跳過一餐的這種短暫斷食，還有其它不到一天的短時間斷食，並不會促使身體分解肌肉來獲得能量。[40]

有證據顯示，長時間的斷食可能會造成肌肉分解，但究竟什麼時候會發生這種情況其實不清楚。有一項受到審查的研究顯示，精瘦、健康的男性，在採取短期的隔日斷食法（斷食20小時，再進食28小時的循環）時，身體並未經歷代謝方面的蛋白質變化。另一項研究顯示，斷食達到60小時的時候，肌肉開始流失。[40]

所以，究竟可以斷食多久，不必擔心肌肉流失的問題呢？在P.47的圖表上，因爲在24小時處可以看到尿素氮數值開始升高，可見斷食第一個整天後，肌肉可能就開始在分解了。

斷食一天當中，身體裡會有哪些變化？

我們來複習一下，斷食一天當中，身體裡會發生哪些神奇的變化吧！斷食時，身體會利用儲存的能量讓新陳代謝運作、修復組織以及掃除受損的細胞及殘骸。以下是會發生的生理過程概況：

4-6小時

- 胃會淨空。
- 飢餓素（ghrelin）增加。這個飢餓荷爾蒙是在胃變空的時候產生，會讓你感到第一波細微的飢餓感。第一波過後，飢餓素會降低，飢餓感也會降低。斷食期間，這個荷爾蒙會持續上下波動。

6-12小時

- 消化系統開始休息。上一餐獲得的營養素都被吸收進入血液裡，胰島素已經將這些營養素儲存在細胞裡了。胰島素工作完成後，分泌量會下降。
- 身體開始消耗儲存的血糖。沒有新的能量進來後，肝臟會為了維持穩定的血糖，開始分解肝糖（儲存的葡萄糖）。
- 你的身體會開始從燃燒糖變成燃燒脂肪。肝糖的能源儲量相對少，很快就會消耗完，讓身體開始燃燒脂肪。

如果繼續斷食，氮分泌量會持續上升至第3天，之後損失速率會降低但不會停止。速率降低可能是長時間斷食中，身體在試圖保留肌肉量。[41,42]

事實上，很難判定斷食到什麼時候，肌肉會開始流失。但是，我們知道當（營養充足的）一個人開始斷食不超過24小時，或是在斷食日與進食日之間循環，流失的肌肉量微乎其微。[24]若是超過一天的斷食，肌肉可能會開始流失分解。

短期斷食卻不造成肌肉損失，證明人類身體具有不可思議的適應能力。你的身體是永不停歇的機器。就連睡覺時，身體也在利用自然囤積的肝糖與脂肪產生能量，或者肝臟也會用可以取得的營養素，繼續製造能量。醒來時，你的身體會持續需要能量。你可以用吃早餐的方式提供能量，也可以讓身體繼續運作，利用囤積的能源。這就是間歇性斷食美妙之處！

12-24小時

- 身體開始用儲存的脂肪當能源。脂肪性組織會釋放出游離脂肪酸，可以被肝臟、腎臟和肌肉這種組織當作能量使用。
- 肝臟會開始製造酮類提供大腦能源。大腦適合燃燒酮類，而不是游離脂肪酸。所以肝臟會將一些脂肪酸轉變成酮類，讓你保持頭腦清晰。
- 自體吞噬開始。少了消化這個工作，身體可以把資源放在進行大掃除，像是自體吞噬——除去受損細胞與殘骸。
- 身體的發炎現象減少。氧化壓力與發炎數值因斷食而降低。
- 代謝荷爾蒙分泌量上升。成長荷爾蒙與正腎上腺素上升，在斷食期間支持身體的新陳代謝。

超過24小時

- 血糖與胰島素分泌量持續保持低量。如果有醫療人員指導，可以延長斷食來治療血糖相關病症，並繼續降低造成疾病的身體發炎反應。
- 尿素氮分泌量開始上升。尿素氮是蛋白質分解時產生的廢料。分泌量增加表示肌肉開始流失。

4

各種斷食方式

主要有三種斷食方式：

- **限時進食法（TRE）**：在這個方式之下，每天都可以進食，但要在有限的時數內攝取所有卡路里。受歡迎的限時飲食法包括：12:12斷食法、16:8斷食法、20:4斷食法與一天一餐（OMAD）斷食法。
- **隔日斷食法**：如名稱所示，這個飲食法是在斷食日與非斷食日之間交替。改良版則是允許在斷食日攝取總能量需求的20-25%（大約500-600大卡）。
- **延長（長時間）斷食**：斷食超過24小時被歸類成長時間或長期斷食法。

人類因爲宗教或治療因素，已經有超過千年的斷食習俗。所以斷食本身並不是什麼新玩意兒。新穎的是在現代社會物資充足的情況下，利用斷食作爲減重、促進健康的一種手段。本章會介紹各種不同的斷食方式，讓你可以比較各自的優缺點。

限時進食法 VS. 間歇性斷食法

開始討論不同策略之前，我們最好先釐清一些名詞及術語，尤其是「限時進食法」與「間歇性斷食」之間的差異。「限時進食法」（或進食法）是由薩辛．潘達博士（Dr. Satchin Panda）命名的，用來指一種不限制熱量攝取，僅遵循身體自然晝夜節律的斷食方式。間歇性斷食則是比較廣義的名詞，涵蓋多種飲食模式，其中有斷食與非斷食期間，有些會考慮卡路里攝取量，有一些則不會。如果不是在做研究，這些名詞差異純粹是語意上的不同，說法經常是互通的。爲了本書宗旨，我會用限時進食法（TRE）來描述，讓你能每天在比較短的進食區間內吃東西的斷食法。間歇性斷食這個詞，是用來形容各種實行單日或多日進食／斷食模式的總稱。

準備開始

如果你從來沒有斷食過，你應該從限時進食法開始，像是12:12斷食法或16:8斷食法。試試水溫幾天後，你大概會對於如何熬過飢餓感有一點概念。

間歇性斷食很有彈性，所以可以考量到自己的時間表、家人的需求，或是工作需求；讓斷食模式符合自己的生活需要！你很快就會學會如何依照自己的感覺，採取不同的模式——沒有所謂對與錯。關於如何訂定目標、選擇斷食時間表，請參考下一章的建議。

在閱讀本章所描述的各種斷食法時，與P.48、49下方圖表內容對照或許會讓你更有動力。了解斷食期間每一個小時能爲身體提供怎麼樣的好處，其實相當令人興奮！

有了這層了解，讓我們來看看究竟該怎麼斷食。就從最容易的方法開始——12:12斷食法。

成功的限時進食法

「這真的對我有效！我從體重289磅瘦到177磅，而且所有藥物都停用了。我採取的是1週4天16:8斷食法、3天一天一餐斷食法。」

——范倫渟 P

間歇性斷食時間表

你或許有聽過這些熱門關鍵字，對於現在有哪些斷食法也有些概念。以下是主要斷食類型的比較，讓你知道有哪些選擇。

限時飲食法將**一天**的時間分成進食區間與斷食區間							
12:12 斷食法	進食 斷食	進食 斷食	進食 斷食	進食 斷食	進食 斷食	進食 斷食	進食 斷食
16:8 斷食法	進食 斷食	進食 斷食	進食 斷食	進食 斷食	進食 斷食	進食 斷食	進食 斷食
20:4 斷食法	進食 斷食	進食 斷食	進食 斷食	進食 斷食	進食 斷食	進食 斷食	進食 斷食
一天一餐 斷食法	斷食	斷食	斷食	斷食	斷食	斷食	斷食
	第1天	第2天	第3天	第4天	第5天	第6天	第7天

隔日斷食法（ADF）會將**一週**分成可進食日與斷食日							
完全隔日 斷食法	正常飲食	斷食	正常飲食	斷食	正常飲食	斷食	正常飲食
改良版隔 日斷食法	正常飲食	吃500大卡	正常飲食	吃500大卡	正常飲食	吃500大卡	正常飲食
5:2 飲食法	正常飲食	吃500–600 大卡	正常飲食	正常飲食	吃500–600 大卡	正常飲食	正常飲食
	第1天	第2天	第3天	第4天	第5天	第6天	第7天

延長斷食時間表是斷食超過**24小時**，一年會定期實施幾次							
延長 斷食法	正常飲食	斷食	斷食	斷食	正常飲食	正常飲食	正常飲食
	第1天	第2天	第3天	第4天	第5天	第6天	第7天

12:12斷食法

這個入門款斷食法是很好的起點。把它想像成做血液檢測之前，必須禁食一晚就好了。如果醫生幫你安排早上做血液檢測，醫生會叮囑你晚餐過後，直到隔天早上做完檢查之前，都不能吃東西。斷食12小時不會比這還難。

如何執行

12:12斷食法會將一天切成兩半。一天要攝取的所有熱量，會在12個小時的進食區間吃完，另外12小時就是進行斷食。採取這個斷食法的主要目的就是讓你適應斷食。你在讀到關於間歇性斷食時，可能覺得很不錯，可是眞的要實行起來，一股恐懼感會襲來：

- 我會不會很餓？
- 我會不會覺得不舒服？
- 斷食會害我在之後剩下的時間裡暴食嗎？

12:12斷食法

如果把睡眠時間加進斷食區間的話，很容易達成12小時斷食。在進食區間裡，愛吃幾餐就吃幾餐。一天的時間表可以像這樣：

	第1天	第2天	第3天	第4天	第5天	第6天	第7天
午夜～4am	斷食	斷食	斷食	斷食	斷食	斷食	斷食
8am～中午	7am 第一餐	7am 第一餐	7am 第一餐	7am 第一餐	7am 第一餐	7am 第一餐	7am 第一餐
4pm	7pm 最後一餐	7pm 最後一餐	7pm 最後一餐	7pm 最後一餐	7pm 最後一餐	7pm 最後一餐	7pm 最後一餐
8pm～午夜	斷食	斷食	斷食	斷食	斷食	斷食	斷食

開始間歇性斷食時，覺得不安是很正常的。開始採取12:12斷食法就會讓恐懼消失、加強自信心。

如果把睡眠時間算進來，斷食就很容易了。一開始，請正常食用晚餐。晚餐時也不必多吃一份餐點、讓自己之後不餓，你會沒事的。請記下停止進食的時間，那就是你開始斷食的時間。晚上睡覺之前，可以喝一點水或茶，但是不要攝取食物或有熱量的飲料。（如果你很難克制自己晚上不吃零食，試著去刷牙、用牙線。口腔會覺得乾淨清爽，能幫助你控制飢餓感，因為你會再考慮一下，要不要讓食物再沾染上去。）12個小時過後，可以停止斷食、吃正常的早餐。你做到了！最後要做的事是記錄自己的感覺。我敢打賭你會說自己感覺很好，而且對於可以持續斷食感到很樂觀。

優點：白天可以像平常一樣吃三餐或更多餐，只要進食的時間是在12小時以內。

缺點：相對較短的禁食期，或許可以幫助穩定血糖、維持體重，但間歇性斷食帶來的減重與健康益處無法完全實現。

誰適合這種斷食法？如果是剛開始斷食，而且擔心斷食會讓你不舒服的話，這種方法比較適合你。

提示：如果覺得斷食12小時已經沒問題了，下一步就可以將斷食時間增加到14個小時。例如，晚餐在晚上7點前吃完，接著把隔天早餐延後到早上9點再吃。研究顯示，維持10小時的進食區間，能有效減少體重、改善活力與睡眠。[1]

慢慢來

「我昨天開始實行16:8斷食法，但沒有真的撐到斷食16個小時。我希望接下來幾天可以慢慢加長，直到身體適應新的進食時間表。我的晚餐是下午4點，然後預計早上8點吃早餐。但目前為止，我都會在早上5點到6點之間，甚至更早就吃早餐了。」

——莉狄雅 B

16:8斷食法

魔法就從這裡開始！斷食16個小時，你的血糖與胰島素分泌量都會變低，儲存的葡萄糖（肝糖）已經用掉一部分了，現在你的身體在開始找能量。幸好，你的脂肪性組織有很多能量可以給。這段沒有食物進來的時間，也能讓身體不必耗費力氣消化食物，因此能釋出資源進行身體的療癒與修復。

16:8斷食法

從晚餐過後到隔天午餐期間進行斷食，是進行16:8斷食法常見的作法。一天的時間表可以像這樣。進食區間裡，可以吃2-3餐。

	第1天	第2天	第3天	第4天	第5天	第6天	第7天
午夜－8am	斷食	斷食	斷食	斷食	斷食	斷食	斷食
中午－4pm	11am 第一餐 7pm 最後一餐	11am 第一餐 7pm 最後一餐	11am 第一餐 7pm 最後一餐	11am 第一餐 7pm 最後一餐	11am 第一餐 7pm 最後一餐	11am 第一餐 7pm 最後一餐	11am 第一餐 7pm 最後一餐
8pm－午夜	斷食	斷食	斷食	斷食	斷食	斷食	斷食

如何執行

雖然你可以隨便選16小時進行斷食，但許多人發覺讓進食區間在晚餐後結束，並且隔天跳過早餐，是執行16:8斷食法最簡單的方式。

如果你打算跳過早餐，可以想想你要怎麼熬過早上的時間。斷食時可以喝咖啡，當然茶和水也沒問題。在咖啡或茶裡加一點奶精能讓飢餓感消退一點，讓早晨時光比較愉快，但要注意「隱藏熱量」（calorie creep）。奶精主要是脂肪，因為飲食中的脂肪不會提升血糖或胰島素分泌量，所以不會阻礙燃脂過程。但是，奶精裡的脂肪熱量提供身體非常易取得的能量來源，會讓身體暫時停止燃脂，直到這些熱量被用完；如果早上喝了三杯咖啡，每一杯都加了奶精，攝取的熱量會逐漸上升到身體能量需求的程度。記得，斷食會對減重有效，是因為斷食能阻礙身體取得容易使用的能源，強迫它利用較難取得的體脂當作身體燃料。另一件要記得的是，在斷食期間攝取任何熱量，都有可能打斷自體吞噬等自癒過程。因此若你進行斷食是為了健康益處以及減重，最好喝原味黑咖啡、紅茶，效果會最好。

優點：16:8斷食法符合三個E的條件（容易執行、輕鬆愉快、有效果）。對許多人來說，跳過早餐很容易，因爲早上飢餓感本來就比較低。早晨時段的忙碌，也能讓大腦不去注意吃東西的事情。晚餐則是可以與家人一起享受。斷食16小時對於健康和減重都是有效的。

缺點：晚餐過後到隔天午餐進行斷食，會迫使你避開餐後酒與點心，也需要你減少或戒掉在咖啡裡加入奶精。這些生活方式的改變，可能很有挑戰性。

小知識：用「脂肪斷食」擊退飢餓感

脂肪斷食不是間歇性斷食的一種正式術語，但也許能幫助因為覺得餓、而難以開始斷食的你。脂肪斷食是讓你在斷食區間可以攝取「純脂肪」食物。例如你可以在咖啡裡加入奶精、MCT油、奶油或其它油脂，直到飢餓感消退。如果還是感到飢餓，少量加入一些高脂食物，像是雞蛋、酪梨、乳酪或橄欖，可以幫助你覺得一切在掌控之中。膳食脂肪能提供飽足感，但不會讓血糖或胰島素飆升，使身體持續保持在燃脂狀態。如果你覺得飢餓感實在很強烈，先不要放棄！攝取脂肪當作輔助輪，直到你適應了斷食，再慢慢戒掉這些脂肪，讓效果改善。

誰適合這種斷食法？如果你早上本來就比較不覺得餓，你會覺得跳過早餐來達成斷食16小時很容易。如果你喜歡條理分明的生活，你會享受這種可預測的斷食方式。

提示：要達成最好的效果，在進食區間最好吃2-3餐。若是在整個8小時的進食區間不斷進食，你的血糖與胰島素分泌量會持續升起，這會阻礙脂肪細胞釋出脂肪。

斷食與運動

「我每天會採取16:8斷食或18:6斷食。一週三次，在斷食的情況下會運動至少100分鐘。我不吃任何營養補充品，只是採取生酮飲食，但會比一般生酮飲食攝取更多碳水化合物。我7個月以來，體重持續在穩定下降。上個月我增加了3%肌肉組織，體脂降了2%，骨量也增加了2%……就是這樣，斷食狀態下也能自然增長。」

——馬丁 G

20:4斷食法（又稱A.K.A戰士飲食）

比起斷食16小時，斷食20小時能否得到更好的效果，這件事是值得存疑的。不過20:4斷食法已經引起許多想要加強進度的人的興趣。健身專家歐利・霍夫梅克勒（Ori Hofmekler）將這種斷食法發揚光大。

20:4斷食法

在這個策略之下，要在4小時內攝取一天所需的卡路里。一天的時間表可以像這樣，總共可以吃兩餐，或一餐加上一個點心。

	第1天	第2天	第3天	第4天	第5天	第6天	第7天
午夜–中午（4am、8am）	斷食	斷食	斷食	斷食	斷食	斷食	斷食
中午–8pm（4pm）	2pm 第一餐 6pm 最後一餐	2pm 第一餐 6pm 最後一餐	2pm 第一餐 6pm 最後一餐	2pm 第一餐 6pm 最後一餐	2pm 第一餐 6pm 最後一餐	2pm 第一餐 6pm 最後一餐	2pm 第一餐 6pm 最後一餐
8pm–午夜	斷食	斷食	斷食	斷食	斷食	斷食	斷食

霍夫梅克勒將這種斷食法取名爲戰士飲食，因爲這種斷食法的設計，是他按照古代戰士部落的習慣建立的；這些古代人白天會吃少量原型、未加工過的食物，晚上再吃一個大餐。

如何執行

原版的戰士飲食有指定一種特定的飲食模式，強調要吃一個豐盛、長時間的晚餐，而晚餐內容必須充滿蛋白質、未精緻的碳水化合物與健康的脂肪。現在許多人都把斷食20小時當作一種手段，讓身體可以燃燒更多脂肪、進行更多細胞修復，雖然很少有研究證實這些論點。[2]

若要採取20:4斷食法，你要在4小時的進食區間內攝取完一天所需的熱量。可以用任何符合自己生活方式的方法攝取這些熱量，但一個策略是在下午2點至6點之間吃兩餐。

一天24小時就斷食20小時，感覺非常有說服力，但這個方法不適合每一個人。原本的戰士飲食強調的是在進食區間裡，攝取原型、未經加工的食物非常重要。不難想像爲什麼古代戰士會因爲這個策略而受益，因為當時也只有潔淨又營養豐富的食材。現在，我們的世界充斥高熱量、低營養價值的食物。若未經過精心規劃，很容易大吃速食與加工點心，使得這個斷食法失去健康價值。因此，類似這種比較長時間的斷食法，最好還是偶爾為了暫時提升進度，或是突破當前的減重撞牆期而實行就好。

優點：新陳代謝特別頑強的人，可能會發現斷食20小時剛好就是身體為了減重而需要採取的策略。也有說法認為此斷食法多了幾小時的低血糖、低胰島素狀態，或許對有血糖異常的人是有益的。

缺點：如果直接採取這個斷食法，你可能會因為飢餓感作祟導致之後暴飲暴食。如果你已經適應16:8斷食法，可以把20:4斷食法想像成中級程度斷食法試試看，你的經驗會比較愉快。

誰適合這種斷食法？如果你覺得減重很困難，或是碰到減重撞牆期，可能把斷食區間延長到20小時就可以獲得改善了。

提示：至少睡前3小時要停止吃東西。食物進入身體裡後，血流會開始輸送到消化道。這樣的血流會讓中心體溫升高，可能會干擾睡眠。另外，越晚你的細胞會對胰島素越不敏感，所以接近睡前時間進食，會造成血糖一整晚都維持在上升狀態。

較低血糖

「我每天採取生酮飲食，並且斷食16-20小時。我已經減掉超過50磅，也把我的糖化血色素（A1C）數值在4個月內從8.6降到5.7。我不需要什麼研究告訴我這方法行得通（對了，我今年66歲）。」

——雷蒙

一天一餐斷食法（OMAD）

OMAD是「一天一餐」（one meal a day）的縮寫。而這一餐一般會耗費1小時吃完，所以一天一餐也可以想成斷食23小時，或是23:1斷食法。這是限時飲食法當中，最極端的斷食法。

如何執行

一天吃一餐的概念很好懂。這唯一的一餐可以耗時一個小時，也可以想成一個不限制熱量或巨量營養素攝取的大餐。雖說如此，這並不是在鼓勵藉此狂塞加工過的精緻澱粉下肚。事實上，如果要吃健康的原型食物，又要吃到身體對於卡路里的需求，確實很有挑戰。這個結果可以是正面的，也可以是負面的。正面的影響是：一天限制攝取一餐會自然造成熱量赤字，因此能促進減重。但是進行低熱量飲食連續太多天，一般會降低靜止代謝率（resting metabolic rate），長期而言會讓人更難控制體重。這個負面結果曾在一項著名研究中展示過：《超級減肥王》這個節目的參賽者，在節目結束後多年，仍飽受代謝方面的困擾。在比賽當中，參賽者大幅減少熱量攝取，並透過運動提升熱量消耗。長期的熱量赤字導致體重迅速下降。不幸的是這也造成他們的代謝率下降到低熱量攝取的程度。[3]換句話說，由於攝取的熱量低，他們的身體適應這新狀態的辦法就是少消耗熱量，因此減掉的體重很容易再次回來。

限時飲食法的相關研究當中，很少有提及一天一餐、在一個小時內吃完所有熱量的這種模式，所以在研究證據不足的情況下，我們只能推測這方法的好壞。因爲對於長期熱量限制的研究有限、且有擔憂，若要進行一天一餐斷食法，最好想像成是在給自己的新陳代謝丟一顆變化球，來避免代謝情況停滯不前，而不是把這個當作一種日常模式。

一天一餐斷食法 (OMAD)

一天一餐斷食法把你一天進食的時間集中在一小時之內，也成為最極端的斷食法，你可以選擇一天的任何時刻吃這一餐。

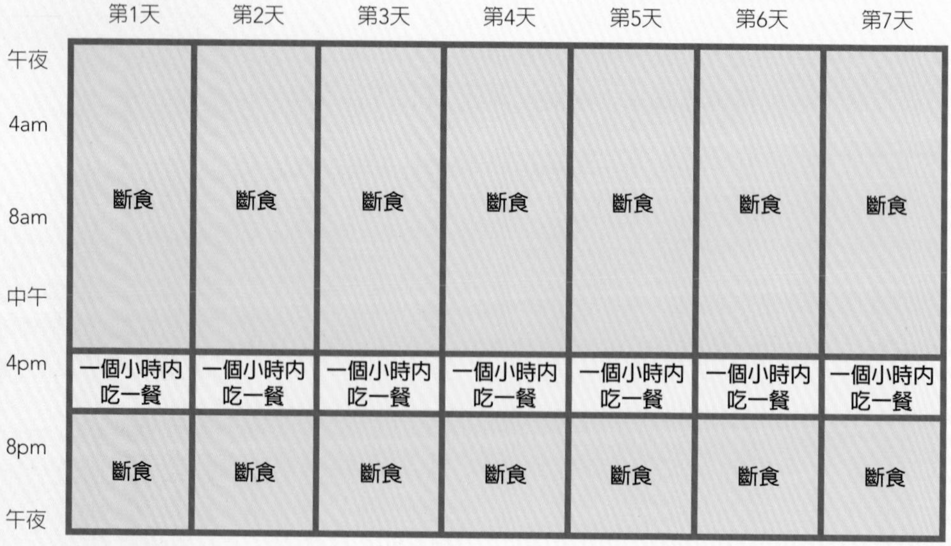

	第1天	第2天	第3天	第4天	第5天	第6天	第7天
午夜–4pm	斷食	斷食	斷食	斷食	斷食	斷食	斷食
4pm	一個小時內吃一餐	一個小時內吃一餐	一個小時內吃一餐	一個小時內吃一餐	一個小時內吃一餐	一個小時內吃一餐	一個小時內吃一餐
8pm–午夜	斷食	斷食	斷食	斷食	斷食	斷食	斷食

時間軸：午夜、4am、8am、中午、4pm、8pm、午夜

優點：在一週當中加入一天一餐斷食法，可能幫助你突破減重撞牆期。如果你需要旅行，或是某一天特別忙碌，一天一餐斷食法讓準備食物與進食的時間減少，生活會變得簡單一些。

缺點：讓進食區間縮短至一天一小時，很難讓你吃到一天所需、才能避免代謝率下降的全部熱量。如果經常採取這個策略，想要得到最好的效果，最好是仔細觀察體脂率，確保自己減掉的是脂肪而不是肌肉。

誰適合這種斷食法？如果你卡在減重撞牆期，想要挑戰一下，或是因爲旅行、吃東西的時間不多，一天一餐斷食法值得試試看。

提示：許多人覺得一天吃一餐感覺不錯，但不是每個人都這樣。飢餓感以及輕微的疲倦感是在實行一天一餐斷食法時可以預期到的後果，如果覺得特別疲憊、頭暈目眩、噁心或有任何不舒服，就應該立即停止。

感到自在

「我是採取一天一餐斷食法。現在脹氣都消失了、褲子也變鬆很多，感覺也比較好。體重計是我的心頭大患，所以斷食期間我只看自己的外在變化，還有自己的感覺，因為我的目標是變健康，還有讓自己感到自在。我對此抱有很大的希望，而且這對我不難，因為我本來就會跳過早餐，現在只要再跳過午餐，所以也不算是多大的改變。」

——瑪姬 M

隔日斷食法（ADF）

如你所想的，隔日斷食法就是斷食日與非斷食日不斷交替。其中有兩種版本，我分別稱爲「完全版」與「改良版」。完全隔日斷食法會要求你，每隔一天就完全禁止攝取任何有卡路里的食物。改良版的則是在斷食日容許你攝取大約500大卡。

如何執行

執行完全隔日斷食法，意思就是斷食日不能攝取任何卡路里。例如，你可能星期一晚餐吃完後，星期二避免吃東西，然後星期三才開始吃東西。在斷食期間，你可以攝取無熱量的飲料，像是水、咖啡和茶。在進食區間裡，吃到自己感到滿足的程度。克莉絲塔．瓦拉迪博士（Dr. Krista Varady）是隔日斷食法的領先研究員之一。她發現如果在斷食日調整成攝取身體所需熱量的20-25%（一般簡化成500大卡左右），能提升實行者堅持的意願，同時不會犧牲掉健康與減重的益處。斷食日的500大卡額度，可以是一餐或一餐輕食加一些點心。非斷食日就像是大餐日，意思是只要能滿足飢餓感，吃多少食物都可以。

兩個版本之下，非斷食日的熱量攝取與飲食選擇都沒有限制。我能理解這個概念的吸引力，但要小心這種一下吃、一下不吃的模式，可能會導致暴飲暴食。雖然研究顯示，進行隔日斷食法的參與者，在非斷食日通常會吃得比平常多，但是他們攝取的總熱量也不足以彌補斷食日省去的熱量。[4, 5]因此固定採取隔日斷食法而出現的減重效果，一部分是因爲時間久了，熱量攝取自然有降低。

優點：隔日斷食法是最被廣泛研究的斷食法之一。兩種斷食方式都對健康與減重有正面效果。[6,7]許多人發現自己比較容易遵循隔日斷食法，而不是每天限制熱量攝取的傳統節食方式。[4, 5]

缺點：如果執行完全版的隔日斷食法，一整天完全不吃東西，有可能造成肌肉流失。[8]（幸好，改良版的似乎能預防肌肉流失。[7]）兩種版本都需要自律，斷食日的飢餓感可能也會是問題。請記住這方面的研究，以及不同形式的隔日斷食法，都是進行超過幾週、幾個月的結果，持之以恆才能出現最好的效果。

隔日斷食法

斷食日可以是完全斷食、不攝取任何熱量，或是調整成可以攝取500大卡。一週的時間表可以像這樣。

第1天	第2天	第3天	第4天	第5天	第6天	第7天
正常飲食	完全斷食 或 吃500大卡	正常飲食	完全斷食 或 吃500大卡	正常飲食	完全斷食 或 吃500大卡	正常飲食

誰適合這種斷食法？有些人希望突破減重撞牆期，或是引導頑固的新陳代謝開始燃燒脂肪時，可能就是需要隔日斷食法助他一臂之力。改良版的斷食法可能對希望加速效果，但又知道斷食日還能吃一點東西、非斷食日能吃到飽的人很有吸引力。

提示：每隔一天你就能自由地想吃什麼就吃什麼。這個想法一定會讓人產生幻想，讓人以為可以無止盡地享受各式各樣的美食。但是，如果你把這種斷食法當作可以毫無顧忌地大吃大喝，可能會造成健康上的危害，讓你比較無法享受斷食的過程。經常吃速食和營養價值低廉的加工點心，可能導致血糖不穩、嘴饞。如果你對隔日斷食法有興趣，選擇原形、未經加工的食物，會讓你得到最佳的健康與減重成果。

斷食時的鮮奶油咖啡

「我今年63歲，過去這六個月憑著生酮飲食與間歇性斷食已經瘦了85磅以上。我一、三、五會進行36小時的斷食。我很喜歡在咖啡裡加鮮奶油，但會在斷食日避免這麼做。」

——艾倫 R

5:2輕斷食

一週斷食2天——這就是5:2輕斷食的基本概念。這個隔日斷食法的變化版是由麥克·莫斯里醫師（Dr. Michael Mosley）提倡而知名度大開，又稱為《奇效5:2輕斷食》（The Fast Diet）。這套斷食法的做法是一週兩天限制熱量攝取，另外五天則正常飲食。

如何執行

採取這種斷食時，可以自己決定哪幾天斷食，但不應該是連續的日子。所以，你可以選擇週一、週四斷食，但不可以週一和週二都斷食。就像改良版隔日斷食法，你可以在斷食日攝取500大卡，有一些書則是說男性可以攝取600大卡。這些斷食日可攝取的卡路里，可以在一餐內吃完，或是分成幾個小份量的餐食。

5:2輕斷食

隔日斷食法的變化版，一週斷食2天。一週的時間表可以像這樣。斷食日不能選擇連續2天。

第1天	第2天	第3天	第4天	第5天	第6天	第7天
正常飲食	吃500-600大卡	正常飲食	正常飲食	吃500-600大卡	正常飲食	正常飲食

如同其它類型的隔日斷食法，5:2輕斷食對減重是有效果的。這可能是因爲一週的熱量攝取自然減少了。一項爲期6個月的研究比較了兩組體重過重的女性。其中一組採取傳統的低熱量飲食，每天熱量攝取減少25%。另一組則採取5:2輕斷食飲食，一週2天大幅限制熱量攝取、另外5天則正常飲食。研究最後分析顯示，兩個試驗組雖然飲食模式不同，但攝取的熱量與巨量營養素則是差不多的。[9]這樣的結果顯示，隔日斷食法並不會造成大家以爲會發生的暴飲暴食。

優點：跟其它隔日斷食法不同，5:2輕斷食只有一週兩天限制熱量攝取，而不是每天都有限制。雖然還是要努力，這個方法的限制最少，因此對於隔日斷食法有興趣的人來說，也是最容易的入門方式。

缺點：和所有極端限制熱量的飲食一樣，你可能會經歷一些副作用，像是煩躁感、飢餓感或難以入睡。加上5天的「正常」飲食可能對一些人來說，容易變成食髓知味、一發不可收拾。人類本性就是會想要努力過後犒賞自己，所以容易演變成在非斷食日吃比平常還多的垃圾食物。

誰適合這種斷食法？無論你是斷食新手，還是有經驗但想要尋求一點變化的人，5:2輕斷食法都值得一試。不像其它隔日斷食法已經內建好飲食結構，5:2輕斷食能讓你選擇斷食的日子。可以自由安排低熱量日子，對於社交活動忙碌的人來說，是很有吸引力的策略。

提示：雖然斷食日容許攝取500大卡，飢餓感仍是採取這種斷食法的人要面對的現實。不過，實行這套飲食模式越久，飢餓感的程度可能會降低。有一項研究發現，參與者在第一週的斷食感受到飢餓感增加，但第二週以後飢餓程度減少了，直到研究結束前也維持在低飢餓感的狀態。[5]

5:2輕斷食的規劃

「我進行間歇性斷食超過2年，通常會在工作日進行一天一餐斷食法。近期稍微開始進行5:2輕斷食，以及完全隔日斷食法來突破減重撞牆期，而且我還滿享受這過程的。這是很容易遵循的斷食法（尤其如果先規劃好一天行程、工作行程等等）。有些人可能一開始會需要在斷食日攝取那500大卡，但對我來說，直接不吃，只喝氣泡水、咖啡或茶反而比較容易。」

——湯尼 O

延長斷食法

每個人對延長或長時間斷食法的定義都不同。我的定義是超過一天就算延長斷食。長期斷食有可能的優點，像是持續減重、促進自體吞噬，也能穩定血糖和胰島素分泌量，但也伴隨著一些風險。這些風險包括、但不僅限於肌肉流失以及代謝率下降。如果你在考慮延長斷食超過一天，開始之前，你必須衡量風險與優點以及諮詢醫師。

如何執行

由於延長斷食會超過一天，很容易算入一晚以上的睡眠時間，所以總斷食時間可能是36小時、48小時，甚至更久。

- **斷食36小時：**若要進行這種斷食，你可以在第一天晚上7點後停止吃東西，第二天完全不吃，到第三天早上7點以後再恢復進食。
- **斷食48小時：**若要進行這種斷食，你可以在第一天晚上7點後停止吃東西，第二天完全不吃，到了第三天晚上7點以後再恢復進食。
- **多日斷食：**這種斷食是指連續、多日不攝取任何熱量。實際斷食長度沒有一定，但一般來說會在3到7天以內。

除了斷食36小時非常類似之前提到的完全隔日斷食法，其它延長斷食法一般都是間隔很久、定期實施的（像是一個月一到兩次），而不是每週都進行。

若要採取眞正延長斷食法，除了水以外什麼都不能攝取。不過無熱量飲料像是無糖咖啡、茶或碳酸飲料（氣泡水或蘇打水），可以幫你渡過斷食期，同時還有些健康益處。

從動物研究上有些證據顯示，斷食期攝取咖啡能促進自體吞噬。[10, 11]某些碳酸飲料有含鹽分以及一些必要礦物質，這些都是延長斷食時，身體可能會流失的成分。

連續幾天不吃東西，會讓消化系統經歷長時間的休息。如果可以在結束斷食時緩慢地重新恢復飲食，身體會比較舒服。我會在之後的章節裡更詳細討論結束斷食時應該吃什麼，但現在先想像是一些低熱量的流質食物，例如大骨高湯。

如果斷食一週以上，或是在營養不足的情況下進入延長斷食，恢復飲食時更需要小心，才能避免可能危及性命的情況，稱爲「再餵食症候群」（refeeding syndrome）。[12]雖然這種症候群很少

延長斷食法

持續超過一天的延長斷食，最好是在有醫療人員監控下進行。

第1天	第2天	第3天	第4天	第5天	第6天	第7天
正常飲食	斷食	斷食	斷食	正常飲食	正常飲食	正常飲食

見，但會造成身體裡體液、維生素與礦物質致命性的不平衡，因此必須再次強調，需要在醫療人員監督之下才能進行延長斷食。

優點：在醫療人員監控下，延長斷食可能對於有肥胖相關健康問題的人是有益的。延長斷食法讓胰島素分泌量保持在低量，可能就能幫助克服血糖失調的症狀。

缺點：連續幾天不吃東西，可能會干擾全家用餐、社交場合。延長斷食必須要有人監控，尤其如果你還在服用會受飲食影響的藥物時。例如，如果你爲了糖尿病在固定服用胰島素，但是沒有在進食，你的糖尿病藥物必須在斷食第一天就調整劑量。某些其它藥物可能需要配食物一起服用，才能吸收較好或避免肚子不舒服。

突破撞牆期

「減掉50磅之後，我採取間歇性斷食已經卡住了。所以我決定進行斷食36小時，然後碰——體重計就有了變化。我們的身體真的會調適，對吧？所以在我遇上下一個撞牆期之前，我會維持16:8間歇性斷食法。它很適合我的生活，也能很快樂地一週瘦一磅。」

——艾琳 V

誰適合這種斷食法？對於受到醫療監控的疾病，例如肥胖症、糖尿病、心血管疾病與癌症，延長斷食是最有優勢的作法。

提示：延長斷食期間並未禁止運動，但應該會很難進行激烈運動，表現也會不如預期。想透過激烈運動強迫身體減重可能會失敗，結果造成肌肉被分解，或是飢餓感上升。

踏出下一步

從12小時的隔夜斷食，到歷時多日的延長斷食法，其中有很多種斷食方法可以選擇。在本章裡，應該有些策略有吸引到你，但究竟哪一個才適合你呢？在下一章，我們會把你的生活方式、工作時間表與目標加進來考量，在間歇性斷食世界裡，找出最適合你走的路。現在就是跳進來的時候囉！

5

制定目標 ＋
決定斷食方法

- **我們都是獨一無二的！**你可以選擇適合自己以及自己生活方式的斷食時間表。
- **根據自己的目標與需求，可以微調自己的斷食模式**。無論是想要增加肌肉、減重、恢復健康，還是在繁忙的生活裡保持健康，一定有一種斷食方法能幫助到你。

想要讓健康與體重回歸正軌，斷食是非常好的一種工具。經過一些不同的嘗試，你能找到最適合你的方法。開始斷食之前，要把身體想像成是你的朋友與隊友。你能幫助朋友的話，朋友也會幫助你。當你讓身體免除消化食物的繁重工作時，你是在釋放原本的能量與資源，幫助身體進行別的機能。做爲反饋，身體會更健康、更能控制體重。

制定目標

你有想過透過間歇性斷食要達成的目標是什麼嗎？減重是你的首要任務嗎？想回復失去的健康，還是隨著年紀漸長，促進身體的健康狀態？你想要更有活力或是讓思緒更清晰？

在間歇性斷食當中，並不是每一個人都適用同一種方法。你覺得適合你的方法，是根據許多不同的因素；有一些是你能掌控的，包括你對於此事的熱忱，以及想要看到結果的決心，但有一些是你無法掌控的。你無法掌控的因素包括性別、年齡、現有的代謝方面問題、家庭需求與工作時間的限制。在決定哪一種斷食方法適合自己時，這些因素都會影響決策。例如，年輕的成人若是希望變瘦，同時也要保持肌肉組織，就會發現在斷食期間運動的效果最好。生育年齡的女性則是應該採取比較不極端的斷食模式，才能避免改變月經週期。因爲年紀漸長、荷爾蒙問題，或是長期過重、飲食營養不均衡，而導致新陳代謝較緩慢的人，可能會發覺努力堅持每日斷食的模式，才能獲得期望的效果。家庭生活忙碌或工作時間長的人，可能需要更有彈性、可以調整的斷食時間表。

無論你的目標是什麼，無論有哪些因素造就你的獨特生活方式，斷食是非常實用的工具。但讓我們來直視此時最大的問題：恐懼。萬一你覺得自己無法斷食怎麼辦？我敢保證，不只有你有這樣的顧慮。在這個階段感到某程度的焦慮是很常見的。不過，我也向你保證，採取行動之後，你的恐懼也會隨之消逝。讓我來幫助你起步，並提供一些適用在你的獨特生活的個別策略。

慢慢開始

「我一開始是用12:12斷食法，因為光是這麼久不進食就是一項挑戰了。我以前晚上特別愛吃零食。一開始採取的改變是睡前3小時不吃東西——光是這件事就是一種成就了。持續下來，我現在能輕鬆堅持16:8斷食法，以前都會覺得自己不可能辦到。」

——蘿爾娜 H

基礎策略

如果你對於開始斷食充滿熱忱，而且健康狀態良好，直接開始進行比較長時間的限制飲食時間表、隔日斷食法，甚至直接開始一整天斷食都是沒有問題的。不過，要記得你的身體可能一開始會感到不情願，因此會引來飢餓感、疲憊感，精神上也有些不對勁。你的身體喜歡它已經習慣的日常模式。起床後，上廁所、沖澡，再泡一杯咖啡，這整套流程中，你的身體一直處於自動導航模式。*沒錯，它就是覺得，今天跟每一天一樣正常！接著就是吃早餐了——太棒了，來吧！*

結果今天的計畫有些不一樣。今天，你決定跳過早餐，第一餐改成中午才吃。你的身體不會陷入危險。它平常儲存能量，就是爲了這種時刻。但是改變日常模式，會讓身體進入警戒模式。它原本都想好今天是正常的一天，所以持續以導航模式運作中。因爲你不符合它的預期，它決定從你空蕩蕩的胃裡，分泌飢餓素(ghrelin)，一種飢餓荷爾蒙來提醒你一下。飢餓素會傳達訊息給你的大腦，告知它你有一段時間沒有進食了，所以現在把飢餓感調高比較好。「這傢伙忘了吃早餐。讓我們來提醒它該吃東西囉。」如果你堅持下去，你會繼續讓身體感到困惑。它原本預期今天早上會得到能源，但是沒有食物要處理，它只好被迫利用儲存好的能量。身體沒有預期到要進行這件事情，所以活力降低，一整個早上都在掙扎是要嘴饞吃一顆甜甜圈，還是捲曲成球狀，小睡一下？如果你繼續採取間歇性斷食，你的身體會接受新的模式。剛開始斷食時所感受到的飢餓感，時不時會拍拍你的肩膀，希望吸引你的注意力，但很快就會自然消失，取而代之的是你會感覺很有活力、思緒也會變得敏捷。

初學者的日曆

你可以按照自己的步調調整斷食區間，但如果你喜歡按照計劃行事，你可以參考這個計畫表：

* **第1週**：每天斷食12小時（例如：晚上7點到早上7點）
* **第2週**：平日每天斷食14小時，週末每天斷食12小時
* **第3週**：平日每天斷食16小時，週末每天斷食14小時
* **第4週**：整週每天斷食16小時

在變成斷食愛好者之前，如果想要避免感到任何不適，就從斷食12小時開始。

向眾人宣告晚餐後結束進食，並將早餐延遲到12小時過後，你的身體與心理都能保持平靜。肚子可能會感受到一絲絲的飢餓，但不會引發嘴饞警報，讓你感覺一切要失控了。持續堅持下去，身體會很快適應，讓你能夠把斷食區間無痛延長到14小時、16小時。在斷食期間，

你會驚訝地發現自己變得很有效率、感覺充滿活力，而且血糖值趨於穩定、體重開始減少時，你就能感受到斷食帶來的黏著度因素法則。

朝著不同目標邁開步伐

許多人採取標準的斷食策略，像是16:8斷食法和隔日斷食法，都能獲得很好的效果。如果你的主要目標是支持已經很健康的生活型態，應該會對這些斷食方法感到滿意。但如果你有其它目標，或是平常的行程難以預料，就應該微調斷食方式。間歇性斷食的理論與實踐會在此交融。關於要用特定的斷食方法，治療特定的健康問題，這類的研究通常是有限的。但是我們能從目前有的研究結果，加上一點常識、臨床表現與軼聞資料，微調自己要採取的策略。我們來看看有哪些常見目標，能幫助你決定該走的路。

增加肌肉用的斷食時間表

增肌減脂是許多人夢寐以求的結果。這種身體組成，是透過持續的努力，以及正確的斷食、運動與營養攝取而達成的。仔細想想的話，你是在要求身體「拆東牆（脂肪）、補西牆（肌肉）」。

令人驚訝的是，斷食可以同時促進這兩個過程。透過減少熱量攝取，以及降低血液裡的胰島素，就能鼓勵身體減少脂肪。斷食也會刺激生長激素（GH）的

哪一種斷食時間表適合你？

每個人都不一樣！你要找到適合你、也適合你的生活模式的斷食時間表。

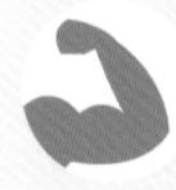

想要增加肌肉嗎？

16：8斷食法搭配高強度運動與適當的蛋白質攝取。

你是20到40幾歲的女性嗎？

採取短時間的斷食法（如14-16小時），或是改良版的隔日斷食法。

新陳代謝還在頑強抵抗？

平時採取16:8斷食法，偶爾加上一天一餐斷食法。

生活過於忙碌？

配合自己的時間表跳過幾餐也可以。

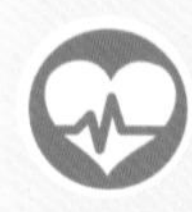

想要改善整體健康？

在醫生的監控下，定期實施限時飲食法，並且每天在下午5點過後停止進食。

產生，促使成人的肌肉量增加。但如同P.47-49所述，超過某一個臨界點後，斷食可能會造成肌肉流失。雖然很難確定何時會發生，但能確定的是斷食超過一天，會增加肌肉分解的可能性。

關於斷食如何影響身體組成的有限研究當中，一般是用16:8斷食法爲基礎。男性與女性運動員利用這個斷食法，搭配高強度負重訓練，他們成功維持或增加了肌肉組織。[1, 2]不過，有趣的是，這些研究參與者是在進食區間運動，運動過後也立刻補充乳清蛋白飲料。

如果你在斷食期間才有空運動，很難說能不能得到相同效果。但是我能提供我自己的經驗給大家參考。我希望驗證能否在斷食情況下增加肌肉，因此採用一套爲期12週的運動計畫，計畫裡包含每週3天進行中度至強度重量訓練，以及3天高強度間歇訓練（HIIT）。（高強度間歇訓練是一種有氧運動，運動期間會不斷改變運動速度與強度。）我每天早上醒來都是空腹狀態，最後還是增加了4磅的肌肉組織。以52歲的女人來說，效果還不錯吧！我沒有跟研究受試者一樣喝乳清蛋白，但我運動之前有攝取肌酸（creatine），一種支持肌肉的營養補充品，運動完也會立刻補充左旋肉鹼（L-carnitine），一種燃脂補給品。這些營養補充品有干擾我的斷食狀態嗎？可能有。但是我覺得它們幫助我達成增肌減脂的目標，所以在我看來，這種暫時中斷斷食狀態的情況是利大於弊。

變瘦

在斷食狀態下進行有氧運動

斷食時間	重複斷食
16 小時	每天

開始	星期一	7:00pm
結束	星期二	11:00am

在斷食狀態下進行有氧運動能促進燃脂、肌肉的葡萄糖攝取與消耗，也能改善胰島素敏感度。

營養考量：支持肌肉增長需要攝取蛋白質。蛋白質跟碳水化合物和脂肪不同，並不會被身體儲藏起來等待需要的時候釋放。所以要增加肌肉，就要攝取符合身體所需的足量蛋白質。運動訓練時到底需要攝取多少蛋白質，還是一個有爭議的話題，也會根據運動強度有所不同。在下一章，你會學到總熱量的15-25%是來自蛋白質的話，對大部分人來說就足夠了。如果你的運動強度很高，在這區間裡維持比較高或是更高的蛋白質攝取量，會得到比較好的效果。你可以透過攝取高蛋白質食物，或補充富含蛋白質的營養補充品，像是乳清蛋白或支鏈胺基酸(BCAAs)，以達到足夠的攝取量。

每週增肌訓練時間表

每天實施16:8斷食法。運動時間多變化，得到的效果最好。阻力訓練與有氧運動不斷交替，就能增加肌肉、燃燒脂肪。

第1天	第2天	第3天	第4天	第5天	第6天	第7天
在斷食期間或進食期間進行重量訓練	在斷食期間進行有氧運動或高強度間歇訓練	在斷食期間或進食期間進行重量訓練	在斷食期間進行有氧運動或高強度間歇訓練	在斷食期間或進食期間進行重量訓練	在斷食期間進行有氧運動或高強度間歇訓練	休息

年輕女性的斷食時程表

女性在生育年齡（20-40幾歲）可能會把目標放在獲得精瘦的身材與低體脂比例（低到能看到腹肌的程度！）。

貝琪博士主義

提供身體所需，它就會回饋你想要的。

但是，她的身體可能目標和她不同。對她的身體來說，這個時期最好確保營養需求都被滿足了。爲了要這麼做，身體會引發一些荷爾蒙變化，在一個月不同時機，刺激出飢餓感與嘴饞的感覺，來確保她有攝取適當的營養素。那她該怎麼辦？雖然每個月的荷爾蒙變化是一大挑戰，這個時期最好是配合，而非對抗。只要注重營養攝取以及限時飲食，女性能滿足身體所需，同時得到她想要的身材。

無論如何都必須配合身體的需求，這感覺很令人沮喪。但這跟延長斷食法的概念雷同，雖然很有挑戰，但最終能讓生活簡化又有效果。不過，斷食超過一天，可能會擾亂月經週期，無意間造成生殖健康方面的傷害。最好的策略是採取短期斷食，期間穿插營養豐富飲食的進食區間。短期斷食方式包括一天12-16小時斷食，或是改良版的隔日斷食法。

要對自己保持彈性。一個月當中，根據自己的感覺，遵循不同的斷食方式。如果飢餓感提升，一、兩天只斷食12小時就夠了。如果飢餓感不高，連續幾天每日斷食16小時或許就很輕鬆、享受又有效。最終，傾聽身體是最重要的，找到一種方式是既能達成你的目標又不會有負面後果，像是擾亂月經週期、飢餓感過於強烈、情緒起伏大、頭痛、精神混亂或活力減少。

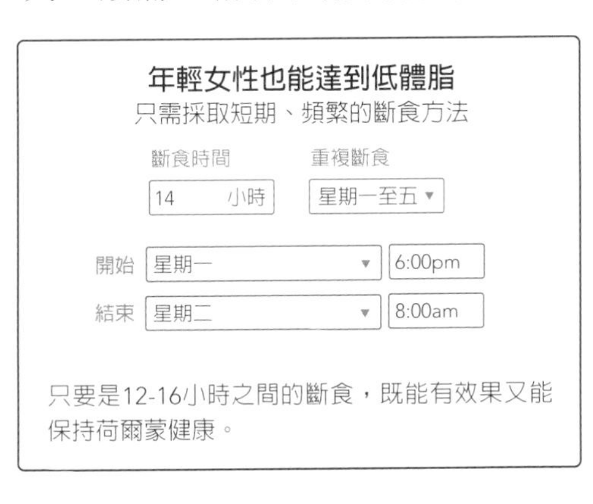

營養考量：無論最後選擇什麼斷食方式，在進食區間吃得好、熱量不要攝取太少，反而是更重要的事。減少糖分與精緻穀物則有加乘效果。但是每個月荷爾蒙的起起伏伏，可能讓人很難遠離這些誘人的點心。你可以透過一種吃東西的方式，穩定血糖又能減少嘴饞。在下一章你會學到，不同的食物帶給血糖的影響都不相同。在飲食中添加健康油脂，減少精緻碳水化合物，就能穩定血糖，以及避免糖分驟降時出現餓得發慌、必須立刻吃東西的感覺。請考慮每天吃一份沙拉。沙拉裡卡路里低、營養密度高的蔬菜，份量充足又能延緩消化。沙拉上也能放一些高品質的高脂肪食材，像是鮭魚、水煮蛋、乳酪、酪梨、堅果與種籽。這些油脂讓這一餐更享受，也能更加穩定血糖、控制嘴饞與飢餓感。

頑固新陳代謝的斷食時程表

有些人的新陳代謝更需要有人推一把才會開始消耗脂肪。遺傳、慢性病、年紀大都是可能造成減重困擾的因素。斷食能助你一臂之力，但是需要很有條理的策略，加上偶爾來一些變化球。我們的身體是適應力非常強的機器，無論這變化是好是壞，身體遇到什麼狀況都能應付。例如，如果你有做重量訓練，身體會增加肌肉來承受壓力。如果低卡路里飲食吃太久，身體的適應方式就是降低它需要的熱量。它甚至能適應垃圾食物飲食，這就是爲什麼在戒糖的時候，一開始會覺得不舒服，之後才會覺得好多了。如果你的減重速度很慢，你的身體很有可能找到讓它感到舒適的穩定狀態。斷食能打斷身體平常的秩序感，強迫它使用不同的機能，或許就是你在減重時所需要的方法。

斷食能促進新陳代謝，因爲斷食會讓身體產生更多新陳代謝的調節因子，像是正腎上腺素（norepinephrine）與生長激素，並且提升菸醯胺腺嘌呤二核苷酸（NAD+），一種在細胞裡製造能源用的重要成分。[3]斷食也能讓你的新陳代謝更有彈性，幫助身體從燃燒糖分，轉換成燃燒脂肪作爲能量。這種彈性會出現，是因爲斷食阻礙身體獲得易取得的能源（糖分），強迫它製造能有效率地燃燒脂肪所需要的酵素與途徑。換句話說，斷食是一種給身體的壓力，但這是一種正向的壓力，能創造出期望的結果。如果減重速度緩慢，或是遇到減重瓶頸，向身體投幾顆變化球，一週實施幾次較長時間的斷食方式，或許就有幫助。例如努力讓自己適應斷食，到一週每天採取16小時斷食法都沒有問題，然後選一天把進食區間再度縮短到4小時，或是試著一天只吃一餐。究竟爲何這麼做會有效，相關的研究並不多，但是有無數的人分享個人故事，告訴我們：單單只是偶爾加長斷食區間，就能有效挪動體重計上的數字。

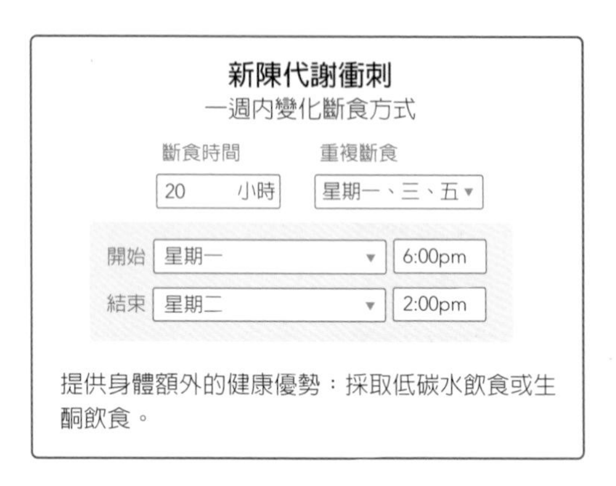

400
300
200
100
碳水化合物（公克）
一般高碳水化合物飲食（約250公克）
低碳水化合物飲食（50-125公克）
生酮飲食（<50公克）

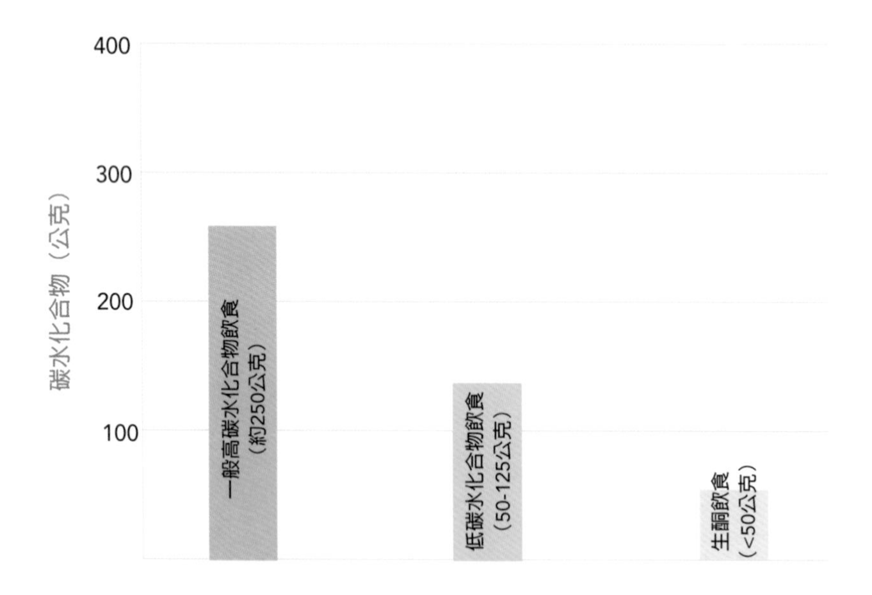

碳水化合物攝取量

與斷食效果類似，低碳水或超低碳水（生酮）飲食，透過維持低的胰島素分泌量，能促進減脂。如果新陳代謝很頑固，可能間歇性斷食搭配低碳水飲食或生酮飲食，對減重會有幫助。

營養考量：給頑強的新陳代謝再一記重擊的方法，就是將整天攝取的整體熱量再降低。讓胰島素這個囤積脂肪的荷爾蒙飆升的罪魁禍首就是碳水化合物。一般人每幾個小時吃一份餐點或點心，整天下來平均會吃250公克或以上的碳水化合物。不間斷的進食機會，會讓胰島素分泌量保持在高水準，並且讓新陳代謝鎖定在囤積脂肪模式。與斷食效果一樣，低碳水飲食會干擾這樣的循環，讓胰島素分泌量有時間降低。胰島素降低時，儲存在脂肪細胞的脂肪酸會被釋出，被身體當作能源燃燒。每個人的新陳代謝都不同，但大部分的人會發覺將碳水化合物的攝取量減半，更容易減重。主要攝取自然形態的碳水化合物，而不是精緻過的，也會有幫助。換句話說，你應該攝取的碳水化合物，應該是類似於它原先生長的植物。所以要吃蔬菜，不是蔬菜脆片；吃水果，而不是水果風味的軟糖。你會在第六章學會如何選擇健康的低碳水食物。

適合家庭與工作皆忙碌的斷食時程表

說實話吧——生活有時就是很混亂。如果家裡有小孩，工作忙碌，或個人日程表有各種任務要完成的話，這種步調慌亂的生活其實是常態。如果這就是你的生活，選擇斷食方法時能保持彈性應該是你最主要的條件。幸好，斷食還是對你有幫助，即便一週當中實施不同的斷食方法，或只是在方便的時候跳過正餐。舉例而言，你可能會發現週一到週五在接送小孩、趕著出門去工作時，直接跳過早餐很容易，所以平日能很輕鬆實施16:8斷食法，週末行程較鬆散就比較能正常飲食。你的工作時程表可能會出現很多挑戰，像是從早餐時段的晨會，到一路開到深夜的會議。如果工時不定，斷食時間就會不固定。雖然有證據顯示一天當中早一點進食，並且在睡前3小時就開始斷食是最理想的，但只要把進食區間縮短，無論何時，都還是能有益處的。

輪班制工作也是一樣。雖然在身體比較想睡的時候工作，或是在日班與夜班工作之間不斷交替，有明顯的劣勢與健康疑慮，但根據斷食研究人員薩辛・潘達博士（Dr. Satchin Panda）的說法，縮短進食區間本身就對身體有益。實驗室老鼠在平常睡覺時間被迫醒著並且被餵食，最後還是因為限時飲食法獲得益處。潘達博士認為，只要輪班工作者有得到充足的睡眠，這個發現也可以適用在他們身上。[4]換句話說，即使進食區間的時段不甚理想，在較短的進食區間吃東西，還是比整天在吃東西來得好。

小知識：汽水與肝臟

脂肪肝，更精確的名字是非酒精性脂肪肝疾病（NAFLD），從這名字就能猜想發生什麼事了。這就是不是因為喝酒，但是仍有脂肪堆積在肝臟裡。這是在西方社會裡最常見的肝臟疾病，受到不良飲食習慣嚴重影響，特別是喝汽水這件事。

脂肪肝的形成是當肝臟透過一個叫做「脂質新生」（de novo lipogenesis）的過程，從食物攝取營養素變成脂肪。在這個過程當中，你吃的東西裡，只要不是脂肪的，都會被肝臟拿來製作成脂肪。很奇妙，對吧？我們的邏輯是吃太多油脂，會讓肝臟將多餘脂肪儲存起來。但是相反的，脂肪生成（lipogenesis）其實是受到飲食中的糖分，尤其是果糖所影響。標準美國飲食當中的果糖，主要來源就是高果糖玉米糖漿，一般汽水裡就能找到。所以喝很多汽水的小孩與大人，有很高風險會發展出脂肪肝。

脂肪肝就是效率低落的肝臟。肝臟是身體的排毒器官，對有效運作的新陳代謝極為重要。脂肪肝形成的初期階段還是能透過矯正飲食與生活方式而獲得改善。如果未及早發現，脂肪肝可能會演變成非酒精性脂肪肝炎（NASH），而這可能導致肝臟瘢痕（liver scarring）或肝硬化（cirrhosis）。重點整理：如果從飲食中戒掉含糖或含有高果糖玉米糖漿的汽水和飲料，你的肝臟會比較快樂，而且更願意幫助你朝著你的目標前進。

在工作與生活行程中保持最佳狀態
在適合的時間進行斷食

斷食時間	重複斷食
16 小時	任何一天 ▾

開始	星期一 ▾	6:30pm
結束	星期二 ▾	10:30am

太忙的時候就跳過一餐。

營養考量：因爲生活太忙碌，要從全觀的角度看待營養，並且先解決較大的問題。這包括了戒掉含糖飲料，用健康零食代替不健康的，同時找到營養豐富又能快速上桌的料理。

最能夠改善健康、幫助減重的行爲，就是戒掉汽水與能量飲料。身體能快速吸收的含糖飲料會造成血糖與胰島素飆高，促使體重增加、身體發炎以及疾病風險增加。無糖汽水與無糖能量飲料也不是健康的替代品，所以也應該避免攝取。不過，如果它們能幫助你戒掉吃糖的習慣，可以暫時當作戒掉糖癮的墊腳石。

那些抓了就走的零食選擇，也能輕鬆改善。例如，在背包裡或車上放一大袋生杏仁，既能久放，又富含健康的油脂和蛋白質，比販賣機的洋芋片好多了。如果你讓自己太餓，就會受到巧克力棒和烘焙食品的召喚，所以最好在工作場所和家裡冰箱裡準備更健康的選擇，像是切好的蔬菜、提前切片的乳酪與水煮蛋。

生活忙碌的人還有另一個挑戰，就是要找到快速又簡單的晚餐選擇。雖然很容易禁不住誘惑，直接開進得來速、點披薩外賣，或是撕開一盒快速又簡單的芝士通心粉，用這些營養價值低的食物填飽肚子，可能完全抵消透過斷食獲得的好處。想要快速上菜，其實有很多方法。例如，超市就有品項豐富的沙拉吧、買回家就能吃的烤雞，還有許多熟食肉類（只是要避免有裹粉的商品）。再炒或煎一顆蛋就是快速又美味的晚餐，一定要去買素食餐點的話，可以選擇現成的沙拉。身體會感謝你提供豐富的營養，並幫助你往自己的目標繼續前進。

揮別飢餓感

「我一開始就採取16:8斷食法。我很驚訝這麼久不進食其實很容易。我現在會更頻繁進行，一週約5、6天。我有進行過36小時斷食法幾次。感覺進行得越久，飢餓的感覺反而越少。」

——雪蘿 W

恢復健康的斷食時間表

你是否把斷食視爲恢復健康的一種方法？據我們所知，斷食除了減重以外還有諸多好處，包括修復血糖失調問題、改善膽固醇型態，以及促進心智清晰度。斷食也能改善生活其它方面的品質。根據一項研究指出，連續4週遵循每天斷食16小時，體重過重、年紀超過65歲且行動受限的10位男性與女性，平均減掉5.7磅（2.6公斤），走路速度也有了明顯改善。[5]

隨著年紀漸長，生理方面的變化會造成心理與身體機能方面的快速退化，甚至讓我們獨立生活都有困難。不良的飲食習慣、體重過重又缺乏運動的生活型態，則會加速這些改變。低卡路里飲食被證實能有效延長壽命、減少心臟相關風險因子，並且改善胰島素敏感度。雖然有這麼多健康益處，但大部分的人很難進行長期的熱量限制。

斷食提供另一種替代方案。斷食會帶來類似的益處，而且許多人發現，比起傳統低卡飲食更容易遵守。要達到想要的目標，抓準時機並貫徹始終，是你必須把握的因素。在第三章提到的一項研究裡曾說明，有糖尿病前期症狀的男性，即便體重沒有減少，但是透過提早用餐並在下午3點開始斷食，成功改善了胰島素敏感度、降低了血壓與氧化壓力。[6]

> **貝琪博士主義**
>
> 如果你有意料之外的大餐，不要等到隔天，而是在下一餐就要把自己拉回正軌。

大部分針對斷食如何改善健康的研究，都要求參與者持續執行斷食計畫長達數週或數月。因爲身體的修復是需要花時間的，把斷食視爲一種長期策略，會得到最理想的結果。在醫生允許之下，執行限時飲食法時間表，並且至少進行幾個月。如果你必須搭配食物服用藥物，或是有吃早餐才感覺比較好，可能一天斷食14小時對你比較容易。如果沒有這些顧慮，可以慢慢增加時間，直到你覺得一天斷食16小時也很容易。另外，早一點吃東西比晚一點吃，或許更能提供額外的健康益處。可以考慮在傍晚5點或更早之前結束進食。如果你想要改善血液檢查的數據，在開始進行斷食之前做抽血檢查，過幾個月後再檢查一次，就能評估是否有進步。

恢復健康

早一點開始斷食

斷食時間	重複斷食
16 小時	每天 ▼

開始	星期一 ▼	5:00pm
結束	星期二 ▼	9:00am

為了讓身體有額外的健康益處，進食區間應在傍晚5點之前結束。

營養考量：雖然斷食能抵銷許多導致身心退化的生理性改變，但是斷食並非萬靈丹。這就是爲什麼在恢復健康這方面，吃什麼、以及何時吃同樣重要。

你的身體需要營養才能修復受損，但如果你目前的飲食充斥營養價值低的食物（像是方便的即時食品、糖與油炸食品），改變飲食會感覺像是一個不可能的任務。爲了讓改變更流暢，我們可以先學會「加法」、再來做「減法」。有策略地添加高品質食物，再慢慢移除掉垃圾食物，如此一來，戒糖的戒斷症會比較少、嘴饞情況也會較少，也更能維持思緒清晰度與活力。

在每日飲食中加入低熱量、高營養的蔬菜，就是很好的第一步。目標放在午餐吃一大份沙拉，晚餐時再加上一大份煮熟蔬菜。加了這些之後，你可以減掉健康的頭號敵人：糖。避免在飲料裡混入糖或在食物上撒糖，並且檢查食品標籤。如果糖分是食品標籤裡列出來的前三項食材，請把它留在貨架上。吃進蔬菜、擋下糖分，對於改善健康就會有很深遠的影響。如果再加入原型食物，並排除加工、精緻食品，你的健康狀態會獲得進一步改善。實際作法就是開始少外食、多在家吃飯。許多外賣食品和速食都是用不健康的油烹調的，而且裡面包含容易消化的精緻食材。在家自己煮讓你更能掌握飲食與自己的健康。

讓健康最佳化：
斷食＋飲食控制

沒有比追求健康更好的目標了。有了健康，你才能好好面對生活中意想不到的時刻，並且以優雅的姿態過人生。斷食是一種萬用工具，可以用來改善身體組成、刺激減重，以及讓健康回春。斷食對你有許多幫助，但是爲了讓效果最大化，何不在斷食策略中，加上健康的飲食選擇呢？事實上，改善飲食就像數0-1-2-3一樣容易。請翻到下一章來探索我的飲食策略，讓享受健康飲食既輕鬆又容易。

6
你該吃什麼？

- **將0-1-2-3作為每日健康生活的基礎**。意思是是添加0公克的糖、1大份沙拉、2杯煮熟的非澱粉類蔬菜，以及在睡前3小時停止進食。
- **低碳水、高脂肪飲食是穩定血糖、控制飢餓感的有效方法**。這個組合能讓斷食更容易。
- **學會如何結束斷食**。斷食時間不到一天的話，可以用正常的一餐結束斷食。但如果是較長的斷食，緩慢地重新進食，能避免消化不良的問題。

你已經選好斷食方式了，現在應該用健康飲食讓斷食的效果最大化。爲了促進健康，該吃什麼其實是很複雜的網絡，但有一些不變的定律，可以幫助你簡化健康飲食。我的0-1-2-3策略就有其中四項定律。只要遵循這個策略的四個日常習慣，你的身體別無選擇，只能減重。在這一章裡，你會了解我這句話的意思，也會學會如何以這些規則爲基礎，更快看見效果。

0-1-2-3策略：健康飲食的基礎

爲了健康與控制體重，重新學習怎麼吃可能令人卻步，但健康飲食之路，就從四個簡單的規則開始。這些明確的方針可以應用在任何飲食策略，從高品質的純素食飲食，到規劃完整的生酮飲食，不必改變自己的飲食偏好，也能完整實施這些規則。每天遵循這些規則，就能穩定血糖，進而穩定胰島素、鼓勵身體減重、控制飢餓感，也讓斷食更容易。我用0-1-2-3來幫助你記住這些規則。它們分別代表：

0 公克額外添加的糖

1 大份沙拉

2 杯煮熟的非澱粉類蔬菜

3 小時睡前停止進食

要達成自己的健康與減重目標，可能不只需要這四個改變。在本章節裡，我們會繼續深入探討健康飲食，但這四個規則可以當作健康飲食的基礎。如果你偏離健康飲食的正軌，0-1-2-3策略能幫助你懸崖勒馬。讓我們來仔細了解策略當中的每一項規則，想想怎麼樣才會對你有幫助。

0-1-2-3策略如何增強斷食經驗

* 戒掉飲食中的糖分時，你的血糖與胰島素分泌量會變得穩定，這就會促進減脂並且控制飢餓感。
* 食用多份非澱粉類蔬菜，不僅能填飽肚子，也能滿足身體的生物化學反應，進而控制住飢餓感。
* 睡前3小時宣告結束進食區間，能迅速啓動斷食模式，避免無意識地吃零食，並且能改善睡眠品質。

破除糖分的束縛

0-1-2-3策略的第一個規則就是要你停止吃糖（0公克添加糖），這確實是令人害怕的提案，畢竟糖分無所不在又容易讓人上癮。一般人一天會攝取大約17小匙的糖，其中來自加進咖啡、茶飲與穀片裡的餐用砂糖，以及來自「健康食品」如沙拉醬、優格和果汁飲料裡面的隱形糖分。

這等於是一個人一年總共攝取約57磅（26公斤）的糖。[1]這麼多的糖，對健康一定有害，但我們離不開它，因爲糖是會上癮的物質。當你吃糖的時候，多巴胺，一種讓你覺得很舒服的化學物質，會被釋放到大腦的依核（nucleus accumbens）部位，這個部位被暱稱是「獎賞中樞」，因爲它被刺激的時候你會覺得很舒服。（對了，這也是會被古柯鹼刺激到的大腦部位。）換句話說，當你吃糖的時候，你的大腦會說：「哇！這超棒！趕快再來一點。」可想而知，企圖戒糖有多麼不容易，我怎麼還會在這要你戒呢？

我自己也知道，想要逃離糖分強而有力的魔爪實屬不易。我年輕的時候也完全對糖上癮，蛀牙就是最好的證據。那時候想到生活裡沒有糖分，就覺得很不切實際。我醒來的時候想著糖，睡前也一直有類似的想法閃過腦海。糖控制了我的人生，也掌控著我的注意力。現在我大多時候過著無糖生活，除了少數時刻，像是感恩節的南瓜派（這沒有商量的餘地），以及偶爾吃一塊生日蛋糕。雖然有這些少數的放縱，卻現在鮮少會被糖誘惑，不費吹灰之力就能忽略它。我以及我指導過的許多人都能證實，無糖生活能充滿自由、活力與清晰的心智。我現在的座右銘是：要吃東西，不只要吃好吃的東西，吃完更是要讓我覺得舒服。如果做不到，那就不值得我吃。糖很好吃，但短暫的快樂讓我的血糖像坐雲霄飛車一樣飆升，最終只會讓我活力下降、飢餓感強烈到需要下一次的糖分補給。吃糖不值得這樣的代價，那要怎麼打破束縛呢？無糖生活又是什麼樣貌呢？

貝琪博士主義

對我來說，巧克力的功用只有讓我想吃更多巧克力。

如何戒糖：你要停止在食物和飲料裡加糖，並且避開食物成份表當中前三項成分有包含糖分（或其它別名）的食品（P.87有列出糖的其它名稱）。比較殘忍的是，戒糖是有代價的。跟所有會成癮的物質一樣，戒糖時身體會經歷戒斷症狀，讓你連續幾天覺得煩躁、疲憊、頭痛還有嘴饞。

糖本身毫無益處，還會佔據你的生活，但只有你能決定是否要讓它操控自己。我認爲以下幾件事情在戒糖時很有幫助：

- **了解糖分成癮是眞實存在的。**想吃糖並不可恥，被糖吸引不是懦弱或差勁的表現。
- **設定一個短期目標。**告訴自己從此以後絕不再吃糖，實在太令人難以承受而且必定會失敗。與其這麼做，可以設定目標爲戒糖一天，接著再努力戒糖一週，以此類推。
- **用可以穩定血糖的食物塡飽肚子。**血糖驟降時，就會引來強烈、無法忽視的飢餓感。多吃非澱粉類蔬菜、健康油脂與蛋白質，就能避免血糖值驟降，讓一切在掌控之中。

- **戒掉汽水與含糖飲料**。12盎司的罐裝汽水裡就有11小匙的糖，一般飲食當中的糖分攝取，很多來自喝汽水。[1]果汁也一樣糟糕，即使沒有另外添加糖，果汁有水果裡的所有糖分卻沒有纖維可以減緩糖分吸收。

- **代糖如怡口糖（Equal）、羅漢果、善品糖（Splenda）、甜菊和木糖醇，都能當作暫時的輔助工具，幫助你慢慢戒掉糖分**。但是這些代糖還是會讓你嗜甜，繼續改變飲食的過程中，最好還是慢慢減少攝取代糖，才能把健康與飢餓感控制到最好。

- **避免讓自己極度飢餓**。在邁向無糖生活的路上，讓自己太餓的話，身體會爲了驅使你進食，讓想吃東西的渴望飆高。如果你很難戒掉糖分，可以先從斷食12小時開始，直到你覺得更能掌握一切。

- **用薄荷幫助你改掉嗜甜習慣**。你有沒有遇到過，吃完正餐就想「來一點甜的」？這樣的話，你可以試試用薄荷味牙膏刷牙，或是嚼一片無糖口香糖到嘴巴裡，改變一下口味。這種小把戲，我稱爲「小塞子」，在下方的「小知識」專欄裡可以了解更多。

小知識：利用小塞子

光是吃東西這件事就會胃口大開，讓人很難停下來。為了在進食區間結束前不要吃太多，試著利用「小塞子」，它就是某種東西、飲料或活動，能幫助你切斷與進食之間的連結。以下是三種我會使用的「小塞子」：

* **嚼口香糖**。吃完正餐後，嘴巴裡立刻放一片薄荷口味的無糖口香糖。刺激的風味會改變嘴裡的口味，讓你不會想要繼續吃東西。

* **用牙線剔牙**。在看電視的房間裡，放一盒牙線。在看最愛的節目時，如果想吃零食，改成用牙線剔牙。嘴巴會覺得乾淨又清晰，就不會想用更多食物再度弄髒口腔。刷牙也有同樣功效！

* **喝熱飲**。喝熱咖啡或熱茶，因為要花很多時間喝，大腦就有時間發覺身體其實已經飽了。正餐過後，或是下午時刻給自己倒一杯，想吃東西的渴望就會漸漸減少。

糖的代名詞

有一些糖分很容易辨認，有時候卻不是這麼一回事。

糖有許多替代的名字。以下任何糖分代名詞，若是被列在食品成分表的前三項之一，務必把這種食物留在架上。

Nutrition Facts	%DV*	amount per 1 cup	%DV*	amount per 1 cup	
9 servings Serving Size 1 cup (33g)	9%	Total Fat 1.5g	9%	Total Carbs 27g	*The % Daily Values (DV) tells you how much a nutrient in a serving of food contributes to a daily diet. 2000 calories a day is used for general nutrition advice.
	5%	Saturated Fat 1g	0%	Dietary Fiber 2g	
		Trans Fat 0g		Sugars 13g	
	0%	Cholesterol 0g		Added 10g	
120 Calories per cup	12%	Sodium 280mg		Protein 0g	

0% **Vitamin D** 0mcg · 6% **Calcium** 80mg · 6% **Iron** 1mg · 10% **Potassium** 470mg · 15% **Thiamin** 0.2mg · 8% **Riboflavin** 0.1mg · 10% **Niacin** 1.6mg

成分：強化麵粉（小麥麵粉、菸鹼酸、還原鐵、單硝酸硫胺素、乳黃素、葉酸）、玉米糖漿、糖、大豆與棕梠油、玉米糖漿固形物、葡萄糖、高果糖玉米糖漿、果糖、甘油、2%以下的可可、玉米修飾澱粉、鹽、碳酸鈣

糖的常見別名：

* 蔗糖（Cane sugar）
* 玉米糖漿（Corn syrup）
* 葡萄糖（Dextrose）
* 果糖（Fructose）
* 濃縮果汁（Fruit juice concentrate）
* 高果糖玉米糖漿（High-fructose corn syrup）
* 麥芽糊精（Maltodextrin）

比較少見（但同樣狡猾）的糖分名字：

* 龍舌蘭糖漿（Agave nectar）
* 大麥麥芽糖漿（Barley malt）
* 濃縮甘蔗汁（Evaporated cane juice）
* 葡萄糖（glucose）
* 麥芽糖（Maltose）
* 糖蜜（Molasses）
* 蔗糖（sucrose）

在日常飲食中加一份沙拉

0-1-2-3策略的第二個規則就是要請你每一天都吃一大份沙拉。聽起來很無聊吧？我能理解一大碗生菜配一些其它蔬菜，再淋上超市買的沙拉醬，感覺不是那麼開胃。但對這個規則來說，這可能不是很精確的描述。組合一份美味沙拉是一種藝術，就算討厭烹飪，也完全能駕馭得了。有了這項技能，就能讓身體充滿能夠穩定血糖、營養豐富又份量充足的食物，幫助你輕鬆度過斷食的時間。現在你應該刷新觀點，讓沙拉也成爲豐盛的餐食。

如何做出一盤更好的沙拉：每日沙拉應該被視爲一餐。午餐吃一份沙拉來結束斷食，或者如果你喜歡的話，沙拉也可以當晚餐吃。沙拉的基底可以是2-4杯（約100-150公克）的綠色葉菜，顏色較深的葉菜，營養價值比較豐富。接著再放上各式各樣非澱粉類蔬菜，像是番茄、洋蔥與甜椒，加上健康油脂與蛋白質，就是一份豐盛的餐點。可以從高蛋白質食物，像是生堅果與種籽、水煮蛋、雞肉、牛排、乳酪與酪梨，攝取到健康油脂，進一步穩定血糖，並且幫助你吸收蔬菜裡的脂溶性維生素。沙拉醬也能爲沙拉

增添風味與營養價值，但是沙拉醬也有可能成爲一個敗筆。如果是買市售的沙拉醬，務必詳閱食材與成分表。若有添加糖或高果糖玉米糖漿，以及不健康的植物油，像是含有大量促發炎omega-6脂肪酸的大豆油，就應該要小心避免。爲了避免有害成分，你也可以自己做沙拉醬；在第二部分裡可以找到一些很棒的食譜！

貝琪博士常吃的沙拉

這是我平常當作午餐的沙拉。這款高脂肪沙拉能讓我在好幾個小時裡都感到飽足。如果我想吃一點自然甜味，我會多切幾片蘋果加進去。

份量：1人份

食材

2-4杯（128公克）綜合沙拉葉菜（如春季綜合沙拉葉）
½顆（68公克）酪梨，切片
3大匙（28公克）捏碎的費達乳酪
2大匙（13公克）切碎的生核桃
2大匙（18公克）生葵花籽
1½大匙（23毫升）全脂沙拉醬（像是Primal Kitchen品牌沙拉醬，或用油和醋自製沙拉醬）

步驟

所有食材在碗裡拌勻，即可享用！

每份營養資訊

熱量504 · 脂肪45 · 碳水化合物18g · 纖維9g · 蛋白質13g

每天來一份蔬菜

0-1-2-3策略中的2是指2杯煮熟的非澱粉類蔬菜，份量等於兩個拳頭大小。你可以將一大份蔬菜融入多個食譜裡，也可以當作每日餐食的一份配菜。非澱粉類的蔬菜有：青花菜、白花椰、蘆筍、豌豆、四季豆、洋蔥、菇類與櫛瓜——不包含玉米和馬鈴薯，這些是澱粉類蔬菜。如果減重對你來說很困難，最好只攝取非澱粉類蔬菜。爲了吃到各式各樣的蔬菜，我推薦食用煮熟的蔬菜，但是每天吃一份沙拉和一份蔬菜配菜的主要價值在於，它們能同時滿足生理以及生物化學上的需求，讓你能夠更享受斷食經驗。蔬菜的體積較大，需要比較久才能消化，可以擋住飢餓感好幾個小時。蔬菜又充滿維生素與礦物質，大量攝取後，身體與大腦會接收到營養素需求都已被滿足的訊號，所以不需要再攝取了。

第二部分裡提供的餐點與配菜蔬食比例高，能讓吃飲食多變又新鮮。不過，如果你不愛煮飯，打開一包冷凍蔬菜用水煮也能讓生活很簡單。蔬菜煮熟後，不要怕加入油脂。奶油、橄欖油、堅果與種籽能爲蔬菜增添風味，並且幫助身體吸收這些營養素。

3小時規則

0-1-2-3策略的最後一個規則是睡前3小時要停止進食。晚上不吃東西會帶來許多好處：

- 讓血液裡的血糖與胰島素整晚維持低數值，促進燃脂。
- 可以避免很晚還在無意識地吃零食，少吃進好幾百大卡。
- 可以改善睡眠，因爲血液不必流進消化道，使體核溫度上升、干擾睡眠。

爲了加強效果，我建議你選一個固定時間停止進食。決定時間的簡單方法，就是想想平常睡前關掉床頭燈、閉上眼的前一刻，身邊的時鐘顯示爲幾點鐘。時間浮現在眼前了嗎？太好了！從這裡減3小時，就是進食區間的結束時間、斷食時間的開始。

0-1-2-3策略真的有效！

「過去6年，我一直在努力甩掉更年期增加的體重和腹部脂肪。我已經實行貝琪博士的0-1-2-3策略共80天了，目前已經減掉15磅、腰圍也小了好幾寸！我看了她的影片、試了她的食譜（除了紅肉和雞肉，我只吃魚），運動量很少（只有走路和拿著啞鈴做一些簡單動作），睡前3小時開始不吃東西。我很滿意這樣的成效。我的體重已經回到129磅了。（我很快就要滿60歲了，而且已經12年沒看過這個體重了！）」

——S. 佛萊迪克

貝琪博士主義

意志力或許能幫助你啓動節食計畫，但無法給你帶來長期的減重成效。過不了多久，意志力會被嘴饞取而代之。

其它的進食策略：低碳水的巨量營養素組合

在打造健康與減重之路上，採取0-1-2-3策略能助你一臂之力，但除了糖和蔬菜，世界上還有許多不同食物。爲了塡補空缺的知識、拼湊出一個完整的飲食策略，讓我們複習一下目前所知的事情。在本書前幾章，我們學到有三種巨量營養素在提供熱量給我們：碳水化合物、脂肪與蛋白質。如果健康之道眞的這麼單純，只要把這些營養素均分比例吃下就好了。可惜的是，我們數十年來就是按照這樣簡化的模型進食，反而有很多缺點。這麼做是在假設所有熱量都是一樣的，食物品質也不重要。按照這種說法，100大卡的蛋糕等於100大卡的肉類，也等於100大卡的沙拉。同樣，這個理論也是假設這些所有熱量都是用同樣速率一起倒進一個共同的桶子裡，全部就在那等著你需要能量的時候來取用。所以只要不過量飲食，就能控制體重、維持健康。這個模式看似很合理，但其實行不通；看看過去幾十年不斷飆升的肥胖症比例就知道。這個理論行不通，是因爲熱量並不是單純地倒進身體的某個共同的桶子裡。反之，沒有立刻被消耗掉的熱量，會被導往個別的儲存容器裡，並且是分成立刻可以使用的肝糖，或難以取用的脂肪形式儲存。負責把這些儲藏容器裝滿的是一種大家現在應該很熟悉的荷爾蒙：胰島素。

沒錯！胰島素徹底改變我們對於身體如何增加和減少脂肪的認知。如果你吃的方式容易讓胰島素飆升，身體會很快填滿這些少數的肝醣存量，然後把剩餘的熱量以脂肪形式囤積。當你進食方式能保持低胰島素分泌量，你就是在打造一種鼓勵釋出脂肪的內部環境。不吃東西（斷食）是保持低胰島素的一種方法，聰明選擇食物種類則是另一種方式。

我們目前知道，分別來自碳水化合物、脂肪和蛋白質的熱量都不相同。它們對血糖和胰島素分泌量有極其不同的影響。碳水化合物會造成最明顯的胰島素飆升，蛋白質則讓胰島素有中等幅度的上升，而脂肪卻是很少或幾乎不會讓胰島素分泌量增加。有了這層理解，採取低碳水化合物、高脂肪與適量蛋白質飲食就變得非常合理了。對一些人而言，

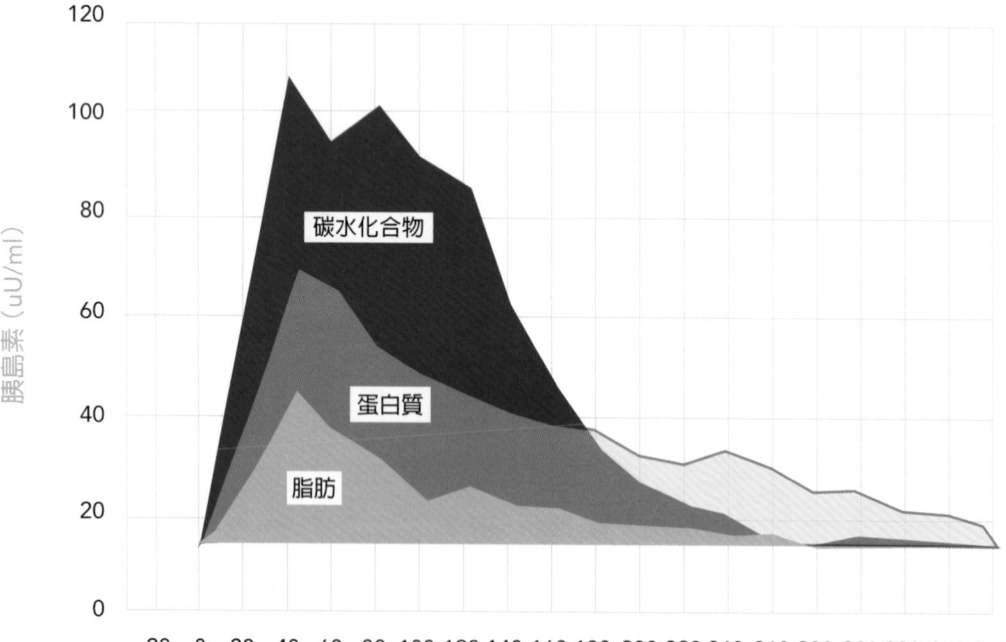

吃東西的時候，依照不同巨量營養素的分解，胰島素的分泌量也會有所不同。碳水化合物會造成胰島素分泌量飆升最快，而脂肪則是上升幅度小或沒有影響。[2]

重新看待飲食方式

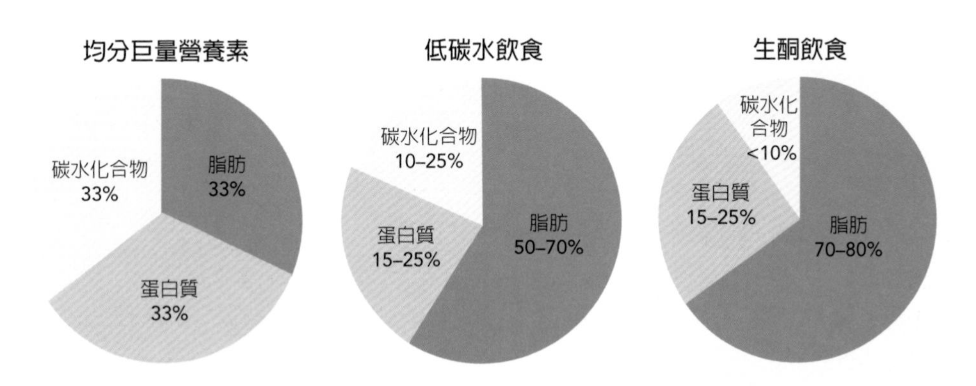

我們以前以為熱量都是一樣的，所以飲食均衡就是來自脂肪、蛋白質和碳水化合物的熱量百分比要一樣。現在，我們知道每一種巨量營養素對血糖和胰島素分泌量的影響都不相同。由於碳水化合物會造成血糖/胰島素飆得最高，而脂肪的影響最低，因此低碳水、高油脂飲食可以幫助你減重。

這種進食方式跟過去學到的完全相反。我也同意，這是把大家熟悉的食物金字塔整個翻過來了。但是，如果你在減重方面一直遇到困難，我覺得你會發現，透過這種方式控制血糖與胰島素分泌量，能讓你更有優勢、更能控制飢餓感。所有低碳水飲食、生酮飲食的基礎，就是穩定血糖並且控制飢餓感。

隨著肥胖症比例持續上升，我們能明確指出的罪魁禍首就是飲食裡有過多的精緻澱粉。然而這些能讓身體吸收很快的食物，多年來都沒有被注意到，是因爲我們都把注意力放在被冤枉的膳食脂肪。如果你跟我一樣，在成長過程中一直以爲吃油脂就會讓人肥胖，而且誤以爲若眞想控制體重，飲食中的脂肪應該用碳水化合物代替。因爲許多原因，當時減少脂肪並增加碳水化合物的想法，其實很合理。首先，身體能夠很快速又輕鬆地取得碳水化合物作爲燃料。而且，同樣重量之下，脂肪比碳水化合物的熱量高出兩倍以上。所以紙上談兵

食物能量來源

能量來源	每公克卡路里
脂肪	9
蛋白質	4
碳水化合物	4

相同的重量下，脂肪的熱量比碳水化合物多兩倍以上。但是碳水化合物比脂肪更容易造成血糖和胰島素飆升。

時，合理的減重配方就是：用碳水化合物取代脂肪，體重應該就會減少，搭配一點意志力來控制食量，再透過運動消耗多餘的熱量。這想法不錯，但有些問題。

低脂、高碳水飲食要面對的第一個問題，就是缺乏證據能證明它有效；因爲照著吃，大家都變胖了。只要看大家很熟悉的「肥胖地圖」，就能證明過去幾十年，肥胖症的人口比例是如何節節攀高。第二個問題是：許多人無法長久進行這個簡單的配方，因爲這樣吃會讓人覺得餓。碳水化合物是容易取得的能量，但也消耗得很快，就像往火堆裡丟樹枝一樣。你會獲得短暫爆發的能量，但如果想要讓火繼續燒，就必須像添柴火一般，不斷進食。如果不這麼做，身體會不斷提醒你、讓你渴望吃到碳水化合物，這樣的循環就會不斷重複，導致你每幾個小時就必須吃東西。多年來，我們「試圖做正確的事」的時候，大家都陷入同樣的觀念，就是那些減不了重的人，不是意志力不夠強，就是沒有誠實說他們吃了什麼。其實，完全是這個公式有瑕疵。

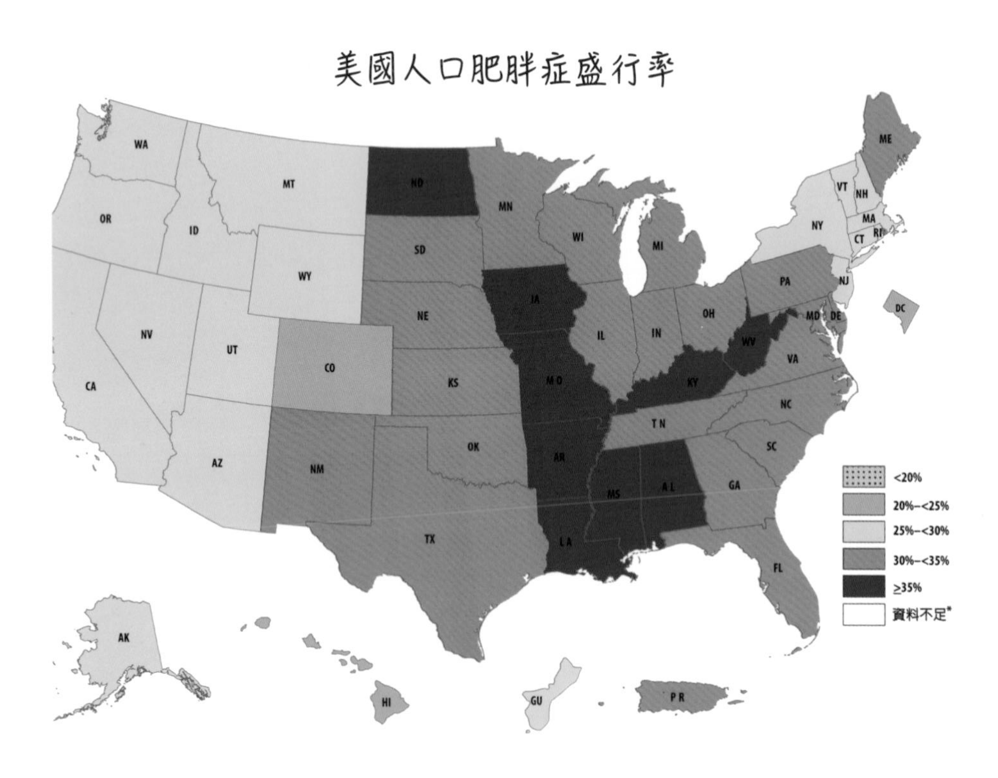

在美國，從1999-2000到2017-2018，肥胖症盛行率從30.5%增加到42.4%，極度肥胖症則從4.7%上升到9.2%。[3, 4]

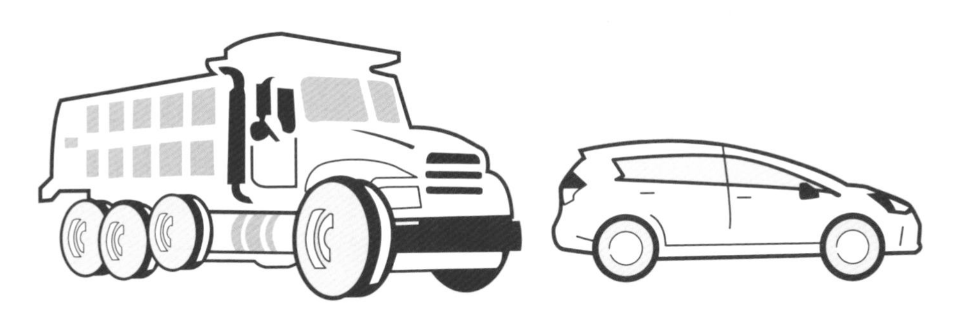

高碳水飲食就像在開一輛耗油的大卡車，車輛本身馬力很足，但就是需要經常到加油站加油。減少攝取碳水化合物時，身體代謝會比較像是節省燃料的油電混合車。若無法從飲食中獲取能源，新陳代謝就會轉向消耗另一種能源，也就是脂肪。一整天能維持活力，加油或吃東西的需求也會比較少。

雖然有瑕疵，但確實有一些人適合這樣的低脂飲食。對自律的人來說，若是搭配高品質、非加工的碳水化合物，低脂飲食確實可行。但是，由於碳水化合物的範圍涵蓋多種食物，要遵循這個飲食方式，就需要一些監督措施。爲了彌補少了脂肪的風味，比較低脂的食物常常會加入糖分或是代糖成分，造成胰島素飆升、阻礙減脂，因此務必要詳閱食品成分表，找出有沒有不健康的成分。

無論是採取動物還是植物性飲食，都能夠減少碳水化合物的攝取，尤其是精緻澱粉。大家漸漸在接受碳水化合物較少的飲食，因爲這樣不只對減重確實有效，也能讓人更健康。一項關於二型糖尿病患者的研究發現，採取低碳水飲食一年，讓平均受試者的糖化血色素（HbA1c）從7.6降到6.3%，體重減少了12%，也讓他們減少了糖尿病藥物的使用。[5]

總之，想要控制血糖與胰島素、改善健康，同時減重的話，請照著這些規則做：

- 限制碳水化合物的攝取。
- 大部分的熱量攝取來自健康油脂。
- 攝取充足但仍適量的蛋白質。

讓我們來看看，每一項規則在現實生活中的樣貌。

碳水化合物的等級

碳水化合物並非都一樣。有一些碳水化合物會造成體重增加，有一些則是會讓身體充滿營養素，能讓新陳代謝運作得更長久。不用說，糖一定是不健康碳水化合物的榜首，但如果糖跟其它東西比，像是麵粉、油或是雞蛋混合，變成麵包、義大利麵、穀片或蘇打餅的話呢？這些食物中，可以看到有一些明顯具有健康的成分。例如用菠菜製作的義大利麵就是綠色的，全麥麵包也看得出來有穀物和種籽在裡面。這些選擇就比較好嗎？你可以說因爲還看得到一些全穀物和天然食材在裡面，身體需要花更長時間才能分解這些食物。但是如果你的目標是減重，這些加工食品（以及更明顯是垃圾食物的餅乾、蛋糕和糖果）對你的價值並不高，因爲它們仍然是高度精緻的食物。精製過程就是讓食物失去營養價值的過程。原型食物經過精緻加工，原本植物易腐壞的部分會被去除，這樣就能在商品陳列架上久放，這就是爲什麼一盒義大利麵可以在你的食物櫃裡待好幾年，但煮的時候就像昨天剛買的一樣。不幸的是，植物易腐壞的部分就是包含纖維、營養素，也是含有植物本身風味的部分。

若考慮碳水化合物的健康價值的話，我們就該遠離精緻澱粉，轉向擁抱水果和澱粉類蔬菜，像是藜麥、米飯、豆類、燕麥、玉米和馬鈴薯。這類食物含有對身體有益的維生素與礦物質，如果新陳代謝很健壯，年紀輕又活躍，就可以在飲食中攝取這些碳水化合物。但是如果減重卡關，你會發現這些食物的天然糖分與澱粉會讓身體難以減輕重量。如果減重速度慢，或是長期飲食習慣不良，或是體重長期過重，降低水果和澱粉攝取，專心從非澱粉類蔬菜攝取碳水，會讓減重效果更好。

採取低碳水飲食

如你所見，很多食物都含有碳水化合物。要採取低碳水飲食的話，你需要追蹤一天吃了多少碳水化合物。如果你的

膳食碳水化合物排行榜

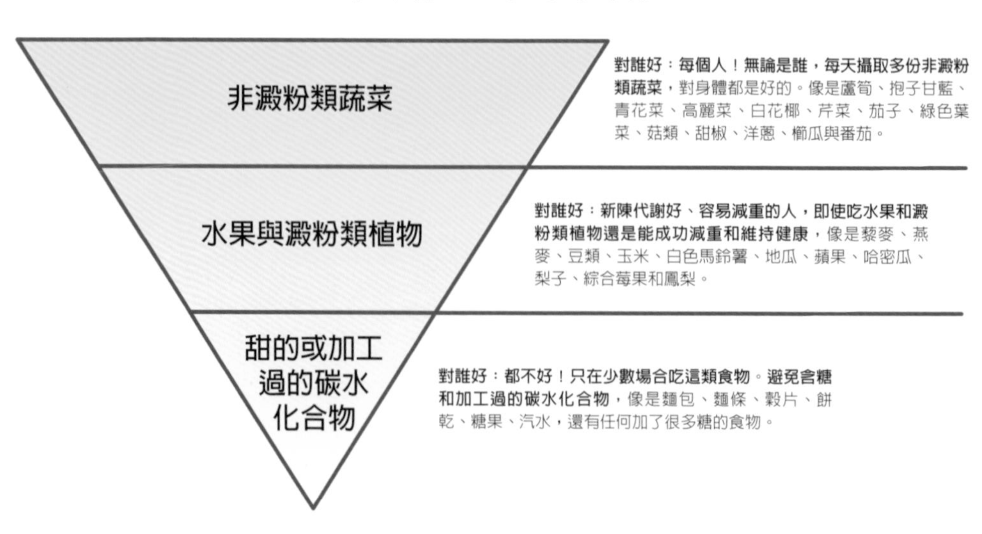

飲食中的碳水化合物攝取

每日熱量當中的碳水化合物百分比

生酮
一天熱量不到10%是碳水化合物（一天少於50公克）。
新陳代謝頑強，減重遇到困難者，採取生酮飲食會有所進展。

10%

低碳水
一天熱量10-25%是碳水化合物（一天50-125公克）。
新陳代謝靈敏、減重速度比較快的人，採取低碳水飲食，會得到較好的健康效益。

25%

中度至高度碳水：
一天熱量25%以上是碳水化合物（一天超過125公克）。
需要更明確監控並限制攝取容易讓胰島素飆升的易消化碳水化合物。

新陳代謝還算強健，能夠處理水果和澱粉類植物，那你應該可以嘗試低碳水飲食。如果你的新陳代謝不佳，或是需要減掉很多體重，生酮飲食可能對你是最好的選擇。

低碳水飲食或生酮飲食沒有正式的定義，但一般的共識是：低碳水飲食是每天的熱量當中，有10-25%是來自碳水化合物（每天約50-125公克），而生酮飲食則是每天熱量攝取中，低於10%是來自碳水化合物（每天少於50公克）。

貝琪博士主義

不良飲食習慣對新陳代謝的衝擊是躲不掉的。

可以看得出來，生酮飲食就是碳水化合物攝取得非常少的飲食。如果你剛開始，我會建議把目標放在每天攝取100-125公克的碳水化合物，並且監控自己的效果。如果感覺很好，又持續在減重，那就太好了！這個程度的攝取量是適合你的。如果你沒有如預期的減掉體重，或許就需要再少攝取一些碳水化合物，甚至到生酮飲食的範圍內。

小知識：脂肪和精緻碳水不可混在一起

有沒有什麼危險的組合，是讓食物難以抗拒的？

一項在2015年發表的研究中，參與者列出最容易上癮的食物排名。研究發現這些食物非常容易上癮：

* 披薩
* 巧克力
* 洋芋片
* 餅乾
* 冰淇淋
* 薯條
* 起司漢堡
* 一般汽水
* 蛋糕

這些食物會上榜或許不讓人意外，但你知道它們為什麼這麼令人難以抗拒嗎？仔細觀察就會發現，它們有三個共通特色：(1)都是精緻碳水化合物，(2)升糖負荷非常高，意思是會讓血糖飆升，(3)都含有脂肪。這些元素組合在一起，就會變成令人難以抗拒的食物。[11]

戲劇性的改變

「兩個月前，我體重是417磅，有高血壓、膽囊疾病、關節疼痛等問題。我採取了生酮飲食，現在體重是355磅。我30天前也開始了間歇性斷食。我從來不覺得餓，嘴饞的情況也消失了（除了會喝健怡百事可樂以外），身體也覺得好多了。我沒有急著要達成什麼目標——這些都變成一種生活模式了。我相信秘訣一定是每天午餐吃的那一大份沙拉。」

——莉安 B

實行高脂飲食

戒掉碳水化合物時，少掉的卡路里需要用能夠讓身體滿足的食物來彌補。脂肪是非常有飽足感的食物，學會如何在飲食中攝取正確的脂肪類型及份量之後，飢餓感就能獲得控制，身體的燃脂新陳代謝也會被啟動。但是，要在飲食中加入脂肪需要先越過自己的心理障礙，因爲我們根深柢固地認爲：吃油脂會讓你變胖。我們要說清楚：飲食中的脂肪不會自動變成身體裡的脂肪。在《美國醫學雜誌》（The American Journal of Medicine）上發表的一項研究，其名稱很難讓人誤解：「膳食脂肪並非體脂的重要決定因素。」這個研究顯示，脂肪攝取若落在身體所需能量的18-40%之間，對體脂肪幾乎沒有影響。[6]令人驚訝的是，血液裡飄著的大部分脂肪都是碳水化合物的糖分促使肝臟製造的。[7]結果，時間確實證明了，從膳食脂肪攝取的能量百分比大幅下降時，剛好與全國肥胖盛行率急速上升有關係。還有證據顯示生酮飲食，也就是非常低碳水、高脂的飲食，能抑制食慾，幫助拉長兩餐之間的時間。[8,9]

結論是現在應該把低脂瑪芬、低脂優格和蘇打餅乾全部丟掉——輪到脂肪上場了。我修正一下剛才的說法：該是健康的脂肪上場了！不好的脂肪就該丟進垃圾桶。跟碳水化合物一樣，脂肪也有分健康與不健康的選擇。

我建議至少50%的卡路里應該來自健康脂肪，也就是原型食物裡的天然油脂。

健康油脂：

* 酪梨
* 烹調脂肪（奶油、豬油、牛脂）
* 蛋
* 油脂高的魚
* 全脂奶製品
* 高品質肉類
* 堅果與種籽
* 食用油（椰子油、橄欖油、酪梨油）

不健康油脂：

* 假油脂（人造奶油〔乳瑪琳〕、「克里斯科」〔Crisco〕烹調油、酥油）
* 反式脂肪（氫化脂肪）
* 蔬菜油（芥花油、玉米油、葡萄籽油、花生油、大豆油、紅花子油、葵花子油、棉籽油）

不健康的脂肪是加工過，或從人類實驗室創造出來的產物。

雖然名字聽起來很健康，你會很驚訝地發現，蔬菜油其實是不健康的油脂。即使名字響亮，許多蔬菜油有大量促發炎症反應的omega-6脂肪酸，萃取方式也是用有害的化學物質，或會造成油脂劣化的高溫。數十年前，蔬菜油被奉爲對心臟健康有益的油脂，但現在我們知道這樣的建議是完全不對的。這些精煉過的油脂會促進發炎，也會讓身體裡的膽固醇氧化或劣化，提高發生心血管疾病的機率。[10]

採取適量蛋白質飲食

由於蛋白質在身體裡有諸多功用，因此務必透過飲食攝取蛋白質。不過，說到蛋白質，也是需要抓到平衡的——太少的話，身體就沒有建造和修復組織的原料，但是太多的話，可能會引發許多健康隱憂。大量攝取蛋白質會對健康造成多少負面傷害，仍是有爭議的議題。不過，我們知道過度攝取蛋白質會造成一種胰島素反應，衝擊身體的燃脂能力。

蛋白質在消化道中會被分解成胺基酸並送往血液裡，這些基礎建材之後可以再度連結起來，製作成酵素、荷爾蒙與肌纖維等等。身體用完胺基酸時，必須透過食用含有蛋白質的食物才能補充。但是假設你攝取了100公克的蛋白質，但只需要用到75公克來成長與修復，多餘的蛋白質會發生什麼事呢？一部分會被排出體外，但有一些會經過葡萄糖生成作用，轉換成肝臟裡的葡萄糖。如果這個新生成的葡萄糖未立即被當作燃料消耗掉，就必須儲存起來，而大部分會被放進脂肪細胞裡。換句話說，多餘的蛋白質並非以蛋白質形式儲存，而是以脂肪囤積起來。

適度攝取蛋白質，就能滿足大部分人的需求了。年紀較大或是運動量大的人，或是經歷重大疾病在康復中病患，都可能有較高的蛋白質需求。如果你感受到疲憊或飢餓感連續長達數日，或者是希望避免攝取動物性蛋白質（如蛋和魚）的素食者，你會發現透過飲食攝取更多含有蛋白質的食物或蛋白質補充品是對你有益的。

所謂「適量的蛋白質」是指每天攝取的總熱量中，有15-25%是來自蛋白質。如果你一天要吃1400大卡，每天就要吃約210-350大卡（約52-88公克）的蛋白質。蛋白質含量大的食物有蛋、肉、魚、家禽與乳製品。其它來源還有豆類、堅果、種籽、未精緻全穀物與一些蔬菜。

卡路里重要嗎？

在動物和人類身上進行的許多斷食研究皆顯示一個驚人的事實：單純減少受試者攝取食物的時間，受試者的體重就會減少，健康也獲得了改善。除此之外，你在第四章學到的多種斷食方式，並沒有針對進食區間可以吃什麼，或是吃多少有什麼限制。那卡路里就不重要了嗎？你眞的可以什麼都不管、大吃大喝，卻還是看得到成效嗎？要回答這問題，我們必須再仔細檢視相關的研究。研究當中的參與者都有被監控，這是爲了確保他們有遵守研究團隊訂下的斷食規範。這些研究都會歷時許多週，或是長達數月，意思是參與者每天都會斷食很長的時間。所以我們應該問：堅持不懈是否就是成功減重的關鍵因素？如我之前提到的，人體對於面臨的新生活模式的適應能力極好。如果你過去一直都有吃早餐的習慣，身體會適應這樣的日常流程，在期待吃到餐點之前，身體就會分泌消化酵素，並且啓動飢餓荷爾蒙。如果打破這樣的習慣，直接跳過早餐，身體還是會繼續期待多日，認爲這個時候應該會有早餐，不過身體也會很快適應新的模式。若堅持一致的斷食方法，參與者確實有可能在斷食期間覺得飢餓感減少，因此他們會在開始進食時，選擇比較合理的飲食，時間久了也自然能減少熱量的攝取。

還有一點值得注意，那就是「認知到飢餓」是許多人已經失去的技能。標準美式飲食裡的大量精緻食品都會迅速被消化、吸收進血液中。結果，血糖飆高後，還會再次暴跌，這是無法避免的，因此飢餓感會比預期的還快回來。除此之外，多年來一直吃這些營養價值低廉的食物讓許多人產生胰島素阻抗問題；即使攝取了很多易消化的熱量，我們的細胞還是會抗拒得來的能量，因此想吃更多的感受，始終揮之不去。在這種情況下，當你的身體還在重新學習，何時才是眞正吃飽的時候，最好要監控自己的食物攝取量。直到你重新獲得這個技能之前，最好還是算一下自己的熱量需求，並且追蹤營養素的攝取。

你需要多少熱量取決於許多因素，包括年齡、性別、身高、當下體重、活動量與新陳代謝健康。要算出自己身體究竟需要多少熱量，最簡單的方法是上網找到一個線上熱量計算機。雖然一般的計算機無法計算到個人代謝率這類細微差異，但它們的結果都大致正確。算出一個數字後，你可以繼續利用科技，使用飲食日記app記錄每天的飲食，追蹤熱量與營養素的攝取。

綜合所有資訊

以下是健康的低碳水、高脂飲食的特色：

1. **碳水化合物：**限制自己的碳水化合物攝取量，以一整天熱量的25%估算。如果你選擇進行生酮飲食，攝取量就要少於10%。徹底去除糖與精緻澱粉的攝取。

2. **脂肪：**整天熱量至少50%都應該來自脂肪。盡量選擇來自原型食物的天然油脂，並且避免蔬菜油。

3. **蛋白質**：適量攝取蛋白質，大約是一天總熱量的15-25%。如果年紀大、在對抗疾病，或是在努力增加肌肉，就要增加蛋白質攝取。

如何結束斷食

你已經知道進食區間要怎麼吃了，但從斷食過渡到進食時，該怎麼做呢？有最適合結束斷食的方式嗎？這必須依照斷食長度來決定。若採取限時進食法，也就是每天都有進食的話，可以用普通的一餐結束斷食區間。但如果你已經連續好多天斷食超過24小時以上，最好是緩慢地重新讓身體認識食物，才能避免引發消化問題，或是雖然機率極少但還是有可能罹患的「再餵食症候群」（re-feeding syndrome）。以下是一些撇步：

1. 第一餐份量要少。
2. 幫助結束斷食的食物中，一些好的選擇有：大骨高湯、加了一點蛋白粉的果昔，或是一小份煮熟、要用牙齒徹底嚼碎的蔬菜。
3. 如果吃了之後過30-60分鐘都覺得沒事的話，就可以攝取你習慣吃、更紮實(但依然小份量)的餐點。

如果你的目標是改善健康或減重，在進食區間的食物選擇就很重要了。但是斷食期間，究竟可以吃或喝什麼嗎？你可以喝咖啡——對吧？那在咖啡裡加鮮奶油呢？關於斷食的時機掌握，以及在斷食狀態下運動，還有更多事情需要學習嗎？讓我們深入探討斷食中的各種細節。

7

斷食中的細節

- **為了避免干擾斷食效果，最好避免在斷食時攝取有熱量的飲食以及人工甜味劑**。可以攝取無熱量飲料，像是水、咖啡和茶。
- **在斷食狀態下可以運動，但要隨時注意自己的感覺，並且記得運動表現可能會受影響**。在斷食期間進行有氧運動可以促進燃脂。
- **如果遇到減重停滯期，有許多方式可以排除問題**。有時候要微調飲食模式、斷食方法或生活方式，給身體丟一顆變化球。
- **度假和過節時，繼續實施間歇性斷食**。享受生活的同時，也能輕鬆控制體重！

到這裡，你應該比較清楚該怎麼吃，以及哪一種斷食方式最適合你了。不過，開始從事新事物總是容易因爲一些小細節影響整體的成敗。在這一章，我們要來檢視計畫中可能出現的阻礙，盡可能讓你的斷食方法順利進行。讓我們來看看斷食區間裡，要怎麼吃、怎麼喝，還有怎麼動；如何應付特殊場合；以及效果不如預期時，該怎麼辦。

斷食會因為什麼事情中斷？

在討論斷食區間內，哪些東西可以吃、哪些不能吃之前，我們必須先定義「斷食會如何被中斷」。從最嚴謹的角度來看，斷食就是不吃不喝，或不攝取會改變新陳代謝的任何物質——也就是只能喝水。但是若要遵守這樣沒彈性的規則，你可能會覺得又餓又不舒服，進而影響能否成功持續斷食。所以折衷的方法是什麼？斷食的時候，有哪些東西是可以喝、可以吃，但還是能讓你享受到斷食帶來的好處？由於相關研究不多，答案還需要更多推測。不過如果從「爲何斷食對身體有益」的角度思考，或許能觀察到一些見解。我們知道長時間不吃東西，能讓身體釋放資源進行修復，並且讓胰島素降低分泌量。胰島素分泌量低，會讓身體內部環境開始偏好燃燒脂肪。你想要盡可能讓這個燃脂模式持續久一點，所以攝取任何會讓胰島素上升的東西，就會與最終目標相悖。有了這層了解，我們可以來看看有哪些常見的食物和飲料，適合在斷食期間攝取：

水

斷食期間要補充水分，最好就是喝水。沒有熱量、沒有會影響代謝的營養素，一天當中任何時候都能安全地喝水。你可以直接喝自來水，也可以給自己倒一杯無糖礦泉水或有氣泡的水，像是碳酸水、蘇打水或氣泡水。這些選擇讓喝水有一些變化，讓斷食期間比較有趣又能得到滿足。

如果喜歡有不同味道的水呢？例如，很多人喜歡在水杯裡加一片檸檬。檸檬是水果，所以就會在水裡增加熱量。但是擠一點檸檬汁難道也不行嗎？正統斷食主義者會說，任何卡路里都會中斷斷食；但很難想像只是一點點檸檬汁，就會完全毀了斷食幾小時帶來的益處嗎？不過，在水裡加入無熱量的甜味劑，又是另一回事。

無熱量甜味劑

因爲本身沒有熱量，你會以爲斷食期間用這些代糖應該沒問題。可惜的是有證據顯示無熱量甜味劑並不像它們所標榜的對新陳代謝毫無作用。有一些其實有升糖指數，意思是還是會讓血糖上升。

還有研究發現，這些物質可能會改變腸道健康、造成葡萄糖失耐（glucose intolerance）與胰島素阻抗，這些問題可能會影響到你能否順利減重。[1,2]

還有另一個考量，那就是會發生一種稱為「頭期的胰島素釋放」（cephalic phase insulin response）的現象。Cephalic是指你的頭部，所以最直白的說法就是一種完全只在你大腦裡發生的胰島素反應，跟血液裡的葡萄糖毫無關係。只需要嘴巴裡有點甜的東西，就會出現這個反應。有一些有趣的研究，邀請參與者用不同的無熱量甜味溶液漱口再吐掉。他們並沒有吞下這些液體，但是在嚐到味道之後，抽血發現胰島素分泌量竟然升高了。[3,4]換句話說，即使把嘴裡的甜味溶液吐掉，研究參與者的血液胰島素分泌量還是上升了。糟了，是不是？所以我們從這些研究學到了：「無糖」不等於「無憂」。這些物質對大腦、身體與新陳代謝還是有影響的。

你也可以說，不是每一種無卡甜味劑都一樣。我同意，比起人工甜味劑，如許多無糖汽水使用的阿斯巴甜、甜菊這種源自天然物質的甜味劑，是較好的選擇。但是先不管對健康是否有益，我會建議最好減少或戒掉所有飲食中的代糖，其實還有一個更重要的原因。直白地說，代糖的強烈甜度會讓你持續嗜甜。你想要這樣嗎？代糖讓「無糖」食物和飲料還是甜的。所以如果持續食用，你就是持續縱容嗜甜的胃口。

關於代糖

最好戒掉所有代糖。但是如果想要食用的話，以下是一些還可以（和萬萬不可）的選擇：

傷害較小的代糖：

* 阿洛酮糖（Allulose）
* 赤藻糖醇（Erythritol）
* 羅漢果（Monk fruit）
* 純甜菊（stevia）
* Swerve（赤藻糖醇與寡醣的混合物）
* Truvia（赤藻糖醇和甜菊的混合物）
* 木糖醇（Xylitol）

應該避免的代糖：

* 怡口糖（藍色包裝）與無糖汽水裡的阿斯巴甜
* 麥芽糖醇
* Sweet’N Low（粉紅色包裝）裡的糖精（Saccharin）
* 山梨醇（Sorbitol）
* 善品糖（黃色包裝）裡的三氯蔗糖（Sucralose）
* 麥芽糖醇和山梨醇，都是口香糖和硬糖經常添加的糖醇。對於腸胃敏感的人，這些人工甜味劑可能造成腸胃不適。

這會形成一個問題：因爲甜味對心理與身體有非常強烈的吸引力。如果舌頭上一直有甜味的話，你的味蕾和大腦化學成分會一直渴望甜味，你就會持續成癮。結論是，如果你需要代糖當作戒糖的輔助工具，那沒有問題，但若能慢慢戒掉，就會得到最好的效果。

咖啡和茶

咖啡和茶可能會啓動你的「代謝時鐘」，但在斷食期間喝咖啡和茶，一般都是能接受的。間歇性斷食的優勢之一，就是能配合身體自然的代謝節奏，在白天代謝最有活力的時候攝取食物。代謝時鐘的重要啓動時機，是一天當中吃第一口食物或喝第一口飲料的時候。時鐘啓動後，代謝的引擎會開始加油，身體會經歷胰島素敏感度以及脂肪酸氧化的高峰，再隨著一天過去慢慢降低。意思是在進食區間的一開始，身體消化及利用食物的功能，比進食區間結束時好多了。有了這層了解，你喝的咖啡或茶裡的無熱量營養素，理論上會中斷你的斷食，所以應該避免。但是有些人覺得要他捨棄早上那杯咖啡，還不如去跳下懸崖，所以我們要來打造一些論點，來支持喝咖啡和它的近親——茶。

爲什麼斷食期間可以喝咖啡和茶：

- 喝咖啡讓人生都值得了（至少會愉快很多）。
- 許多間歇性斷食的研究會允許研究參與者喝無熱量飲料，像是咖啡和茶。喝這些飲料並沒有明顯改變斷食的結果。
- 咖啡和茶富含抗氧化物質以及其它有用的成分，在研究實驗鼠時發現，甚至能引起稱爲「自體吞噬」的細胞清掃過程。[5,6]
- 以人類爲參與者的研究發現，咖啡因能幫助身體分解脂肪。[7]

可見這裡有一些取捨。喝一杯咖啡或茶，可能會啓動代謝時鐘，技術上確實是開啓了進食區間。但是如果早上只有攝取這些，可能對自體吞噬和分解脂肪還是有幫助的。下一個合理的問題則是：究竟可以倒什麼在杯子裡呢？

鮮奶油和其它脂肪卡路里

如果黑咖啡和茶引起不了你的興趣，你可能會想加入一點脂肪、甜味或香料。以脂肪爲主的食物對血糖和胰島素的影響微乎其微，所以在斷食期間攝取脂肪卡路里，並不會讓身體離開燃脂模式。這是好事，也是爲什麼大部分的人可以在喝咖啡或茶的時候，享受一點鮮奶油等熟悉的東西，卻不會有明顯的後果。

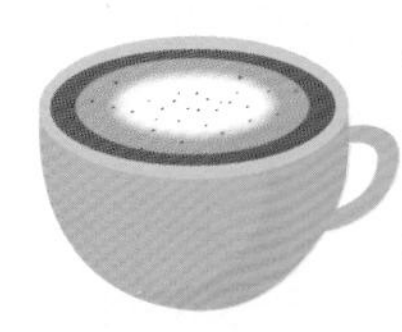

咖啡到底健不健康？

將近三分之二的人一天從喝一杯咖啡開始。這是好的晨間習慣嗎？還是每天一杯接著一杯地喝，其實對身體造成傷害了？結果，咖啡是有好有壞的。

好處：

* **咖啡來自咖啡豆**：泡一杯咖啡時，咖啡豆的營養，包括能夠保護細胞的抗氧化物質，會直接進到你的杯子裡。
* **可能讓你更長壽**：在2012年發表的一項研究，評估了超過上千名50歲以上、有喝咖啡習慣的男性和女性，發現「咖啡攝取與整體死亡率和分原因死亡率有反向關聯」。[8]
* **可能預防糖尿病**：系統性文獻回顧顯示「大量攝取咖啡、低咖啡因咖啡和茶，與降低罹患糖尿病風險有關」。[9]
* **正常攝取有助於減脂**：可能是咖啡裡的營養，加上咖啡因能夠促進代謝，讓你具有燃脂的優勢。[10]
* **可能促進自體吞噬**：雖然到目前為止研究都是以老鼠為主，咖啡裡的營養素確實有可能加強人類的自體吞噬能力。[5, 6]
* **在短期、長期都能讓你的思維更敏捷**：2016年發表的系統性文獻回顧顯示「大量攝取咖啡，與降低罹患阿茲海默症機率有關」。[11]

壞處：

* **身體敏感的人可能會覺得心神不寧**：也有可能會使讓焦慮症狀更嚴重。
* **下午喝的話，可能會干擾睡眠**：咖啡因的半衰期大約是6小時，意思是喝了咖啡後6小時，半杯咖啡的咖啡因還是在身體系統裡。換句話說，下午三點喝的那杯咖啡，可能在你準備睡覺時咖啡因還留在你的體內。
* **容易上癮**：如果停止喝咖啡，你很有可能會出現戒斷症狀，包括頭痛、煩躁感，以及意識模糊症（brain fog，又稱腦霧）。
* **咖啡因可能會讓血壓升高**：這方面還需要進行更多研究。[12]
* **可能會讓胃灼熱症狀更嚴重**：咖啡因會讓下食道括約肌（lower esophageal sphincter）鬆弛，這部位負責擋住胃酸往回流到喉嚨。

但是脂肪是有熱量的，熱量即是能量。身體會先利用這些容易取得的熱量，才回去使用比較不易取得、囤積在脂肪細胞裡的熱量。如果早上你喝了三杯咖啡，每一杯都加了鮮奶油，這樣就是在提供身體穩定的能源，而不是讓它從身體的庫存中燃燒。生酮咖啡或防彈咖啡這種在一杯咖啡裡加入多種脂肪(像是MCT油、椰子油、奶油、鮮奶油等)的飲料也是一樣。你加越多脂肪，就是提供身體越多能量。奶類（包括植物奶，像是大麻籽奶或杏仁奶）裡面包含了脂肪、蛋白質與碳水化合物，因此中斷斷食的機率比較高。如果你比較喜歡在飲料裡加上牛奶，選用全脂牛奶或半鮮奶油會幫助你得到最好的結果。

咖啡甜味劑與香料

如前面所述，無熱量甜味劑對代謝和健康可能會有意想不到的衝擊。如果咖啡或茶裡一定要有甜味劑，最好選擇天然來源的，像是甜菊或羅漢果。蜂蜜與龍舌蘭糖漿也是天然的，但是它們的甜味來自果糖，這種糖必須由肝臟代謝，因此會干擾斷食。另一方面，若是少量使用香料，對身體是好的，所以早上那杯咖啡裡，歡迎灑一些薑黃、肉桂、豆蔻或其它喜歡的香料。

小知識：什麼是MCT油？

MCT油是很受低碳水和生酮飲食者歡迎的油脂，因為身體處理它的方式很特別。MCT是三酸甘油酯的縮寫，這是一種油脂。跟大多數的膳食油脂不同，三酸甘油酯會直接被送到肝臟當作燃料燃燒，或是轉換成替代的能源：酮類（見P.44）。因為能直接轉換成能量，很少會留下變成體脂儲存起來。

雖然不是最好的烹調用油，但MCT油可以拌入沙拉醬裡，或是加進咖啡或茶裡來對抗飢餓感。不過它有輕瀉藥的作用，所以要慢慢加。我會建議先從一天一小匙開始，看身體對它的反應。如果覺得還不錯，可以增加到一天一大匙。

如果你選擇使用MCT粉而不是MCT油，請檢查食品成分表是否有其它添加物。通常粉類會加一些食材來提升風味，以及避免粉類凝結成塊。這些添加物可能會影響到代謝，並且有可能中斷斷食。

斷食期間的咖啡添加品

除了水以外，任何東西都有可能干擾斷食，如果你喜歡在咖啡或茶裡加一點什麼，以下是一些衝擊性較小的成分：

可以加這些：

* 奶油
* 椰子油
* 鮮奶油（高脂鮮乳油或椰漿）
* 全脂牛奶
* 半鮮奶油（Half-and-half）
* MCT油
* 香料
* 甜菊或羅漢果

不可以加這些：

* 龍舌蘭糖漿
* 人工甜味劑（怡口糖、善品糖、Sweet’N Low）
* 蜂蜜
* 低脂或零脂牛奶
* 堅果奶（例如大麻籽奶、杏仁漿、腰果奶等）
* 糖

營養補充品

無論你是否有特定的健身目標，還是想要支援特定方面的健康，都有對應的營養補充品。一般而言，營養補充品的攝取時機是「有疑慮，就配食物一起吃」。但是這個簡單的指示，容易引起很多「那……怎麼辦」的問題：「如果我斷食超過一天怎麼辦？」「如果我需要運動時、睡前、一大早吃這個營養補充品怎麼辦？」市面上這麼多營養補充品，不可能全部都評論完。但是我們可以把營養補充品分門別類，看身體如何利用它們，再藉著收集到的資訊決定是要在進食還是斷食區間攝取。

健身與蛋白質補充品

要增加肌肉就需要蛋白質。如果你在進食區間運動，可以從飲食中攝取蛋白質。但是，如果你在斷食區間運動的話呢？這時候攝取營養補充品，像是乳清蛋白或支鏈胺基酸（BCAA）會干擾斷食嗎？答案是會，但真正該問的問題是：暫時的中斷會阻止你達成目標嗎？你在斷食的時候，特定的成長途徑，像是第一型類胰島素生長因子（IGF-1）和mTOR基因會被暫停使用。這不見得是不好的事，因為必須暫停這些途徑，細胞的自體吞噬才能進行。如果你的目標是增加肌肉，你需要這些成長途徑起作用。其中一個方法就是攝取胺基酸。所以斷食期間要不要攝取蛋白質補充品，就要看你怎麼回答這問題：「肌肉增長的可能性，值得我暫時中斷斷食嗎？」

維生素、Omega-3、益生菌和電解質

爲了維持健康，你可以攝取很多種不同的營養補充品。大部分最好搭配食物一起服用，但如果你正在進行長時間的斷食，或比較喜歡早上或睡前吃，這些補充品還是會有益處的。讓我們來看看比較常見的幾種：

- 綜合維他命與其它脂溶性維生素補充品，最好跟食物一起服用，才能支持脂溶性維生素（A、D、E、K）的吸收。
- 水溶性維生素（B和C）補充品，無論是否在斷食，一天任何時候都能服用。
- omega-3脂肪酸通常是以膠囊或液體形式服用，跟維他命一樣。搭配食物一起服用，有助於吸收。
- 益生菌就有些棘手。益生菌是活的微生物，能支援腸胃道裡有益的細菌。要抵達腸胃道，這些微生物必須要在消化道裡存活好一段時間。究竟跟食物一起是否能提高存活率還有待商榷，研究也沒有定論。這時候就是要用我們的格言「有疑慮，就配食物一起吃」。
- 電解質是必要礦物質，身體需要它們來進行各種功能，從調節神經與肌肉動作，到讓身體保持充足水分。斷食的時候，身體會自然減少電解質，所以要覺得舒適就必須補充，能避免常見的問題如抽筋、頭痛與睡眠問題。電解質補充品要有鉀、鎂、鈉和氯化物，無論是斷食期還是進食期都要每天補充。

大骨高湯

大骨高湯富含胺基酸，會干擾斷食，但是這也是好處多過於壞處的情況。如果你剛開始實行斷食，而且覺得很疲憊或飢餓，大骨高湯可以支撐你，幫助你適應斷食的過程。如果你在進行長時間的斷食，你會發覺大骨高湯能幫助你控制住飢餓感、感覺舒適，同時還能維持斷食帶來的諸多益處。在延長的斷食期，大骨高湯因爲蛋白質含量高，可能也能幫助保護肌肉組織。

蘋果醋

從改善健康到減重，蘋果醋被稱爲是具有各種療效的天然聖品，而且有不少科學證據支持這些說法。一項研究顯示，餐前吃2大匙（30ml）蘋果醋，能幫助肌肉吸收食物裡的葡萄糖。[13]另一項研究中，糖尿病患者在睡前攝取2大匙蘋果醋搭配1盎司乳酪（爲了讓蘋果醋更容易下嚥），隔天早上的空腹血糖値降低了。[14]因爲它的諸多效益，加上蘋果醋沒有熱量，在斷食期間或是餐前食用蘋果醋都是可以的。有些人還聲稱，在斷食期間喝蘋果醋能幫助控制飢餓感。有一點要注意的是：它不是那麼好吃，

斷食期間攝取營養補充品

有一些營養補充品最好跟食物一起服用，有一些則有可能干擾斷食，但提供給身體的好處，應該還是值得在斷食期服用。以下幾點能幫助你抓時間攝取營養補充品：

最好在進食區間食用：

* 支鏈胺基酸（BCAA）
* 大骨高湯
* 脂溶性維生素（A、D、E、K）與綜合維生素
* 纖維補充品
* Omega-3
* 益生菌
* 乳清蛋白和蛋白粉

在斷食時也可以攝取：

* 蘋果醋
* 電解質
* 水溶性維生素（B、C）

藥物：有一些藥物最好跟食物一起服用，才能有效吸收。有一些則是需要一早起床或睡前服用。請跟醫師洽詢如何在斷食期間服用自己的藥物。

直接喝的話，酸性可能會傷害喉嚨或牙齒。在一杯水裡稀釋幾大匙再配上一點檸檬，就可以喝得下去了。

在斷食期間運動

斷食的時候也可以運動，但是運動的型態要取決於你的目標還有斷食時的感受。運動的益處無數，但對很多人來說，開始運動的目標往往是增肌或減脂。在第五章，你了解到在採取間歇性斷食時，還是有可能維持、甚至增加肌肉組織。但是，由於關於肌肉成長與斷食的研究，都是請研究對象在進食區間運動，運動完也會立刻攝取乳清蛋白，目前還不清楚斷食期間運動是否還是能得到相同的肌肉成長效果。我自己的經驗是即使在斷食狀態下，還是能夠增加肌肉，但這點還沒有明確定論。

斷食單車騎士

「我是62歲的單車騎士，已經是更年期後十年了。我想要減掉難纏的9磅。間歇性斷食已經在過去6週幫助我減掉了6磅。我大概會在早餐和午餐共攝取1600大卡，然後斷食直到下一次早餐。採取16:8斷食法後，我有注意到早上醒來時肌肉與關節痠痛明顯降低，運動時的有氧能力增加了。」

——米希 P

但是，在斷食狀態進行特定的有氧運動的話呢？如果你醒來、甩掉睡意就跑去健身房做一小時的有氧運動，或到家附近的戶外晨跑或散步的話呢？有氧運動的目的不是長肌肉，而是消耗熱量還有促進整體健康。在這個情況下，研究結果證實在斷食狀態進行有氧運動有很多好處，包括更好的燃脂效果，細胞運用能量效果也較好。

- 2016年發表的一項研究分析過往的文獻發現，斷食之下進行的有氧運動，相較於飽食狀態下運動，更能促進燃脂。[15]
- 一項爲期6週的研究，請健康的男性每週進行4次60-90分鐘的運動。有一些人在運動前和運動當下有吃東西，有一些則是在斷食狀態下運動。沒吃東西就運動的人，能量運用及燃脂皆較有效率。[16]
- 30名過重或有肥胖症的男性參與的一項研究發現，在吃早餐之前進行稍微有些強度的有氧運動，相較於吃完早餐才運動，有兩倍的燃脂效果。[17]

斷食運動

「我花很多時間適應間歇性斷食，但我很快就發現在斷食狀態下運動效果奇佳。我通常會在早上、斷食來到第16小時左右的時候運動，感覺真的很棒。有幾次，我在進食即將開始的時間安排打網球。我都會先去打球而不是先吃東西，結果活力特別好。」

——朗思 L

小知識：如何舒舒服服地斷食

你的身體像奇妙的機器，能適應任何情況。但身體有時候也像個頑固老頭，總是堅持習慣的事，意思是當你要求他做新的事情，像是斷食，他會抗拒幾天。對許多人來說，身體習慣新常規後，這種不舒服的感覺會自己消失，但在支持身體斷食的當下，也有一些方法可以改善自己的舒適度：

* **喝水**。有一種斷食叫做「乾禁食」，也就是完全不攝取任何飲食，包括水。支持者聲稱這樣的斷食能促進減重、改善免疫力並且降低發炎。但是能支持這些說法的證據不是很有力，長時間不喝水也可能很危險，而且可能導致飢餓感更強烈、疲憊、腦霧、躁動以及頭痛等症狀。結論是：斷食、進食區間都要喝很多水。

* **加一點電解質或礦物質補充品**。斷食就是在降低胰島素，並且消耗能讓身體儲存水分的肝糖。如果斷食又搭配低碳水飲食，消耗肝糖與水分的效果會加倍。水分離開身體時，電解質也會一起流失。電解質是指在身體有水的環境裡能導電的礦物質。從平衡液體到神經及肌肉功能，特定的電解質，像是鎂、鉀、鈉與氯能調節重要的身體機能。如果身體的電解質不足，你會覺得很累或情緒不穩，還有可能肌肉抽筋、難以入睡。幸好，有很多簡單的方法可以補充這些物質：
    * 在食物或飲料裡加一小撮鹽，就能添加鈉、氯和少數其它礦物質。
    * 每天服用一顆綜合維他命或電解質補充品。
    * 喝大骨高湯，裡面富含礦物質及其它微量營養素。
    * 用瀉鹽（硫酸鎂）泡溫水澡。雖然瀉鹽裡的鎂有多少是能透過皮膚吸收還是有爭議，但是這樣泡溫水澡能緩和肌肉酸痛和抽筋。
* **避免短時間做太多事**。一旦下定決心，很容易變成想要一次做出所有改變。你對外宣告，今天就是你開始斷食、大改飲食、加入健身房的黃道吉日。雖然你的健康確實有多方面需要改善，但一次全做會讓你一下就消耗殆盡，容易半途而廢。與其這樣，不如分成第一回合、第二回合這樣的策略：

第一回合：

* 從斷食12小時開始，慢慢增加到14小時。
* 繼續維持原本的運動習慣，或是加進比較輕鬆的運動，像是走路。
* 在控制住飢餓感之前，不要專注在減少熱量攝取。
* 遵守0-1-2-3策略來控制飲食。
* 在咖啡裡加入鮮奶油或由其它油脂來幫助控制飢餓感。

第二回合：

* 開始斷食16小時，或是嘗試隔日斷食法。
* 加長運動時間或增加強度。
* 算出熱量上限，並開始追蹤食物攝取。
* 減少碳水化合物的攝取來加速減重。
* 嘗試只喝水的斷食。

間歇性斷食顯然能幫助你雕塑身體，但在斷食的時候運動，會影響你的感覺或運動表現嗎？答案其實有一點主觀，因爲有些人覺得空腹時運動比較好，但有些人覺得需要儲存一點能量，才能在健身房表現最好。關於運動效能與斷食的研究結果也很分歧，這也可能取決於一開始自身的體能程度。針對職業柔道運動員的研究發現，在齋戒月斷食的運動員，雖然疲憊感增加，但整體運動表現未有明顯影響。[18]針對耐力型運動員的研究也顯示，他們在斷食狀態之下訓練時，仍然維持以往的運動表現。[19]不過，針對未經專業訓練的運動員，研究結果就非常混雜。有些研究顯示運動表現未有改倍，但有些卻顯示表現有改善或變差。[20]

結論是體能訓練與斷食是可以合作的，對身體組成、胰島素敏感度與整體健康有益。但是，如果你是在斷食狀態下運動，你應該注意自己的感受，如果覺得頭暈或不舒服就應該停下來。

萬一覺得不舒服怎麼辦？

下定決心要改善健康，結果沒有覺得更好，反而覺得更糟，眞的很令人沮喪。雖然這樣的低潮通常是暫時的，但是可能會讓你在看到魔幻效果之前就先放棄。我們還是要在感覺不太對勁，跟眞的嚴重健康隱憂之間，劃清楚一個界線。一般而言，若有什麼症狀讓你覺得不太對勁，最好還是謹愼爲妙，跟醫生談談。但是，當你改變飲食方法或運動身體的方法時，有時候就是會覺得不對勁，或出現一些常見的症狀，像是疲倦感、嘴饞、頭痛與不適。我們來看看，開始斷食或持續斷食時，會遇到哪些症狀，以及怎麼做才能讓自己好一些。

飢餓感與嘴饞

飢餓感是很變化無常的東西。它會隨著一天當中的荷爾蒙、血糖值，以及環境中的暗示而忽上忽下。聞到新鮮出爐的麵包……你立刻就想要吃新鮮剛出爐的麵包！由於它來來去去的特性，斷食的時間裡，可以預期會出現一陣一陣的飢餓感，但也能確定它們會漸漸消退。換句話說，你不必餵食飢餓感，它也還是能被滿足。嘴饞也是類似的東西，我們眼前出現糖果或披薩廣告時，都會特別嘴饞。但就像飢餓感一樣，要提醒自己，這也是過了就好了。如果光是等它消退還不夠，可以試著用一些「小塞子」止住（見P.86）。當然，飢餓感和嘴饞都不是什麼好玩的體驗。以下幾種實際方式可以讓它們平靜下來。

解決方法：

- **撐過飢餓感**。你的身體會學會新習慣和模式。當你跳過平常會吃的一餐時，身體會爲了提醒你而刺激你的胃口。試著撐過這個飢餓感，過幾天，你的身體就會學會新的斷食模式，飢餓感也會自然消退。

- **吃得夠多**。因爲想要挑戰極限、加速減肥，大幅減少熱量攝取是很常見的事，但這個策略反而會適得其反，讓飢餓感爆發又會讓代謝變慢。
- **攝取油脂**。雖然你會很想要減掉飲食中的油脂，因爲熱量很高。但是如果你以爲爲了減一些熱量，而不吃堅果、種籽、酪梨等高油脂食物，你其實是在邀請飢餓感來襲。
- **睡覺**。缺乏睡眠會改變飢餓荷爾蒙，讓你一整天會覺得特別餓。讓臥房越暗越好，降低臥室的溫度，並且把目標放在睡7-9個小時。

肌肉抽筋

肌肉感覺很直截了當，肌肉幫助我們散步、抬起購物袋，還有將酒杯拿到嘴邊，至少這是我們看到的表象。但是在裡面，每一塊肌肉的收縮都需要肌纖維與神經系統之間發生很複雜的相互作用，而這整齣戲都要仰賴礦物質，尤其是鎂、鈣、鈉與鉀。如果缺乏這些礦物質，肌肉會卡住，害你抽筋痛到走不動或是從床上彈起來。因爲斷食會造成身體容易失去水分與電解質，有可能出現抽筋和局部痙攣的現象。好消息是，如果是因爲缺乏營養素造成的，很容易透過營養補充品修正問題。

解決方法：

- **添加電解質**。你可以在藥局或網路上買到電解質補充品。
- **喝礦泉水**。礦泉水來自礦物湧泉，裡面會有微量的礦物質，能幫助避免肌肉抽筋。
- **吃富含鎂的食物**。我把鎂稱爲「溫柔的鎂」，因爲它有許多讓身體平靜下來的效果，像是讓肌肉放鬆、減少焦慮感。每天吃一份精心製作的沙拉，是幫身體添加富含鎂的食物最好的方式（深綠色葉菜類爲基底，加上南瓜籽、杏仁片與酪梨片，鎂含量就很充足，又是很美味的沙拉。）！

便秘

對一些人來說，這只是量的問題。吃進的食物少，排出去的廢物也就變少。排泄量減少有時也會被誤認爲是便秘。雖說如此，但改變飲食本來就可能造成腸胃道活動的改變。如果你在斷食的期間便秘，可以採取一些措施讓腸胃蠕動。但是要記得有很多原因都可能造成便秘。如果這些天然療方不管用，請洽詢醫生的意見。

解決方法：

- **補充水分**。多喝水（一天至少8杯），並在飲食中添加電解質。這樣能在身體裡維持水平衡，讓排便更順暢。

- **添加纖維**。開始斷食或減少攝取碳水化合物時，纖維的攝取可能也減少了。雖然不是每個人在飲食中添加纖維就會解決便秘問題，但可能對你有效果。

  - 美達施膳食纖維粉（Metamucil），一種非處方的便秘療方，裡面的一種有效成分是洋車前子殼（psyllium husk）。盡量找有機的洋車前子殼，避免接觸到農藥與添加物。

  - 奇亞籽的纖維含量高又能吸收水分，能幫助軟化糞便。因爲奇亞籽味道不強烈，很容易加進優格和果昔裡。

  - 多食用碳水化合物與膳食纖維比例高的蔬菜，像是深綠色葉菜類、蘆筍、白花椰菜與德式酸菜。

- **添加MCT油**。這個特殊的油脂具有輕瀉藥效果，先從在咖啡或茶裡拌入一小匙MCT油開始，再慢慢增加到一天一大匙。

- **多運動**。腸胃要蠕動，多少要靠肌肉收縮，所以如果你有長期便秘的困擾，可能要想辦法透過運動改善核心肌群力量。雖然走路無法大幅改善核心力量，但能幫助運動性（motility），所以一天快走一、兩次可能會有幫助。

疲憊感、腦霧與煩躁感

改變飲食型態的時候，身體會需要幾天才能適應，那幾天你可能會覺得很沉重、情緒起伏大，還有精神不濟。但是，過不了多久，這一層霧應該會散開，你就會感受到活力與幸福感明顯提升又持久。以下是一些能幫助身體適應斷食，卻不會有後果的方法，或是在斷食期間，能讓你心情好一些的方法。

解決方法：

- **從12:12斷食法開始**。經過一個晚上的斷食12小時，能讓身體與大腦有時間適應沒有食物的狀態。你覺得可以的時候，再把斷食時間延長到14或16小時。

- **一邊減少一邊加回去**。當你減少進食的時數，就要在飲食中多加一些微量營養素，避免缺乏的部分以及脫水。很簡單的方式就是補充綜合維他命、電解質補品、礦泉水或大骨高湯。

- **蛋白質要吃得夠**。大部分的人攝取適量的蛋白質，也就是一天總熱量的15-25%的熱量來自蛋白質即可。但是，如果你覺得身體行動緩慢，將蛋白質攝取提高到25%以上可能會覺得好多了。

- **捨棄空熱量**。如果你覺得活力用盡，就更應該捨棄加工食品和精緻食品的空熱量了。

嚴重疲憊、暈眩、頭暈、意識混亂、顫抖與反胃感

嚴重的疲憊、反胃、意識混亂和任何其它讓人感到虛弱的感覺，都不是斷食的正常副作用。如果你有感受到任何這些症狀，你應該立刻停止斷食並聯絡醫生。

如果體重沒有減少怎麼辦？

你已經在習慣性地斷食，飲食也調整得不錯，因此預期會看到一點效果了，可是一站上體重計卻毫無動靜。這是怎麼一回事？雖然體重暫時沒有變化是常見的現象，但是完全卡在停滯期一點也不好玩。我們來檢視看看，哪些事情會影響減重，以及做哪些事可以讓體重數字往下降：

- **檢查服用的藥物**。許多種藥物可能會讓減重速度變慢，包括(但不限於)抗憂鬱藥劑、抗組織胺、避孕藥、還原酶抑制劑、類固醇消炎藥，以及控制血壓、糖尿病和偏頭痛的藥物。如果你有在服用處方藥物並且有減重困難，請詢問你的醫生這之間是否有關聯。
- **堅持下去**。持續幾週的停滯期，不見得表示你的計畫有什麼不對。身體是很複雜又聰明的機器，即使多方嘗試，還是很難預料它會有什麼樣的反應。有時候與其強制做什麼事，不如給它一點時間。雖然穩定一貫的努力很無趣，但這通常是長期下來的致勝策略。
- **進行飲食大掃除**。斷食可以減輕一些飲食習慣不良造成的健康問題，但是如果你的進食區間充斥精緻碳水（像是麵包、能量棒、義大利麵、含糖飲料或汽水），你可能因爲讓胰島素升高、攝取過多熱量而阻礙減重。請參考第二部分提供的飲食計劃與食譜，作爲健康飲食的指引。
- **減少碳水化合物**。低碳水飲食之所以有效，是因爲它妨礙身體獲取容易燃燒的碳水化合物，強迫身體改成燃燒脂肪作爲能源。如果減重遇到停滯期，請降低碳水化合物的攝取。如果你已經在實行低碳水飲食，要注意隱藏的碳水化合物，以及「偷偷摸摸的碳水」（carb creep），也就是在努力往目標邁進的同時，讓多餘的碳水化合物混進飲食中（如一小塊餅乾應該無傷大雅）。花幾天詳細閱讀食品的成分標籤，追蹤實際攝取了幾公克的碳水化合物，降低這個數字，直到體重計數字又開始往下降。
- **改變斷食方式**。撼動停滯期最有效的方式之一，就是給身體投一

顆變化球。你的身體永遠在找方法保留能量，所以它很快就學會你的新模式，然後又變得有效率了，因此它能量需求降低，也需要較少卡路里。如果減重停滯了，可以加一點變化：一週進行較長時間的斷食1-2次，或是透過改良的隔日斷食法，讓攝取的卡路里進行循環。

- **加長斷食時間**。每個人的新陳代謝都不一樣。雖然斷食16小時對你的朋友特別有效，但你可能要斷食20小時才會看到同樣結果。
- **斷食要選擇早一點，而不是晚一點的時段**。到了傍晚，你的生理時鐘會影響荷爾蒙的生成，讓你準備要入睡了。太靠近睡覺時間進食，會和這樣的荷爾蒙轉變有所抵觸，使血糖持續攀高，阻礙夜晚的燃脂。為了鼓勵身體減重，睡前至少3小時要停止飲食，大部分的卡路里應該要在進食區間的一開始就攝取。
- **改變進食頻率**。吃東西能幫助提升新陳代謝，但增加的幅度很小，卻因為同時升高的胰島素阻擋身體釋放脂肪，而有反效果。為了製造一點改變，試著在進食區間裡改吃兩餐而不是三餐。
- **多動**。運動能改善胰島素敏感度，這是針對細胞是否有效攝取與運用能量的標記。每個人都有獨一無二的運動起點。如果你一直都缺乏運動，可以透過有趣的活動，像是走路或園藝，增加自己的體能活動。如果你有持續保持運動習慣，試著增加運動強度或時間。

特殊場合的斷食策略

間歇性斷食是一種整年都能進行的體重管理策略，即使跳脫日常作息，去過節或度假都能持續下去。這些特別、充滿可口點心的時刻，會誘惑大部分的人暫停自我約束，放心大吃。這是人性本能，我自己身為人類，也不會對打破規則、休息幾天的人多說什麼。但是，偶爾幾天的放縱還是會累積的，一般人每年可能會因此增重1-2磅。至少以前是這樣。現在，你有秘密武器：間歇性斷食。短時間的繞路，就不會因此變成永遠甩不掉的體重。以下是幾個我常用的秘訣，幫助我享受人生歡慶時刻、不失利。

在過節日的時候進行斷食

逢年過節無疑是吃太多的大好機會。從馬鈴薯泥、烤雞填料到交換餅乾、大餐與節日點心，通常都是大量的碳水化合物。這些食物不只會讓胰島素升高，也會讓身體保留水分，使得歡慶節日的隔天，面對體重計變成一件恐怖的事情。

幸好，吃大餐後進行斷食能加速排除多餘水分並穩定胰島素。斷食絕對不應該視爲一種縱情享受的懲罰，而是應該當作手上的王牌，幫助你佔上風，也讓你重拾主導權。爲了快速回到正軌，吃完大餐的隔一、兩天，試著將斷食區間拉長。例如如果你一般是斷食16小時，試著在節日餐後斷食20小時，或使用一天一餐斷食法。你也可以進一步將節慶大餐，當作當天唯一的一餐。

度假時斷食

我在旅行的時候，發覺把進食時機分散，以及保持正確的心態能幫助我避免增重。度假的時候，我會試著一天只吃兩餐。至於要吃哪兩餐就是視情況而定。例如如果我住的飯店有附早餐，我會選擇吃這一餐；吃一個大份量、低碳水的早餐，然後等到晚餐才吃下一餐。如果可以跳過早餐，我當天就會只吃午餐和晚餐。至於心態，它是能害你飲食過量或是堅持挺住的力量。如果你去度假的心態是「我在度假，我値得揮霍」那也沒關係，但是回家之後就有很多工作等著你。但是如果去度假時的心態是「我會保持彈性，但我也想要感覺良好」，你就能給自己一些彈性空間，不要讓自己覺得被飲食規劃困住。這種好的心態能讓你享受一、兩個點心，而不至於讓你陷入瘋狂進食導致的昏沉狀態。

你的間歇性斷食新生活

就是這麼一回事。我們一路上一起質疑了許多根深柢固的想法，探索有潛力的研究，也規劃出一條符合自己生活方式、又不至於佔據生活全部的健康道路。有時候，你會覺得眼前滿是挑戰；其它時候，又充滿希望與能量。我承認，要將間歇性斷食付諸行動，確實需要改變觀念，但實行後不久，效果絕對能證明這些努力都是值得的。間歇性斷食眞的是健康、減重與幸福生活的加速器。

我很榮幸有這個機會與你分享這個容易遵守、能享受其中，又非常有效的策略。斷食已是歷經數千年的習慣，但是新發覺的效果讓我們覺得好像是找到某個天大的秘密——這個秘密有可能翻轉各種過於複雜的節食計畫。當你開始實行斷食策略，好多自由都等著你。如果你還沒有試過，現在就踏出第一步，發覺這種古老的療癒方式，會如何形塑未來的健康生活。現在，翻頁就能找到所有飲食計畫囉！

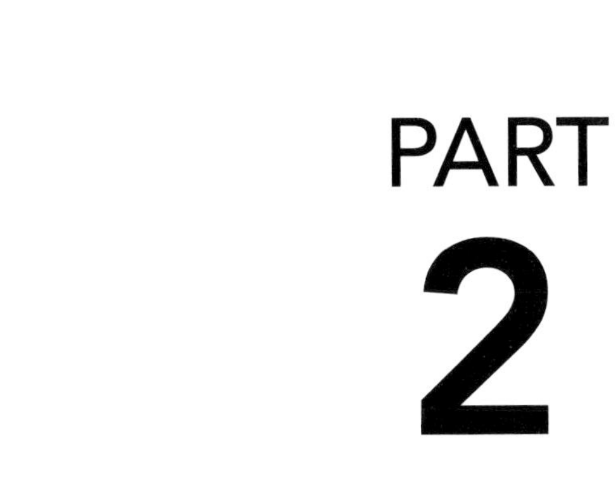

PART 2

飲食計畫 + 食譜

吃東西的時間到了！在進食區間裡，攝取原型、未經加工的食物能讓斷食效果極佳。在這個章節，你會學到該選擇哪些食物，以及如何將這些食物組合成健康又令人滿足的每日餐點。接下來的飲食計畫與食譜能讓你學會如何以穩定血糖的方式進食。這種飲食方式能讓你控制住飢餓感，讓身體囤積最少脂肪，讓斷食過程更享受、更有效果。

飲食計畫

接下來幾頁你會看到各種客製化的飲食計畫。計畫裡提供許多低碳水食譜，分類方式能確保你有攝取到當天所需的正確脂肪、蛋白質與碳水化合物組合。一整個禮拜的低碳水飲食菜單，能確保每一天的碳水化合物攝取量低於全部熱量的25%。也有一整週的生酮飲食菜單，讓碳水化合物攝取量低於總熱量的百分10%。另外還特別附上3天的嘗試性菜單，給想要無奶製品飲食或素食者。

為了讓飲食計畫標準化，每天的熱量限制設在1400大卡，所有計畫也都是規劃一天吃三餐。把這些餐點想成早、午、晚餐是比較傳統的想法，而這些食譜也大多是照著這樣的傳統模式整理。但是當你在進行斷食的時候，應該忘掉這些標籤，並專注在掌握一天的進食時機比較好。所以你也可以根據自己想要的斷食方式，選擇晚餐吃蛋、隨時停止斷食，或直接跳過一餐。

飲食計畫本身沒有所謂對錯，但如果你初次嘗試低碳水飲食，我建議從遵守低碳水飲食計畫開始。如果你是低碳水飲食的老手，你可能直接跳進生酮飲食計畫這種超低碳水飲食也能得心應手。

至於要吃多少、多頻繁地進食，取決於你的飢餓程度。例如，如果你不覺得餓，你可以跳過一餐，然後在進食區間裡進食一到兩次；或是當你進入進食區間的時候很餓，可以吃三餐或是吃兩餐加上一個點心。飢餓感會隨著活動量和其它因素而有所不同，所以每天吃多吃少都由你自己決定。

調整卡路里攝取

雖然飲食計畫中的標準1400大卡符合一些人的需求，但其他人可能需要調整食譜分量來增加或減少熱量攝取。決定適合你的正確熱量，並不是什麼精確的科學數據。不過，你可以用網路熱量計算機算出一個大概的數字，再根據飢餓程度和體重計上的結果做微調。本書的食譜都有提供增加脂肪或蛋白質攝取時的建議。

如果你想要增加熱量：

- 加一份主要成分是脂肪和蛋白質的點心，像是一顆水煮蛋、一份乳酪、肉類、堅果、種籽，或非澱粉性蔬菜搭配酪梨醬或全脂的沾醬。

- 在咖啡或茶裡加入油脂，像是鮮奶油或MCT油（見P.104-107）。
- 在菜單上選一樣再多吃一份。

如果想要減少熱量攝取：

- 避免在餐與餐之間吃點心。
- 限制或避免在咖啡或茶裡加油脂。
- 減少餐點份量。
- 從當天菜單選兩餐而不是三餐。

避免連續好幾天的低熱量飲食，才能得到最佳成果。你的身體或許能承受一到兩天的低熱量攝取而不會出現問題，但是連續多天這麼做，只會讓新陳代謝變慢。同樣的，如果你打算要延長斷食，請你的醫生協助監控。

讓飲食計畫配合斷食策略

這些飲食計畫能幫助你創造出屬於你自己的斷食方式。以下是一些幫助你開始的建議與例子。

	12:12 斷食法	16:8 斷食法	20:4 斷食法	一天一餐 斷食法	隔日 斷食法	改良版 隔日斷食法
建議	在12小時內吃完3餐。需要的話，可以加一份點心。	在8小時內吃完2-3餐。如果覺得餓，多加一份點心。	在4小時內從當天菜單上選2餐，或是1餐配一份點心。	選擇一天的一餐，並準備兩倍的份量。需要的話，加一份點心。	在可進食的日子，選擇看起來最想吃的菜單。需要的話，加入點心。	在可進食的日子，選擇任何想要的菜單與點心。斷食的日子，只攝取500-600大卡。
例子	晚餐過後停止進食。把早餐延後，直到過了12小時。	晚餐過後停止進食。跳過早餐，到午餐再繼續進食。	將午餐延後到下午兩點。晚餐在傍晚六點前吃完。	在一個小時內，把一天的一大份餐點吃完。睡前至少3小時結束進食。	進食日任何時候都能吃餐點和點心。每隔一天就禁食任何食物和有熱量的飲料。	進食日可隨自己喜好進食。在斷食日，選擇一餐來吃，或是一整天選一餐加上一個點心。

替換計畫中的餐點

你可以自己重新搭配或替換飲食計畫中的餐點。但是請注意每天菜單中的營養都是經過計算的。所以如果能按照餐點的巨量營養素分析選擇要替換的餐點，會得到最好的效果。你可能會發現直接換一整天的餐食比較容易，而不是把餐點換來換去。例如如果你不喜歡第四天的晚餐選擇，但是喜歡第一天吃到的食物，第一天和第四天可以是一樣的菜單。

調整巨量營養素

無論你要按照這些飲食計畫，還是創造自己的菜單，你可能會要調整部分的巨量營養素。以下是一些建議：

如果你想要減少碳水化合物：

- 限制或不攝取水果。
- 限制或不攝取含澱粉的食物（穀物、豆類、玉米或馬鈴薯）。
- 如果你在採取生酮飲食，你可以透過減少非澱粉類蔬菜來限制碳水化合物的攝取。

如果想要增加蛋白質：

- 在飲食中多添加高蛋白食物，像是肉類、家禽、魚類、蛋、優格和乳酪。植物性食物選擇則包括豆類、堅果和種籽。
- 使用膠原蛋白或蛋白粉營養補充品。

如果想要增加油脂：

- 在咖啡或茶裡添加油脂，像是鮮奶油或MCT油。
- 添加全脂食物，像是全脂優格、堅果、種籽、酪梨、油脂豐富的魚類、肉、蛋和乳酪。
- 用奶油炒蔬菜。

如何計算巨量營養素

當你知道每1公克的油脂、蛋白質和碳水化合物裡有多少卡路里（見P.91），就能算出飲食中的巨量營養素數據。

舉例而言，假設你攝取了93公克的脂肪，70公克的蛋白質和70公克的碳水化合物。用以下公式就能分析自己一天吃了什麼：

1. 計算每一種巨量營養素的卡路里。每公克卡路里乘以攝取的公克數，就能算出每一種巨量營養素的總熱量。

	每公克卡路里	攝取的公克數	總熱量
脂肪	9	93	837
蛋白質	4	70	280
碳水化合物	4	70	280
	Total daily calories = 1,397		

2. 計算每一種巨量營養素的熱量百分比。將每一種巨量營養素的攝取熱量加總，可以看到你當天的熱量攝取是1,397大卡。有了這個數據，就能算出每一種巨量營養素的熱量百分比。

每一種營養素的熱量除以總熱量：

* 837大卡脂肪 ÷ 1397
  = 60%卡路里來自脂肪
* 280大卡蛋白質 ÷ 1397
  = 20%卡路里來自蛋白質
* 280大卡碳水化合物 ÷ 1397
  = 20%卡路里來自碳水化合物

低碳水食物儲藏室

以下清單是一些實際的建議，希望能幫助你的飲食添加最好的營養來源。你會發現，有些食物出現在不只一份清單上。例如雞蛋的脂肪含量高，但是蛋白質含量也很足夠。營養計算器如MyFitnessPal和Cronometer可以告訴你一種食物含有哪些特定營養素。

健康油脂

當你攝取主要是油脂的食物時，血糖或胰島素不會突然升高。因此，目標是每天總熱量的50%應該來自以下這些健康的油脂。

- 酪梨
- 雞蛋
- 油脂豐富的魚類
- 全脂奶製品
- 高品質肉類
- 堅果與種籽
- 烹飪用油脂（奶油、豬油、牛油）
- 冷壓油（椰子油、橄欖油、酪梨油）

健康蛋白質

適量攝取蛋白質（一天總熱量的15-25%）就符合一般人的需求了。動物性產品和植物性產品都有健康的選擇。

動物性蛋白質：

- 奶製品（乳酪、奶、優格）
- 蛋
- 魚和海鮮
- 來自牛、家禽、羊、豬與野生動物的肉（包括內臟）

植物性蛋白質：

- 豆子與其它豆科植物
- 堅果與種籽
- 全穀物

健康碳水化合物

雖然所有植物性食物都含有碳水化合物，並不表示健康的低碳飲食就沒有它們的容身之處。你只是需要做出明智的選擇，讓自己攝取到植物營養素而不是過多的碳水化合物。以下，是一些優質低碳水的植物選擇。

水果類：

水果的營養豐富，但如果你的新陳代謝很頑固，水果裡的天然糖分可能會讓你較難減重。如果你有減重的困擾，應該限制水果攝取量，並且選擇淨碳水化合物最低的水果。

淨碳水化合物（一份單位是3.5盎司/100公克）從最低到最高的水果排行

- 酪梨 1.8克
- 黑莓 4.3克
- 覆盆莓 5.4克
- 草莓 5.7克
- 椰子 6.2克
- 檸檬 6.5克
- 西瓜 7.2克
- 哈密瓜 7.3克
- 萊姆 7.7克

- 水蜜桃 8克
- 蜜瓜（綠色）8.3克
- 葡萄柚 9.1克
- 杏桃 9.1克
- 柳橙 9.4克
- 李子 10克
- 蘋果 11.4克
- 橘子 11.5克
- 鳳梨 11.7克
- 奇異果 11.7克
- 梨子 12克
- 藍莓 12.1克
- 芒果 13.4克
- 櫻桃 13.9克
- 葡萄 17.2克
- 香蕉 20.2克

蔬菜類：

不是每一種蔬菜都一樣，有一些含有澱粉，因此比起非澱粉類蔬菜，它們的碳水含量較高。以下是一些受歡迎的非澱粉類蔬菜，都是低碳水生活方式的好選擇。

- 蘆筍
- 青花菜
- 抱子甘藍
- 高麗菜
- 白花椰
- 芹菜
- 羽衣甘藍
- 小黃瓜
- 茄子
- 四季豆
- 綠色葉菜類
- 菇類
- 洋蔥
- 甜椒
- 甜豌豆和荷蘭豆
- 番茄
- 櫛瓜

爲了用蔬菜增加飲食份量，可以吃2杯烤、炒或蒸熟的蔬菜。加上油脂、鹽和其它香草與香料，就能讓蔬菜成爲飲食計畫中美味又健康的一部分。澱粉類蔬菜每一份都有很大量的碳水化合物，所以採取生酮飲食者應該避免食用，若是低碳水飲食者就應該只吃很少量。這些包括馬鈴薯、澱粉含量高的瓜果、防風草、豌豆和玉米。紅蘿蔔介於澱粉類與非澱粉類蔬菜之間，所以一天還是限制紅蘿蔔攝取量爲上策。

堅果與種籽：

堅果與種籽能爲低碳水飲食增添美味與營養。但是要注意份量，很容易食用過量，讓碳水或卡路里爆量。最好選擇生的，或是自己烘烤，才能避免吃到不健康的油脂。以下是一些可以搭配低碳水飲食的堅果與種籽。

- 杏仁（扁桃仁）
- 巴西堅果
- 奇亞籽
- 亞麻仁
- 榛果（歐洲榛子）
- 大麻籽
- 夏威夷果
- 胡桃
- 松子
- 南瓜籽
- 芝麻
- 葵花籽
- 核桃

在家烘烤堅果能讓風味更好。用烤箱烘烤堅果能讓顏色較均勻，但也可以用平底鍋烘烤。少於½杯的話，用小煎鍋（不加油）以中火烘烤，經常攪拌，烤到呈金褐色。超過½杯的話，將堅果鋪在烤盤上，進烤箱以180℃烘烤5-10分鐘，或呈金褐色。將烤好的堅果放進密封容器裡，可以冷凍長達3個月。

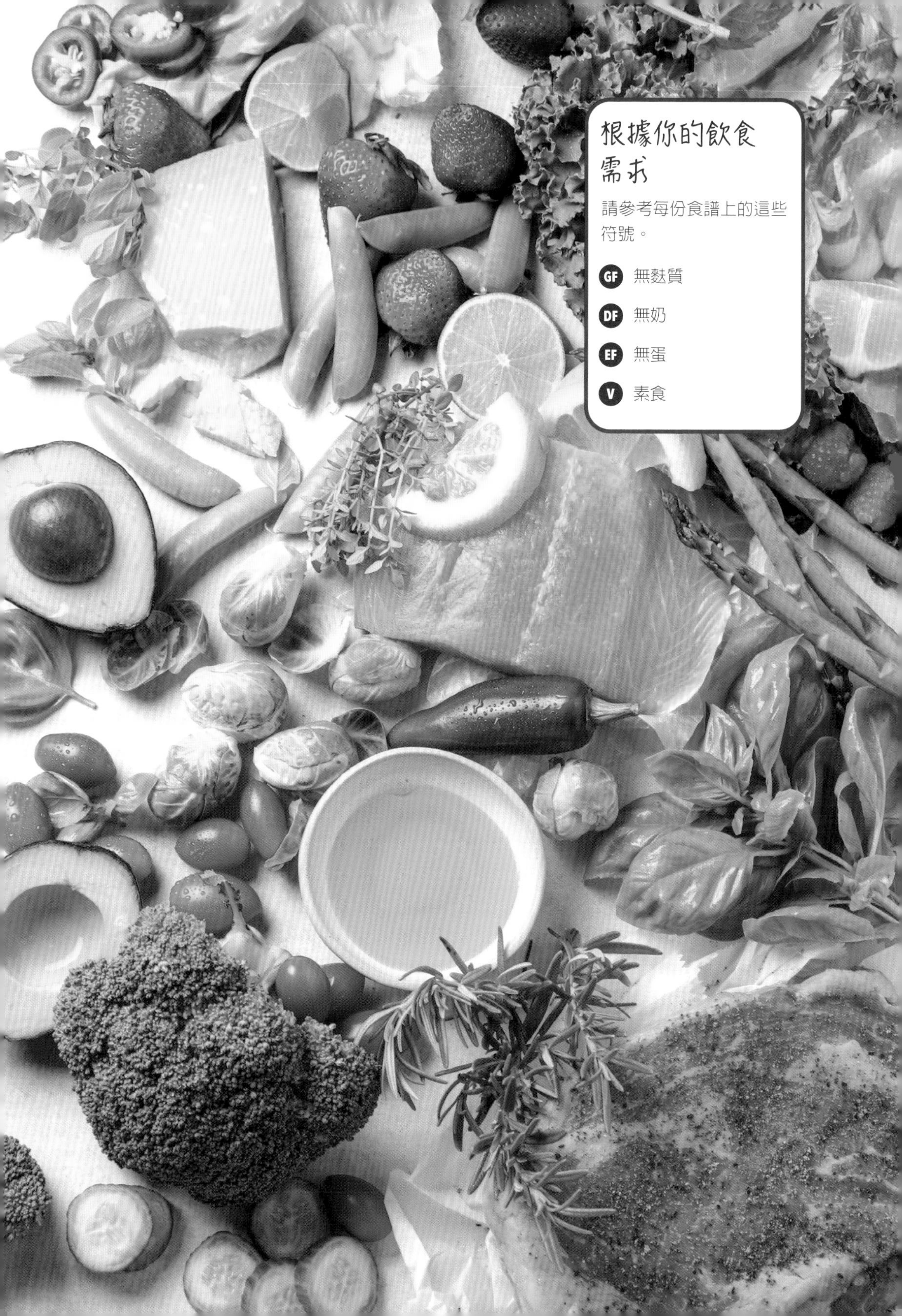

根據你的飲食需求

請參考每份食譜上的這些符號。

- GF 無麩質
- DF 無奶
- EF 無蛋
- V 素食

低碳飲食計畫

這個低碳水飲食計畫能幫助你保持低胰島素分泌量，因此能促進持續燃脂的狀態。這個飲食計畫最適合初次嘗試低碳水飲食者，以及喜歡在飲食中享用各式各樣植物性與動物性食物的人。

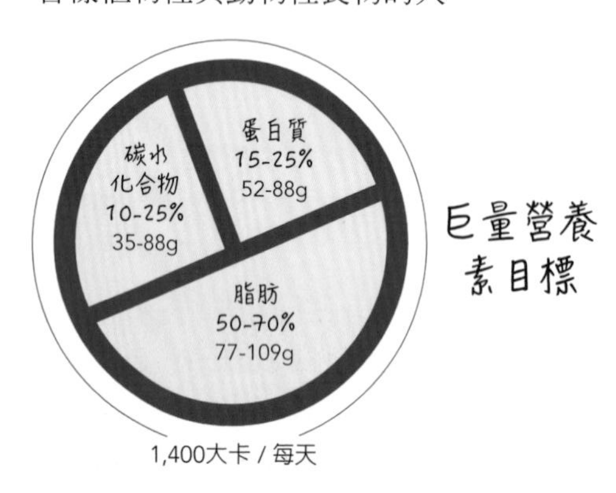

如何進行

- 列出一週份量的買菜清單，提前備料。準備好低碳水點心，像是水煮蛋、酪梨、乳酪、堅果或非澱粉類蔬菜。
- 根據自己的斷食方法，參考P121的指示。
- 可以在咖啡和茶裡添加鮮奶油和其它油脂，但是要把這些卡路里計入總量。

一週計畫	第1天	第2天	第3天
第1餐	巧克力椰子「燕麥粥」 *P.138* 399大卡 *脂肪33g / 碳水19g / 蛋白質11g*	燻鮭魚佐雞蛋和蘆筍 *P.136* 262大卡 *脂肪 19g / 碳水 12g / 蛋白質17g*	「帶走吃」巧克力莓果瑪芬 *P.140（每人一顆瑪芬）* 257大卡 *脂肪 22g / 碳水 12g/蛋白質 6g*
第2餐	炙燒蔬菜沙拉 *P.158* 477大卡 *脂肪 30 / 碳水 31g / 蛋白質 27g*	火雞與酪梨亞洲風味白菜沙拉 *P.160* 621大卡 *脂肪 46g / 碳水 29g / 蛋白質 28g*	肉丸香草沙拉佐橄欖油醬 *P. 161* 647大卡 *脂肪 49g / 碳水 33 g/蛋白質 23g*
第3餐	雞肉與花椰菜凱薩沙拉 *P. 162* 535大卡 *脂肪 38g / 碳水 16 g/蛋白質 36g*	希臘肉丸佐碎番茄醬汁 *P. 192* 471大卡 *脂肪 33g / 碳水 17g / 蛋白質 28g* *（為第3天多製作一些肉丸）* ½杯藍莓 *（每人/任何時間都可食用）* 42大卡 *脂肪 0g / 碳水 9g / 蛋白質 1g*	鮮蝦炒白花椰菜飯 *P.186* 495大卡 *脂肪 28g / 碳水 23g / 蛋白質 40g*
總計	總熱量：**1,411** 脂肪：**101g** (64%) / 碳水化合物：**66g** (19%) / *纖維：24g* / 蛋白質：**74g** (21%)	總熱量：**1,396** 脂肪：**98g** (63%) / 碳水化合物：**67g** (19%) / *纖維：20g* / 蛋白質：**74g** (21%)	總熱量：**1,399** 脂肪：**99g** (64%) / 碳水化合物：**68g** (19%) / *纖維：18g* / 蛋白質：**69g** (20%)

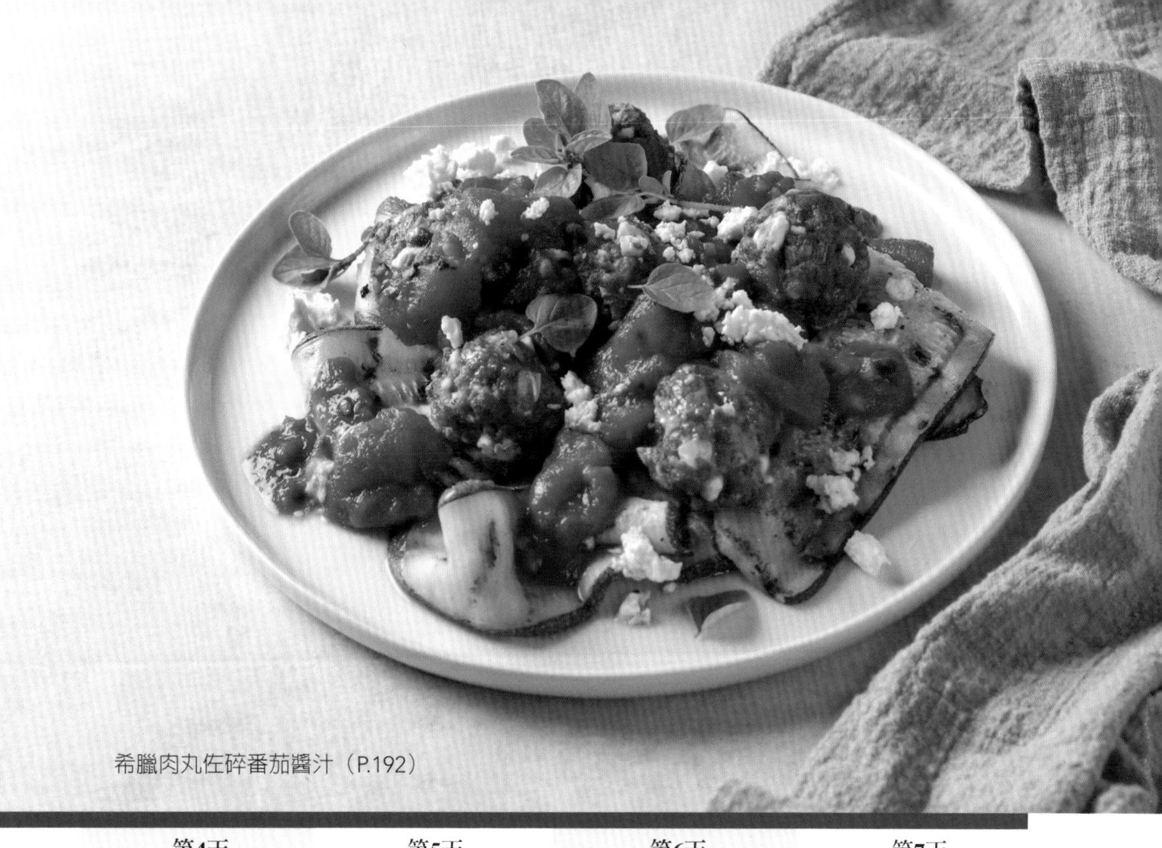
希臘肉丸佐碎番茄醬汁（P.192）

第4天	第5天	第6天	第7天
蘑菇蘆筍義式烘蛋 *P.151* 381大卡 *脂肪 25g / 碳水 13g / 蛋白質 32g*	茄汁烤雞蛋 *P. 146* 330大卡 *脂肪 20g / 碳水 23g / 蛋白質 16g*	**墨西哥歐姆蛋** *P.148* 450大卡 *脂肪 35g / 碳水 13g / 蛋白質 24g*	香草肉桂鬆餅 *P.134* 384大卡 *脂肪 34g / 碳水 16g / 蛋白質 15g*
燻鮭魚沙拉 *P.157*與**芝麻圓麵包** *P.206（每人½顆麵包）* 504大卡 *脂肪 34g / 碳水28g / 蛋白質 21g*	雞肉青花菜凱薩沙拉 *P.162* 535大卡 *脂肪 38g / 碳水 16g / 蛋白質 36g*	**草莓山羊乳酪沙拉佐罌粟籽醬** *P.164* 609大卡 *脂肪 41g / 碳水 40g / 蛋白質 10g*	雞肉牧場沙拉 *P.165* 433大卡 *脂肪 27g / 碳水 12g / 蛋白質 38g*
墨西哥烘肉卷 *P. 184*與**西班牙白花椰菜飯** *P.204（每人2份）* 551大卡 *脂肪 38g / 碳水 24g / 蛋白質 32g*	慢燉豬肉與涼拌捲心菜塔可 *P.195* 464大卡 *脂肪 29g / 碳水 26g / 蛋白質 27g*	**香草烤雞與肉汁醬** *P.178*與**乳酪白花椰菜泥** *P.201（每人一份）*以及**杏仁炒百里香四季豆** *P.200（每人一份）* 377大卡 *脂肪 21g / 碳水 12g / 蛋白質 37g*	**蘑菇濃湯** *P.191*與**大蒜麵包卷** *P.207（每人½個麵包卷）* 490大卡 *脂肪 37g / 碳水 26g / 蛋白質 16g* - - - - - - - - - - - **1杯藍莓** 84大卡 *脂肪 0g / 碳水 18g / 蛋白質 2g* *（每人/任何時間都可食用）*
總熱量：1,436 脂肪：**97g** (60%) / 碳水化合物：**65g** (18%) / *纖維：22g* / 蛋白質：**85g** (24%)	**總熱量：1,329** 脂肪：**87g** (59%) / 碳水化合物：**65g** (20%) / *纖維：23g* / 蛋白質：**79g** (24%)	**總熱量：1,436** 脂肪：**97g** (61%) / 碳水化合物：**65g** (18%) / *纖維：18g* / 蛋白質：**71g** (20%)	**總熱量：1,391** 脂肪：**98g** (63%) / 碳水化合物：**72g** (21%) / *纖維：23g* / 蛋白質：**71g** (20%)

生酮飲食計畫

這份飲食計畫裡的菜單，碳水化合物攝取量非常低，能幫助身體進入生酮狀態，獲得最佳燃脂效果。這個飲食方式最適合在減重遇到困難，卻也喜歡豐盛飲食，享受高脂蛋白質與蔬菜的人。

碳水化合物
<10%
<35g
蛋白質
15-25%
52-88g
脂肪
70-80%
109-124g
1,400大卡 / 每天

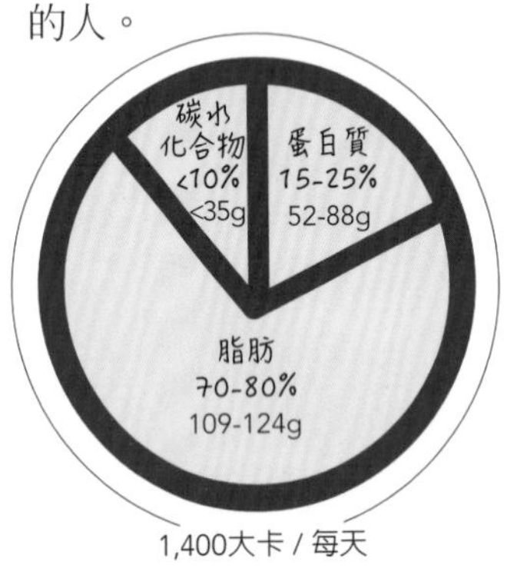

巨量營養素目標

如何進行

- 列出一週份量的買菜清單，提前備料。準備好生酮點心，像是水煮蛋與乳酪。
- 根據自己的斷食方法，參考P.121的指示。
- 列出的營養資訊未納入可選擇性添加的佐料，所以如果有添加的話，要注意可能會增加一天的碳水攝取量。
- 如果每天必須吃2杯非澱粉類蔬菜，要限制碳水攝取量可能會有點困難。可以依照需求減少每天的蔬菜攝取量。
- 為了增加油脂攝取，第4天和第6天加入了防彈咖啡。請參考P.104來決定何時喝這杯咖啡。你可以在別天喝加了鮮奶油和其它油脂的咖啡和茶，但要記得算入攝取的總熱量。

一週計畫	第1天	第2天	第3天
第1餐	**鮭魚羽衣甘藍義式烘蛋** *P.150* 498大卡 *脂肪 40g / 碳水 7g / 蛋白質 29g*	**炒香草佐辣番茄與蘑菇** *P.145* 369大卡 *脂肪 30g / 碳水 8g / 蛋白質 18g*	**蘑菇歐姆蛋** *P.149* 468大卡 *脂肪 39g / 碳水 6g / 蛋白質 25g*
第2餐	**牛肉彩虹沙拉佐奇波雷辣椒牧場沙拉醬** *P.166* 526大卡 *脂肪 37g / 碳水 12g / 蛋白質 38g*	**杏仁與帕瑪森乳酪雞肉沙拉** *P.169* 582大卡 *脂肪 47g / 碳水 14g / 蛋白質 39g*	**泰式牛肉沙拉佐沙嗲醬** *P.170* 446大卡 *脂肪 28g / 碳水 13g / 蛋白質 37g*
第3餐	**雞肉紅咖哩與櫛瓜麵** *P.190* 424大卡 *脂肪 32g / 碳水 15g / 蛋白質 22g*	**一鍋到底地中海燉豬肉** *P.194* 432大卡 *脂肪 31g / 碳水 9g / 蛋白質 26g*	**生菜包豬肉佐辣味小黃瓜沙拉** *P.174* 533大卡 *脂肪 41g / 碳水 15g / 蛋白質 27g*
總計	總熱量：**1,448** 脂肪：**109g** (68%) / 碳水化合物：**34g** (9%) / *纖維：7g /* 蛋白質：**89g** (25%)	總熱量：**1383** 脂肪：**108g** (70%) / 碳水化合物：**31g** (9%) / *纖維：9g /* 蛋白質：**83g** (24%)	總熱量：**1447** 脂肪：**108g** (67%) / 碳水化合物：**34g** (9%) / *纖維：9g /* 蛋白質：**89g** (25%)

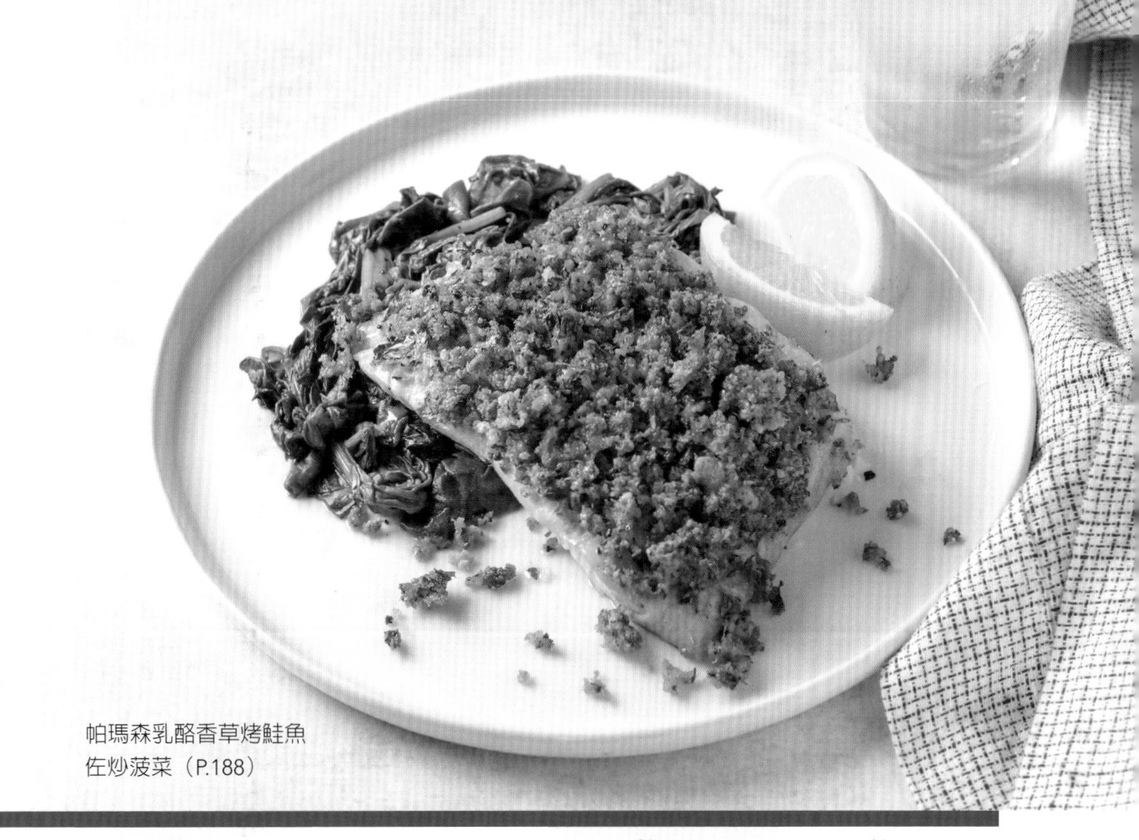

帕瑪森乳酪香草烤鮭魚
佐炒菠菜（P.188）

第4天	第5天	第6天	第7天
香草椰子「麥片粥」 *P.138* 356大卡 *脂肪 32g / 碳水 10g / 蛋白質 10g*	**酪梨、蛋、燻鮭魚吐司** *P.142* 499大卡 *脂肪 36g / 碳水 14g / 蛋白質 30g*	**炒香草佐辣番茄與蘑菇** *P.145* 369大卡 *脂肪 30g / 碳水 8g / 蛋白質 18g*	**蘑菇歐姆蛋** *P.149* 468大卡 *脂肪 39g / 碳水 6g / 蛋白質 25g*
雞肉牧場沙拉 *P.165* 433大卡 *脂肪 27g / 碳水 12g / 蛋白質 38g*	**泰式牛肉沙拉佐沙嗲醬** *P.170* 446大卡 *脂肪 28g / 碳水 13g / 蛋白質 37g*	**雞肉與山羊乳酪沙拉** *P.168* 474大卡 *脂肪 35g / 碳水 11g / 蛋白質 32g*	**杏仁與帕瑪森乳酪雞肉沙拉** *P.169* 582大卡 *脂肪 47g / 碳水 14g / 蛋白質 39g*
胡椒薑汁牛肉與炒青花菜 *P.176* 411大卡 *脂肪 24g / 碳水 13g / 蛋白質 36g* **防彈咖啡** *P.209* 196大卡 *脂肪 22g / 碳水 0g / 蛋白質 1g*	**一鍋到底托斯卡納燉牛肉** *P.196* 528大卡 *脂肪 46g / 碳水 8g / 蛋白質 25g*	**一鍋到底地中海燉豬肉** *P.194* 432大卡 *脂肪 31g / 碳水 9g / 蛋白質 26g* **防彈咖啡** *P.209* 196大卡 *脂肪 22g / 碳水 0g / 蛋白質 1g*	**帕瑪森乳酪香草烤鮭魚佐炒菠菜** *P.188* 432大卡 *脂肪 23g / 碳水 15g /蛋白質 32g*
總熱量：1,396 脂肪：**105g** (68%) / 碳水化合物：**35g** (10%) / *纖維：15g /* 蛋白質：**85g** (24%)	**總熱量：1,473** 脂肪：**110g** (67%) / 碳水化合物：**35g** (10%) / *纖維：13g /* 蛋白質：**92g** (25%)	**總熱量：1,471** 脂肪：**118g** (72%) / 碳水化合物：**28g** (8%) / *纖維：8g /* 蛋白質：**77g** (21%)	**總熱量：1,482** 脂肪：**109g** (66%) / 碳水化合物：**35g** (9%) / *纖維：14g /* 蛋白質：**96g** (26%)

無奶製品飲食計畫

不是每一個人都適合食用奶製品。若食用奶製品無法讓你處於絕佳狀態，你能參考這個3天份的飲食規劃，排除常見的高脂奶製品，像是乳酪和鮮奶油等，也能進行低碳水飲食。

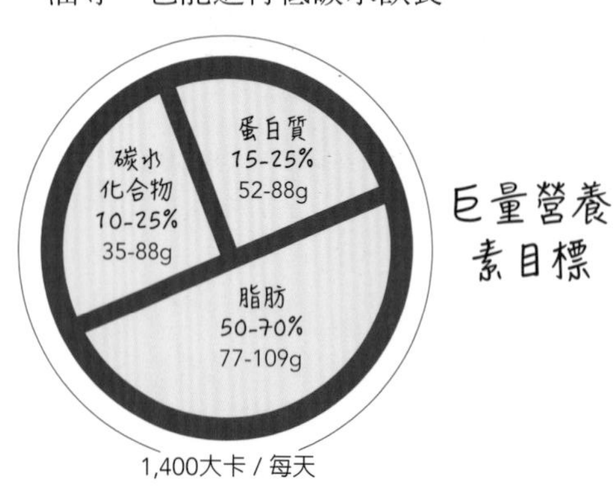

如何進行

- 列出一週份量的買菜清單，提前備料。準備好低碳水、無奶製品的點心，像是水煮蛋、酪梨、堅果或非澱粉類蔬菜。
- 根據自己的斷食方法，參考P.121的指示。
- 你可以在咖啡或茶裡面添加非奶製品的油脂，像是MCT油或椰子油，但是應該算進總熱量裡。堅果奶也是非牛奶製品的選擇，但是內涵的營養素可能會干擾你斷食，所以應該要記下這些熱量，並在進食區間中食用。

三天計畫	第1天	第2天	第3天
第1餐	**巧克力椰子麥片粥** *P.138* 399大卡 *脂肪 33g / 碳水 19g /蛋白質 11g*	**香煎蘑菇與菠菜吐司** *P.137* 399大卡 *脂肪 30g / 碳水 16g / 蛋白質 21g*	**燻鮭魚佐雞蛋和蘆筍** *P.136* 262大卡 *脂肪 19g / 碳水 12g /蛋白質 17g*
第2餐	**炙燒蔬菜沙拉** *P.158* 477大卡 *脂肪 30g / 碳水 31g /蛋白質 27g*	**火烤青花菜鮭魚沙拉佐芝麻醬** *P.154* 487大卡 *脂肪 36g / 碳水 36g / 蛋白質 14g*	**火雞與酪梨亞洲風味白菜沙拉** *P.160* 621大卡 *脂肪 46g / 碳水 29g /蛋白質 28g*
第3餐	**一鍋到底生火腿包鮮蝦青花菜** *P.180* 512大卡 *脂肪 36g / 碳水 23g /蛋白質 28g*	**香辣燉雞與茄子** *P.181* 456大卡 *脂肪 30g / 碳水 22g / 蛋白質 28g*	**豬肉炒青椒高麗菜** *P.177* 493大卡 *脂肪 28g / 碳水 22g / 蛋白質 40g* **½杯藍莓** *(每人/隨時都可以吃)* 42大卡 *脂肪 0g / 碳水 9g / 蛋白質 1g*
總計	總熱量：**1,388** 脂肪：**99g** (64%) / 碳水化合物：**73g** (21%) / *纖維：29g /* 蛋白質：**66g** (19%)	總熱量：**1,342** 脂肪：**96g** (64%) / 碳水化合物：**74g** (22%) / *纖維：25g /* 蛋白質：**63g** (19%)	總熱量：**1,418** 脂肪：**93g** (59%) / 碳水化合物：**72g** (20%) / *纖維：23g /* 蛋白質：**86g** (24%)

素食飲食計畫

吃素有很多不同的方式，這個飲食計畫省略肉類和魚，但有包含奶蛋製品作爲蛋白質來源。素食者要攝取足夠的蛋白質比較有挑戰，因此你可能需要添加植物性蛋白質補充品。

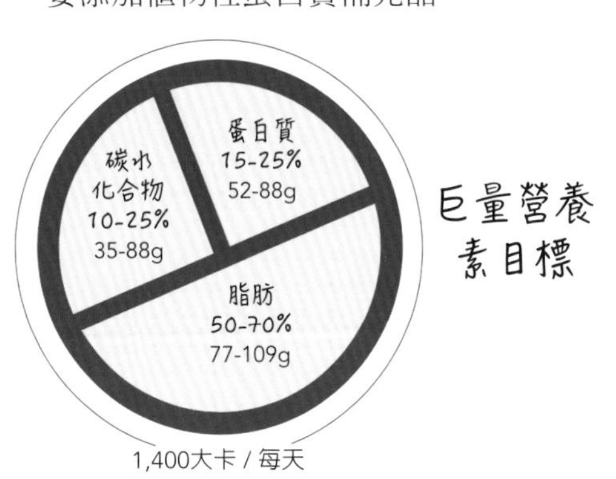

如何進行

- 列出一週份量的買菜清單，提前備料。準備好低碳水的素食點心，像是水煮蛋、酪梨、堅果、乳酪、全脂原味優格或非澱粉類蔬菜。
- 根據自己的斷食方法，參考P.121的指示。
- 在進食區間喝低碳水蛋白飲來達成攝取目標，可能會讓你覺得最舒適。請尋找每份約含有20g蛋白質的產品。
- 你可以在咖啡裡加入鮮奶油和其它油脂，但要記得算入攝取的總熱量。

三天計畫	第1天	第2天	第3天
第1餐	**炒香草佐辣番茄與蘑菇** *P.145* 369大卡 *脂肪 30g / 碳水 8g / 蛋白質 18g*	**巧克力椰子麥片粥** *P.138* 399大卡 *脂肪 33g / 碳水 19g / 蛋白質 11g*	**藍莓萊姆杏仁瑪芬** *P.141* *（每人2顆瑪芬）* 564大卡 *脂肪 50g / 碳水 22g / 蛋白質 16g*
第2餐	**火烤青花菜鮭魚沙拉佐芝麻醬** *（素食版本）* *P.154* 501大卡 *脂肪 34g / 碳水 43g / 蛋白質 17g*	**辣味鷹嘴豆沙拉** *P.156* 645大卡 *脂肪 46g / 碳水 42g / 蛋白質 22g*	**炙燒蔬菜沙拉** *（素食版本）* *P.158* 477大卡 *脂肪 34g / 碳水 32g / 蛋白質 18g*
第3餐	**蘑菇與瑞士漢堡** *P.185* 506大卡 *脂肪 38g / 碳水 29g / 蛋白質 19g*	**簡單快速的蔬菜咖哩** *P.182* 357大卡 *脂肪 22g / 碳水 28g / 蛋白質 9g*	**青花菜苗與烤甜椒鹹派** *P.144* 360大卡 *脂肪 23g / 碳水 20g / 蛋白質 21g*
總計	總熱量：**1,376** 脂肪：**102g** (67%) / 碳水化合物：**80g** (23%) / *纖維：34g* / 蛋白質：**54g** (16%)	總熱量：**1,401** 脂肪：**101g** (65%) / 碳水化合物：**89g** (25%) / *纖維：28g* / 蛋白質：**42g** (12%)	總熱量：**1,401** 脂肪：**107g** (69%) / 碳水化合物：**74g** (21%) / *纖維：23g* / 蛋白質：**55g** (16%)

8

蛋＋各式各樣的低碳水穀物

增加攝取脂肪與蛋白質：
搭配全脂優格或打發鮮奶油

GF 無麩質 V 素食

大家都愛吃鬆餅，只要改用杏仁粉與甜菊糖製作，連採取低碳飲食也能享用。每份包含3片蓬鬆的鬆餅，絕對讓你感到滿足。

香草肉桂鬆餅
VANILLA CINNAMON PANCAKES

份量：**6片鬆餅** 準備時間：**10分** 烹調時間：**20分**

- ⅔杯去皮杏仁粉
- 1大匙甜菊或顆粒狀的羅漢果甜味劑
- 1小匙泡打粉
- ½小匙肉桂粉
- 2大顆雞蛋
- 2盎司（56g）奶油乳酪，先軟化
- 2小匙純香草精
- 海鹽，適量
- 奶油、藍莓與全脂優格（依個人選擇），裝盤時備用

1 在食物調理器裡加入杏仁粉、甜菊、泡打粉、肉桂粉、蛋、奶油乳酪、香草精與海鹽，攪拌至質地變得滑順。靜置5分鐘，讓混合物稍微變稠。

2 不沾烤盤稍微抹油加熱至中溫，或用中火加熱不沾平底鍋。要煎出6片鬆餅，每一片須在鍋中倒入大約少於3大匙的麵糊。煎2分鐘或直到表面出現氣泡。小心地將鬆餅翻面。翻面後再煎1分鐘或煎到餅面上色。

3 煎好的鬆餅可立即搭配奶油、藍莓與優格享用。

不用加楓糖，只要將1杯冷凍藍莓用微波爐加熱90秒。加熱過的藍莓汁可以當作糖漿淋在鬆餅上。

3片鬆餅營養資訊（不含選擇性配料）

熱量：**384** 脂肪：**34g** 碳水：**16g** 纖維：**3g** 糖：**3g** 蛋白質：**15g**

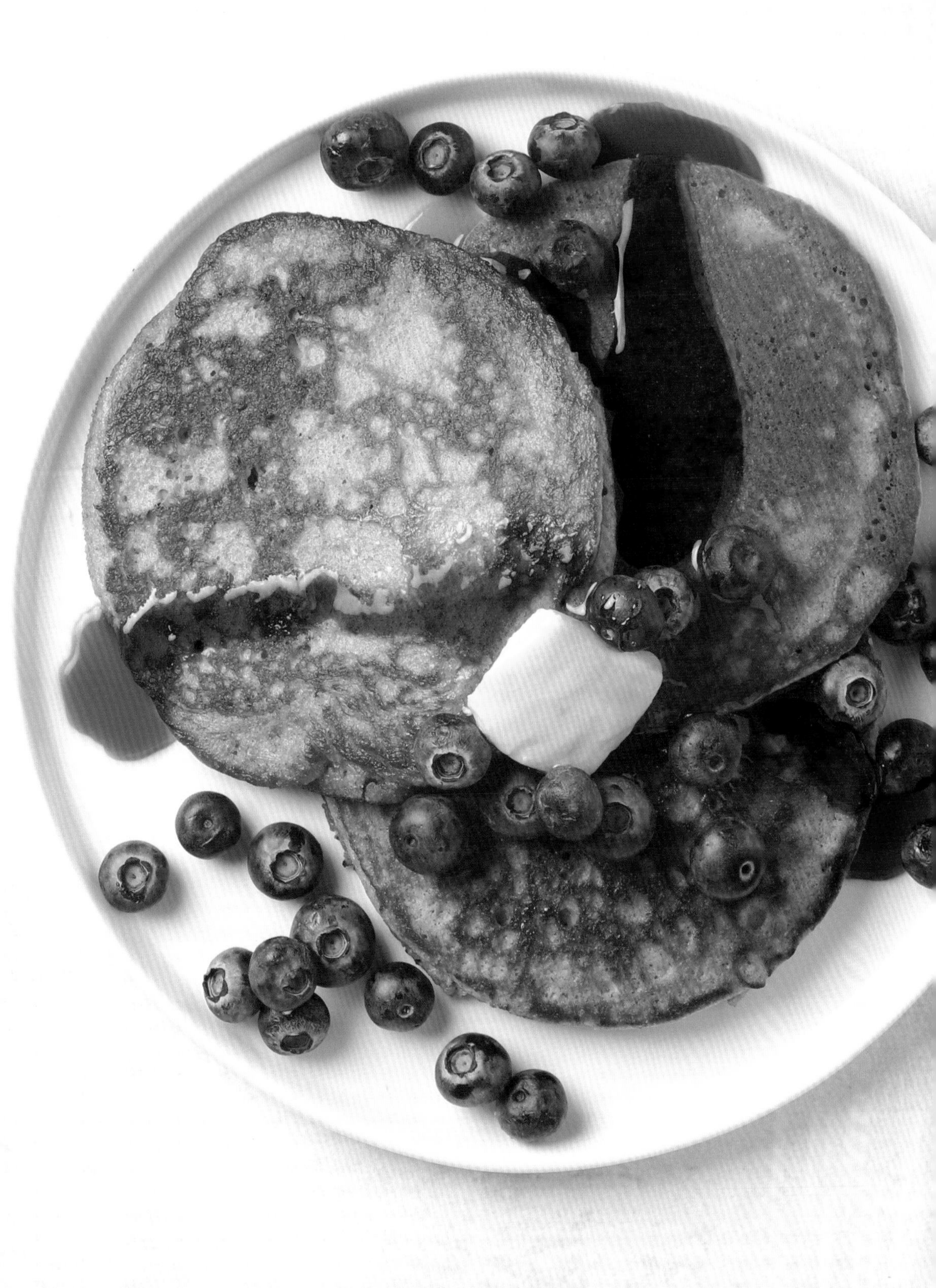

增加攝取脂肪與蛋白質：
多加一些燻鮭魚或蛋

GF 無麩質

簡單的食材——香甜的番茄、鮮脆的蘆筍、燻鮭魚和酥脆金黃的煎蛋，組合成無比美味的早餐或早午餐。

燻鮭魚佐雞蛋和蘆筍
SMOKED SALMON WITH EGG AND

份量：2人　準備時間：5分　烹調時間：15分

- 2大匙奶油，按照食譜分量
- 8盎司（226g）小番茄
- 海鹽與現磨黑胡椒，適量
- 1小匙巴薩米克醋
- 2大顆雞蛋
- 14根蘆筍，去除硬梗、對半橫切
- 3盎司（85g）燻鮭魚薄片
- 切碎的蒔蘿（可選擇不加）
- 裝飾用檸檬片，擺盤時取用

1 在一個中型煎鍋裡用中大火加熱1大匙奶油，加入小番茄，用鹽與黑胡椒調味，煎3分鐘，偶爾攪拌。用壓泥器輕壓小番茄，稍微壓裂開，加入巴薩米克醋。繼續煮2-3分鐘，偶爾攪拌，至醬汁變得濃稠。完成後蓋起來保溫，放在一旁備用。

2 煎小番茄時，在另一個小煎鍋裡用中火將剩餘的1大匙奶油加熱，打入雞蛋並煎5分鐘，不要翻面，直到蛋白煎熟、邊緣香脆呈蕾絲狀。

3 蘆筍可以水煮、清蒸或微波3分鐘，直到變軟但仍保持爽脆口感。（若要微波，將蘆筍放入一個可微波的小盤，加入大約1大匙水，蓋起來用高功率微波3分鐘。）

4 擺盤時，將蘆筍分成兩盤。舀上小番茄與湯汁，再擺上燻鮭魚和煎蛋。最後撒上黑胡椒與蒔蘿，搭配檸檬片並趁熱上菜。

每份量營養資訊

熱量：**262**　脂肪：**19g**　碳水：**12g**　纖維：**3g**　糖：**5g**　蛋白質：**17g**

增加攝取脂肪與蛋白質：
淋上橄欖油或多加一顆蛋

GF 無麩質 DF 無奶
V 素食

你一定會很愛這款低碳吐司，吐司上堆滿香煎蘑菇、嫩菠菜葉，還有一顆煮到完美的雞蛋。享受悠閒的假日早午餐，或在平日來一份扎實的早餐吧。

香煎蘑菇與菠菜吐司
SAUTÉED MUSHROOM AND SPINACH TOAST

份量：2人　準備時間：10分　烹調時間：10分

- 1½大匙橄欖油，按照食譜分量
- 8盎司（226g）小朵蘑菇，切片
- ½小匙大蒜粉、海鹽，適量
- ½小匙現磨黑胡椒
- 113克嫩菠菜葉（約5杯）
- 2大顆雞蛋
- 2片低碳吐司麵包（P.205）
- 2小匙辣味褐芥末醬（spicy brown mustard）

1 在大煎鍋裡以中大火加熱1大匙橄欖油，加入蘑菇片、大蒜粉、鹽與胡椒。偶爾拌炒，煎炒5分鐘或炒到蘑菇上色。起鍋放在碗裡備用，蓋起來保溫。

2 在同一個煎鍋裡用中大火炒菠菜葉，約1-2分鐘或炒到菠菜剛開始變軟。依照自己的口味加入鹽與黑胡椒。

3 在另一個小型不沾煎鍋裡用中大火加熱剩餘的½大匙油，打入雞蛋，煎到自己喜歡的程度，若要荷包蛋，大約煎4分鐘。

4 煎蛋的同時烤吐司。將芥末醬抹在烤好的吐司上，放蘑菇片與菠菜，再放上一顆蛋。請立即享用。

每份量營養資訊

熱量：**399**　脂肪：**30g**　碳水：**16g**　纖維：**4g**　糖：**5g**　蛋白質：**21g**

增加攝取脂肪與蛋白質：
多加一些椰子碎片與椰奶

GF 無麩質 DF 無奶
EF 無蛋 V 素食

奇亞籽與大麻籽是美味又低碳水化合物的燕麥替代品。享受加了橘子和莓果的濃郁奢華巧克力版本，如果想要碳水化合物更少，就做香草的版本。

巧克力椰子「麥片粥」CHOCOLATE COCONUT “OATS”

份量：2人 準備時間：5分 烹調時間：無

¼杯無糖椰子碎片
3大匙奇亞籽
3大匙+1小匙大麻籽，按照食譜分量
1大匙可可粉
1大匙甜菊或羅漢果粉狀甜味劑
海鹽，適量
1杯（250ml）全脂椰奶，冰鎮過
1大匙冰水
1杯切片草莓（去蒂）
1顆橘子，分成瓣狀
1大匙熟可可粒（cacao nibs）
椰子碎片與綜合莓果（可省略），擺盤時取用

1 在一個小碗裡加入椰子碎片、奇亞籽、3大匙大麻籽、可可粉、甜菊與海鹽。

2 加入冰鎮過的椰奶、冰水、草莓片與橘子瓣，攪拌均勻。食用前靜置5分鐘。

3 將靜置過的「燕麥粥」分裝到碗裡。撒上剩下的1小匙大麻籽與熟可可粒。再撒上更多的椰子碎片與莓果（可選擇不加）。

製作香草椰子「麥片粥」：在步驟1拌入½小匙純香草精並省略可可粉。在步驟2省略草莓片與橘子瓣。

這款「燕麥粥」放在密封容器裡可冷藏最多4天；如果粥變得過於濃稠，可再加一些椰奶或水。

巧克力椰子「麥片粥」 每份營養資訊（不含選擇性配料）

熱量：**399** 脂肪：**33g** 碳水：**19g** 纖維：**8g** 糖：**6g** 蛋白質：**11g**

香草椰子「麥片粥」每份營養資訊（不含選擇性配料）

熱量：**356** 脂肪：**32g** 碳水：**10g** 纖維：**7g** 糖：**3g** 蛋白質：**10g**

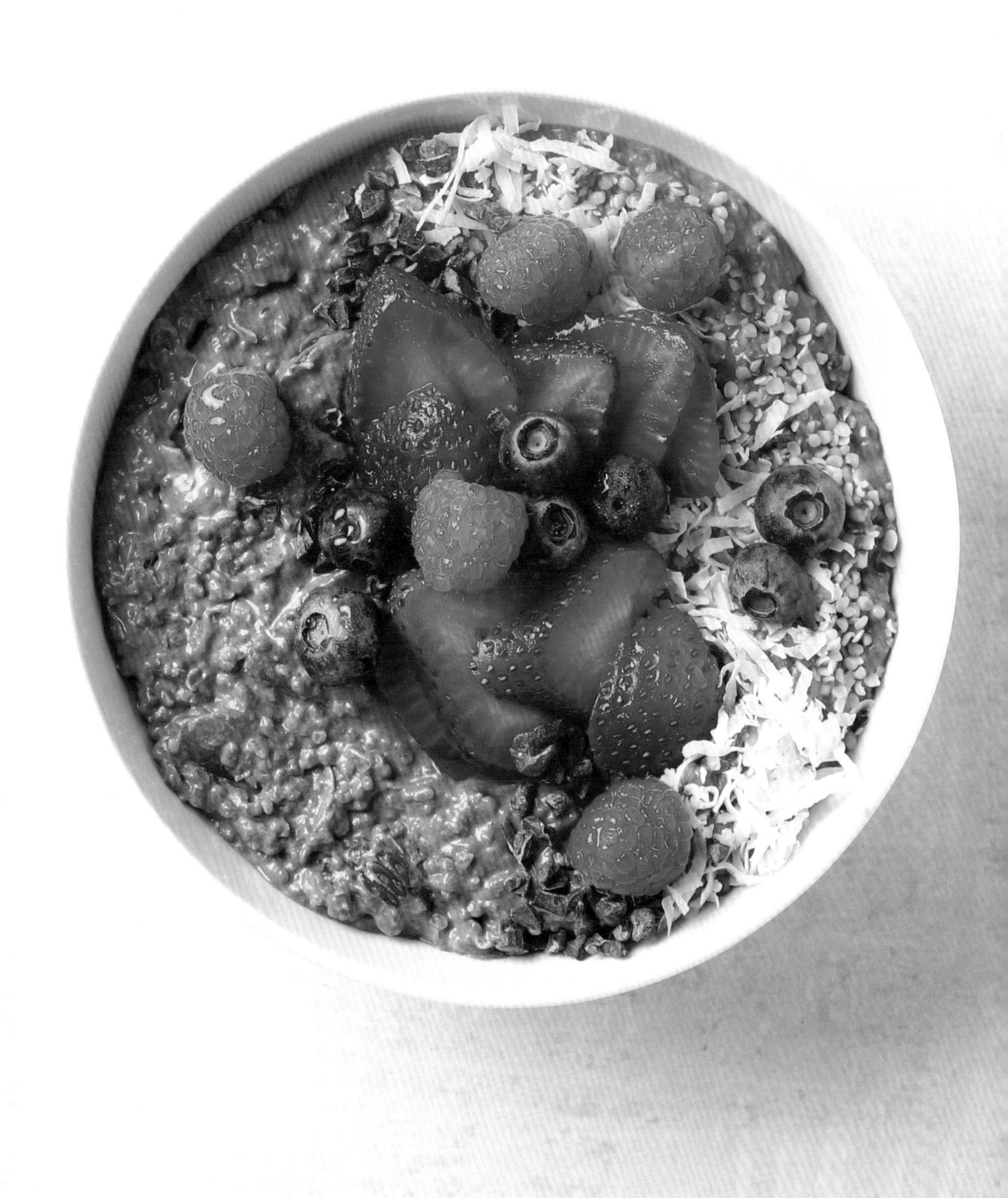

增加攝取脂肪與蛋白質：
搭配1顆水煮蛋或原味全脂優格

GF 無麩質 V 素食

加了可可粉的瑪芬有很濃郁的巧克力風味，能完美搭配新鮮覆盆莓與胡桃。你可以吃新鮮現烤的瑪芬，或是冷凍起來，之後隨時都能拿來當方便快速的點心。

「帶走吃」巧克力莓果瑪芬
GRAB-AND-GO CHOCOLATE BERRY MUFFINS

份量：12顆瑪芬　準備時間：10分　烹調時間：25分

- 1¾杯去皮杏仁粉
- ⅓杯甜菊或羅漢果粉狀甜味劑
- ¼杯洋車前子殼粉
- ¼杯可可粉
- 2小匙泡打粉
- 海鹽，適量
- 1杯覆盆莓（或其它新鮮莓果，如藍莓或切碎的草莓）
- ½杯切碎的胡桃
- 3大顆雞蛋
- ⅓杯原味全脂優格或椰奶優格
- ⅓杯酪梨油或融化椰子油

1 烤箱預熱至200°C，在12格瑪芬烤盤上放入烤紙模。

2 在一個大碗裡將杏仁粉、甜菊、洋車前子殼粉、可可粉、泡打粉與海鹽拌勻。加入覆盆莓與胡桃，攪拌均勻。

3 在一個中型碗裡將雞蛋、優格與油用打蛋器混合。將雞蛋混合物加進粉類，繼續拌勻。

4 將麵糊舀入瑪芬杯裡，裝到至少¾滿（用冰淇淋勺很方便）。放入烤箱烤20-25分鐘，或用牙籤插入瑪芬中心，取出時牙籤上未沾麵糊。在烤盤裡靜置5分鐘，再將瑪芬取出放在架子上放涼。趁溫熱或放至室溫時享用。

要保存瑪芬的話，用保鮮膜緊緊包住放涼的瑪芬，可以冷凍最多3個月。食用時，放在室溫解凍，或微波20秒。

每顆瑪芬的營養資訊

熱量：**257**　脂肪：**22g**　碳水：**12g**　纖維：**7g**　糖：**2g**　蛋白質：**6g**

增加攝取脂肪與蛋白質：
搭配奶油或原味全脂優格食用

GF 無麩質 V 素食

這些微甜的瑪芬很容易做。香甜多汁的藍莓在嘴裡爆開，還帶有一點萊姆的酸味。喜歡的話，也可以用檸檬皮代替萊姆皮。

藍莓萊姆杏仁瑪芬
BLUEBERRY LIME ALMOND MUFFINS

份量：**12顆瑪芬**　準備時間：**10分**　烹調時間：**25分**

3杯去皮杏仁粉
¼杯椰子細粉（coconut flour）
2大匙泡打粉
½小匙黃原膠（xanthan gum）
½小匙小蘇打
⅓杯甜菊或羅漢果粉狀甜味劑
海鹽，適量
1杯藍莓
1杯全脂牛奶或杏仁奶
½杯酪梨油或融化奶油
2大顆雞蛋
2大匙碎萊姆皮
1小匙純香草精
杏仁片（可省略），作為裝飾配料

1 烤箱預熱至190。在12格瑪芬烤盤上放入烤紙模。

2 在一個大碗裡將杏仁粉、椰子細粉、泡打粉、黃原膠、小蘇打、甜菊與海鹽，用打蛋器攪拌均勻。

3 加入藍莓，與粉類拌勻。

4 在一個中型碗裡將牛奶、油、雞蛋、萊姆皮與香草精拌勻。將牛奶混合物加進粉類，混合均勻。

5 將麵糊舀入瑪芬紙模，至少裝¾滿（用冰淇淋勺很方便）。撒上杏仁片（可省略），放進烤箱烤25分鐘，或瑪芬上色且用牙籤插入瑪芬中心，取出時牙籤上未沾麵糊。在烤盤裡靜置5分鐘，再將瑪芬取出在架子上放涼。趁馬芬溫熱或常溫時享用。

要保存瑪芬的話，用保鮮膜緊緊包住放涼的瑪芬，最多可以冷凍3個月。食用時放在室溫解凍，或微波45秒。

每顆瑪芬的營養資訊

熱量：**282**　脂肪：**25g**　碳水：**11g**　纖維：**4g**　糖：**3g**　蛋白質：**8g**

增加攝取脂肪與蛋白質：
多加一顆蛋、一片吐司，或多一些酪梨。

GF 無麩質

很少有比酪梨、燻鮭魚和蛋這樣更好的早餐組合。搗成泥的酪梨用檸檬汁和細香蔥調味，厚厚抹在低碳吐司上。接著疊上燻鮭魚，放上水波蛋，再淋上你最喜歡的辣醬。

酪梨、蛋、燻鮭魚吐司

AVOCADO, EGG, AND SALMON TOAST

份量：2人 準備時間：10分 烹調時間：5分

½顆酪梨，切片
1大匙新鮮檸檬汁
2小匙細香蔥，另外多準備一些作為裝飾
海鹽與現磨黑胡椒，適量
2大匙白醋
4大顆雞蛋
2片低碳吐司麵包（P.205）
1杯嫩菠菜葉
85克燻鮭魚
½杯剝碎的菲達乳酪
1小匙辣醬（可省略），擺盤時取用

1 在一個小碗裡用叉子將酪梨搗碎，加入檸檬汁、細香蔥、海鹽與黑胡椒，攪拌混合均勻。

2 在一個小湯鍋裡，倒入深度7.5公分的水，煮沸後轉小火，加入白醋。先將蛋打入一個小缽或杯子裡，再靠近微滾的水面，一次一顆，將蛋小心倒入。所有蛋要煮4分鐘，蛋黃會呈現半熟狀。用漏勺小心取出水波蛋，放在鋪了紙巾的盤子上瀝掉水分。

3 煮荷包蛋的時候，先烤麵包。烤好的吐司切成一半，抹勻抹上酪梨泥。將兩半吐司各放一盤，放上菠菜、燻鮭魚與水波蛋，用海鹽與黑胡椒調味。蛋上撒碎菲達乳酪，再淋上辣醬（可省略）。用多餘的細香蔥裝飾，立即食用。

每份營養資訊

熱量：**499** 脂肪：**36g** 碳水：**14g** 纖維：**8g** 糖：**3g** 蛋白質：**30g**

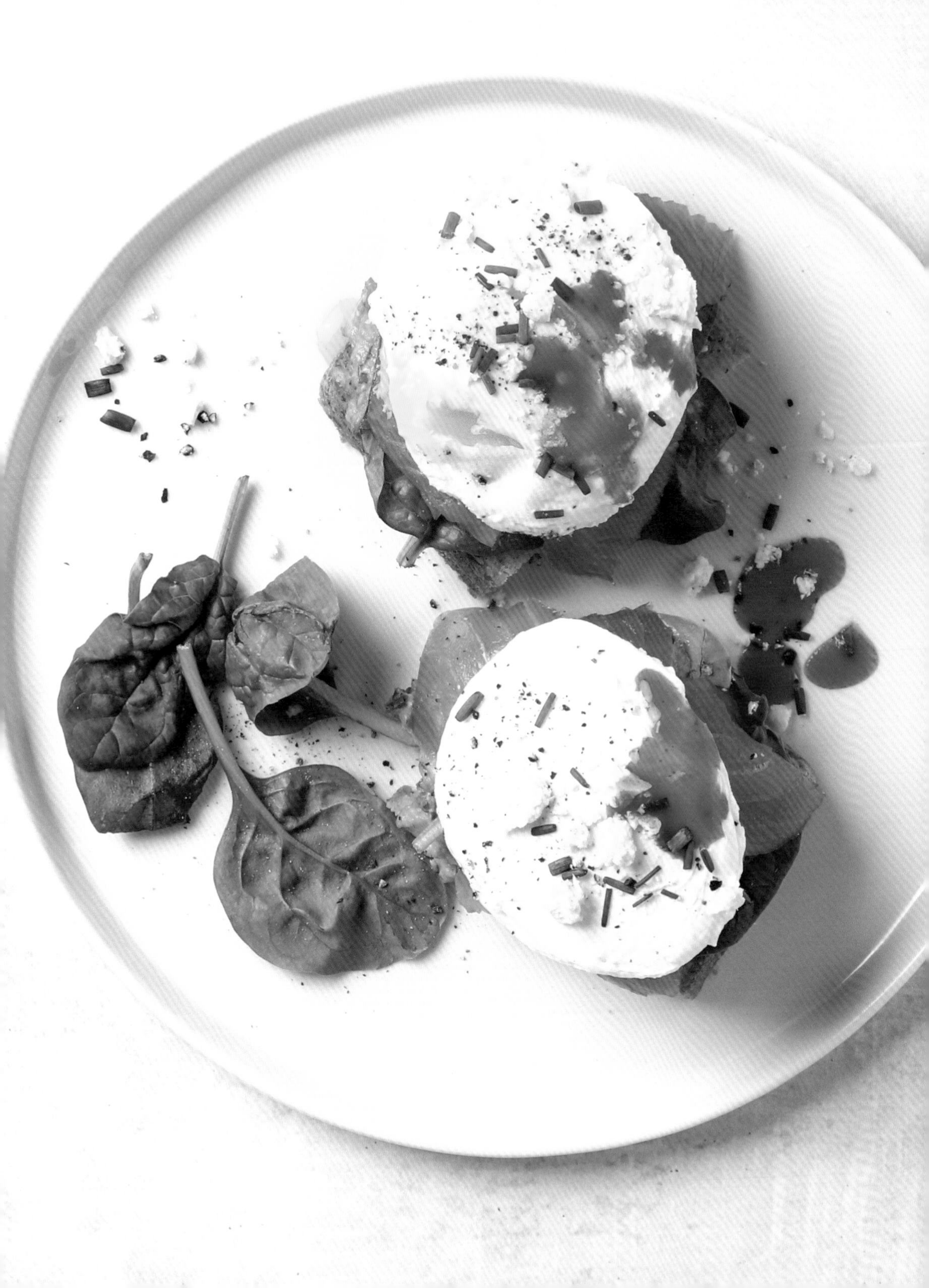

增加攝取脂肪與蛋白質：
多加一些菲達乳酪

GF 無麩質 V 素食

這是一款奶香濃郁的鹹派，還加了美味的青花菜苗、菠菜與紅甜椒。可以提前一天做，蓋好並冷藏保存。

青花菜苗與烤甜椒鹹派 BROCCOLINI AND ROASTED PEPPERQUICHE

份量：3人 準備時間：12分 烹調時間：40分

- 1把青花菜苗（約6根），或226克切片青花菜
- 1大匙奶油
- 2瓣大蒜，切末
- 1杯嫩菠菜葉
- 1顆烤甜椒，切碎（約½杯）
- 1杯煮熟的白腰豆
- 113克剝碎菲達乳酪，按照食譜分量
- 8大顆雞蛋
- ⅔杯酸奶油或法式酸奶油（crème fraiche）
- ¼小匙肉豆蔻
- 海鹽與現磨黑胡椒，適量
- ¼杯切碎的羅勒，另外多準備一些作為裝飾

1 將9吋深型派烤盤在烤箱預熱至180℃。

2 將青花菜苗放入可微波的容器裡，加入約2大匙水，用保鮮膜包起來，用高功率微波2-3分鐘，或直到青花菜苗呈脆嫩鮮綠色；不要用水煮或煮過頭。微波完放在紙巾上吸收多餘水分。

3 在一個小平底鍋用中小火融化奶油，加入蒜末，持續拌炒約1分鐘，讓蒜末軟化、釋出香氣。

4 加入菠菜，繼續拌炒1-2分鐘，直到菠菜葉開始凋萎。將炒好的菠菜倒入烤盤。同一個烤盤裡，擺上青花菜苗、烤甜椒與白腰豆，撒上一半的菲達乳酪。

5 在一個中型碗裡將雞蛋、酸奶油、肉豆蔻、海鹽與黑胡椒用打蛋器拌勻。

6 小心將蛋液倒在烤盤裡的蔬菜上，撒上剩餘的菲達乳酪與羅勒。將烤盤放進烤箱中層，烤約35分鐘，或直到表面有一點膨起來，輕輕晃動時可以看到鹹派已經定型了。放涼1-2小時，鹹派會更定型。可以趁溫熱或放涼後享用，放涼比較容易切塊。切成3大塊，最後用額外的羅勒裝飾。

每份營養資訊

熱量：**360** 脂肪：**23g** 碳水：**20g** 纖維：**5g** 糖：**4g** 蛋白質：**21g**

增加攝取脂肪與蛋白質：
多加一顆蛋或一些酪梨片

GF 無麩質 V 素食

濃郁的乳酪與加了香草的炒蛋，搭配炒番茄與蘑菇和一點辣椒一起食用。這盤炒香草會是完美的週末早午餐餐點。

炒香草佐辣番茄與蘑菇
HERB SCRAMBLE WITH SPICY TOMATOES AND MUSHROOMS

份量：2人 準備時間：5分 烹調時間：8分

1大匙奶油
4大顆雞蛋
2大匙高脂鮮奶油
1大匙切碎的蒔蘿，另外多準備幾支作為裝飾
1大匙切碎的平葉歐芹
海鹽，適量
¼杯刨絲的白切達乳酪
小菜苗（可省略），擺盤時取用

辣番茄與蘑菇
1大匙奶油
170克小番茄
170克褐色蘑菇，切成四等份
一小撮紅辣椒粉
海鹽與現磨黑胡椒，適量

1 炒辣番茄與蘑菇。在一個中型或大型炒鍋裡，用中大火融化奶油，加入番茄與蘑菇。偶爾拌炒，直到番茄皮裂開，蘑菇上色，大約5分鐘。

2 加入紅辣椒粉、海鹽與黑胡椒，持續拌炒到食材混合。

3 炒番茄與蘑菇的同時，準備雞蛋。在一個小型不沾平底鍋裡，用中小火融化奶油。

4 在一個中型碗裡將雞蛋、鮮奶油、蒔蘿、香芹與海鹽用打蛋器拌勻。將蛋液倒入平底鍋，撒上切達乳酪。偶爾攪拌一下，煮3分鐘或到蛋幾乎定型。關火後，將蛋輕輕對摺，直到熟透。

5 搭配炒好的番茄配料、多加一些蒔蘿和菜苗（可省略），立刻享用剛炒好的蛋。

每份營養資訊

熱量：**369** 脂肪：**30g** 碳水：**8g** 纖維：**1g** 糖：**4g** 蛋白質：**18g**

增加攝取脂肪與蛋白質：
多加兩顆蛋，並加雙倍的乳酪。

GF 無麩質 V 素食

爽脆的羽衣甘藍、流心蛋黃，還有很多的滑順酪梨，搭配嗆辣的哈里薩辣醬美味極了。可以當作早餐或早午餐，甚至是一道簡單的輕食晚餐。撒上自己最喜歡的乳酪：費達、帕瑪森、切達，或任何煙燻乳酪都會很美味。

茄汁烤雞蛋
TOMATO BAKED EGGS

份量：2人　準備時間：15分　烹調時間：25分

1½大匙酪梨油
½杯切丁紫洋蔥
½杯切丁紅甜椒
2瓣大蒜，切末
2大匙番茄糊
2小匙哈里薩辣醬（一種北非辣椒醬，或改用一撮碎紅辣椒粉）
1小匙煙燻甜椒粉
¼小匙孜然粉
1罐（14盎司/396g）火烤切丁番茄，不要瀝掉番茄汁
海鹽與現磨黑胡椒，適量
4大顆雞蛋
1杯撕成塊狀的羽衣甘藍
⅓杯捏碎的菲達乳酪或任何喜歡的乳酪，例如帕瑪森乳酪、切達乳酪或煙燻豪達乳酪
1顆酪梨，切片
2大匙略切碎的香菜

1 烤箱預熱至190℃。在一個大型、可進烤箱的平底鍋，如10吋鑄鐵煎鍋，以中火加熱酪梨油。加入洋蔥、甜椒與大蒜，偶爾拌炒5分鐘，或直到洋蔥和甜椒軟化。

2 加入番茄糊、哈里薩辣醬、紅甜椒粉與孜然粉，拌炒約30秒，直到香氣釋出。

3 加入切丁番茄、番茄汁、鹽與黑胡椒。不加蓋，偶爾拌炒，煮5-7分鐘，直到醬汁開始變得濃稠，關火。

4 將平底鍋裡的醬汁壓出四個均勻分布的凹陷，每一個凹陷處打入一顆雞蛋。將羽衣甘藍鋪在平底鍋與雞蛋邊緣。撒上鹽與胡椒。

5 放入烤箱烤12分鐘，或直到蛋白煮熟、蛋黃還是溏心的狀態。撒上菲達乳酪、酪梨與香菜，直接用平底鍋上桌。

每份營養資訊

熱量：**330**　脂肪：**20g**　碳水：**23g**　纖維：**5g**　糖：**11g**　蛋白質：**16g**

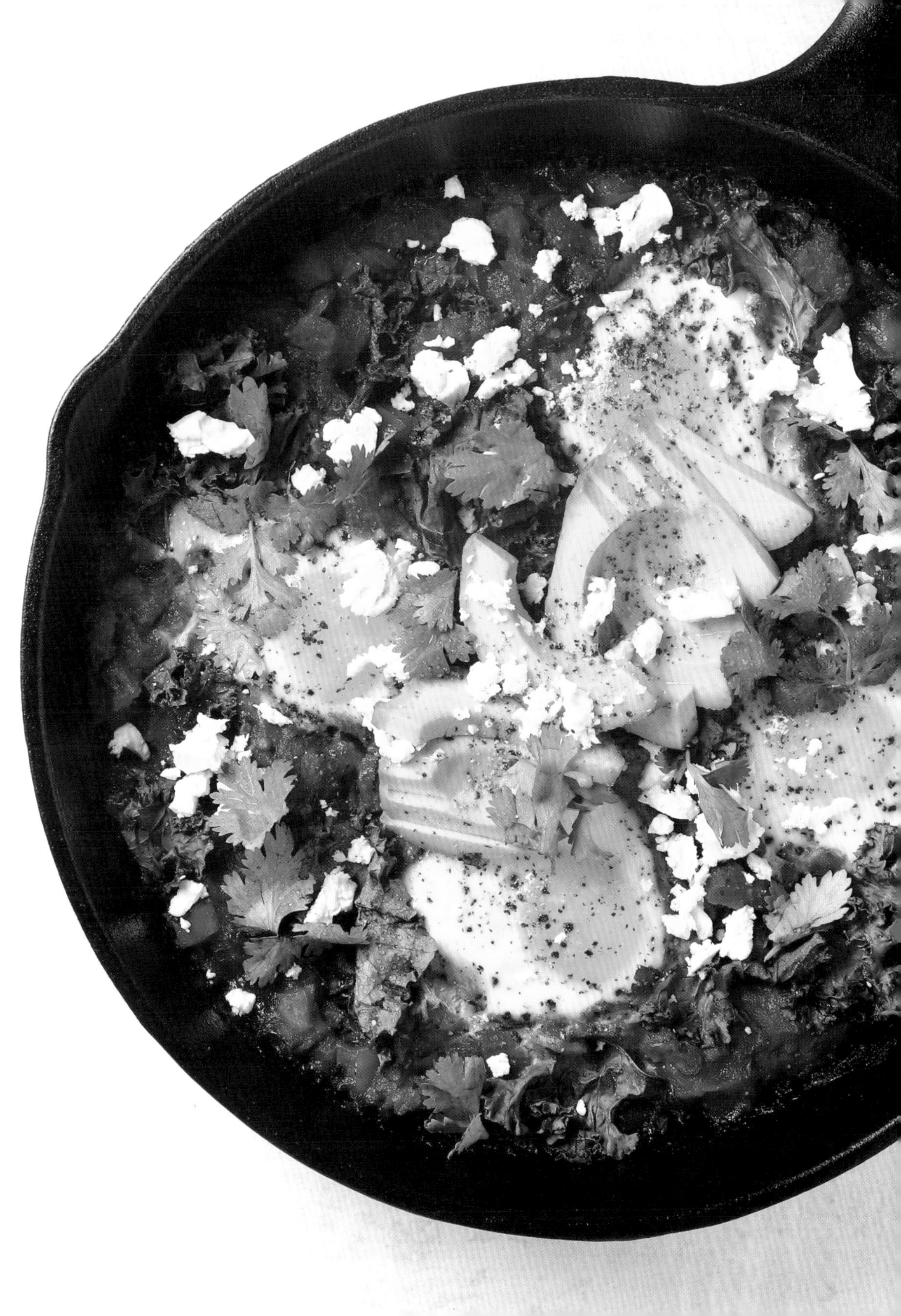

增加攝取脂肪與蛋白質：
多加一份酪梨、酸奶油或乳酪。

GF 無麩質

這款歐姆蛋加了非常多的乳酪和肉，最後放上新鮮番茄莎莎醬與香菜，風味更是完美融合。可作一份較大的歐姆蛋再切半，或是用兩個非常小的平底鍋分別烹調。

墨西哥歐姆蛋
MEXICAN OMELET

可製作：2份　準備時間：20分　烹調時間：20分

1小匙酪梨油
113克牛絞肉
1小匙墨西哥烤肉香料粉
¼杯+1大匙水，按照食譜分量
3大顆雞蛋
海鹽與現磨黑胡椒，適量
1小匙奶油
⅓杯辣傑克胡椒乳酪絲
2大匙酸奶油（可省略）
½顆酪梨，切片
2大匙切片的醃漬墨西哥辣椒（如Mezzetta品牌），瀝掉水分
½杯新鮮番茄莎莎醬（可參考P.184，或買現成的），或切片番茄
香菜，裝飾用

1 在一個中型平底鍋以中大火加熱酪梨油，加入牛絞肉，炒散，繼續拌炒5-8分鐘，或絞肉上色。加入墨西哥烤肉香料粉，與絞肉拌勻。加入¼杯水，偶爾拌炒，繼續煮到大部分的水分蒸發了。放在一旁備用。

2 在一個中型碗裡將雞蛋、鹽與胡椒，以及剩餘的1大匙水用打蛋器拌勻。另外取一個8吋不沾平底鍋，以中火融化奶油，倒入蛋液再調成中小火。蓋上鍋蓋煎3-5分鐘，直到蛋液凝固、底部煎至金褐色。

3 在半邊的歐姆蛋上放辣傑克胡椒乳酪絲，再將牛絞肉蓋在乳酪上。接著折另半邊的歐姆蛋蓋在餡料上。將整個歐姆蛋從鍋底倒到一個溫熱的砧板或盤子上，再對半切。將切半的歐姆蛋分別裝在兩個盤子上。

4 兩份歐姆蛋上放上等量的酸奶油（可省略）、酪梨、墨西哥辣椒片、新鮮番茄莎莎醬與香菜。完成後立刻享用。

每份營養資訊

熱量：**450**　脂肪：**35g**　碳水：**13g**　纖維：**4g**　糖：**7g**　蛋白質：**24g**

增加攝取脂肪與蛋白質：
搭配燻鮭魚與切片酪梨一起食用

GF 無麩質 V 素食

任何食材其實都能加進歐姆蛋裡。這款歐姆蛋加了炒蘑菇、細香蔥、新鮮莫札瑞拉乳酪與格呂耶爾乳酪，但是你想加什麼都可以！可以選擇餡料放在歐姆蛋上，或包進歐姆蛋裡。

蘑菇歐姆蛋
MUSHROOM OMELET

份量：1人　準備時間：10分　烹調時間：10分

- 1大匙酪梨油
- 113克小顆褐色蘑菇，切片
- 2大顆雞蛋
- 2大匙切碎的細香蔥，另外多準備一些作為裝飾
- 海鹽與現磨黑胡椒，適量
- 1小撮肉豆蔻粉
- 28克新鮮莫札瑞拉乳酪，手撕成小塊
- ¼杯格呂耶爾（Gruyére）乳酪，按照食譜分量

1. 在一個8吋不沾平底鍋裡以中大火加熱油，加入蘑菇。拌炒約3-4分鐘，或直到蘑菇軟化。

2. 在一個小碗裡將雞蛋、細香蔥、海鹽、黑胡椒與肉豆蔻粉拌勻。將蛋液倒入平底鍋裡，加入莫札瑞拉乳酪與半份格呂耶爾乳酪。調至中火，繼續煎3分鐘，途中將鍋底抬起來轉一轉、翻起歐姆蛋的邊緣，好讓蛋液流到底部。持續做這個動作，直到歐姆蛋上的生蛋液幾乎沒了。

3. 撒上剩下的格呂耶爾乳酪，繼續煎1-2分鐘，或直到歐姆蛋定型了，撒上額外的細香蔥。可以選擇餡料直接擺放在歐姆蛋上，或包進歐姆蛋裡。

每份營養資訊

熱量：**468** 脂肪：**39g** 碳水：**6g** 纖維：**1g** 糖：**3g** 蛋白質：**25g**

增加攝取脂肪與蛋白質：
搭配切片酪梨或瑞可塔乳酪

GF 無麩質

這款義式烘蛋可以當作扎實的早餐、美味的午餐，或輕食晚餐。瑞可塔乳酪與新鮮蒔蘿讓風味清爽、適合夏季。

鮭魚羽衣甘藍義式烘蛋
SALMON AND KALE FRITTATA

份量：3人　準備時間：10分　烹調時間：25分

- 6大顆雞蛋
- ½杯重鮮奶油
- 2大匙切碎的蒔蘿，另外多準備一些作為裝飾
- 1小撮肉豆蔻粉
- 海鹽與現磨黑胡椒，適量
- 1大匙酪梨油
- 2杯（60克）切碎的羽衣甘藍
- 113克煮熟、去皮鮭魚，挑碎
- ½杯瑞可塔乳酪
- ⅓杯白切達乳酪絲

1 烤箱預熱至200℃，在一個中型碗裡將雞蛋、鮮奶油、蒔蘿、肉豆蔻粉、鹽與黑胡椒用打蛋器拌勻。

2 以中火加熱一個8吋可進烤箱的不沾平底鍋，倒入酪梨油，讓油均勻蓋過鍋底。

3 加入羽衣甘藍，炒2-3分鐘，或直到菜葉剛開始軟化。

4 加入碎鮭魚，倒入蛋液，轉動鍋底使蛋液均勻蓋過鍋底。將瑞可塔乳酪舀在蛋上，再撒上切達乳酪絲。調成小火，不加鍋蓋，繼續煎7分鐘，或直到烘蛋邊緣開始定型。

5 將平底鍋放進烤箱，不加蓋烤15分鐘或直到烘蛋完全定型。從烤箱取出後，留在平底鍋裡放涼（可以將義式烘蛋倒在盤子上，或直接用平底鍋上桌。）。

6 撒上剩下的蒔蘿，將烘蛋切成三大塊後即可上桌。

每份營養資訊

熱量：**498**　脂肪：**40g**　碳水：**7g**　纖維：**1g**　糖：**1g**　蛋白質：**29g**

增加攝取脂肪與蛋白質：
搭配牛絞肉或火雞肉與切片酪梨

GF 無麩質 V 素食

這款義式烘蛋很適合提前做成常備菜，冷食或用微波爐加熱都好吃。各種蔬菜、濃郁滑順的乳酪，和羅勒點綴出的驚喜風味讓人感到非常滿足。

蘑菇蘆筍義式烘蛋 MUSHROOM AND ASPARAGUS FRITTATA

可製作：2人　準備時間：15分　烹調時間：40分

- 113克蘆筍，去除底部較硬的部分，再對半橫切
- 1小匙奶油，另外多準備一些用來幫烤盤抹油
- 226克小顆褐色蘑菇，切片
- 4大顆雞蛋
- 2大匙全脂鮮奶或鮮奶油
- 海鹽與現磨黑胡椒，適量
- ½杯（14克）刨成細粉的帕瑪森乳酪
- 2大匙切碎的羅勒，另外準備幾片羅勒葉，擺盤時可取用
- ⅓杯瑞可塔乳酪
- 1杯櫻桃番茄，切半，擺盤時可取用

1 烤箱預熱至180°C，將一個中型湯鍋裝水煮沸再轉小火，倒入蘆筍煮1分鐘，或直到顏色變得鮮綠，撈起後放在鋪了廚房紙巾的盤子上。

2 在一個小的、可進烤箱的不沾平底鍋裡用中大火將奶油融化，分兩次炒蘑菇，直到蘑菇軟化，約5分鐘，取出蘑菇。將鍋子擦乾淨後，用多餘的奶油替鍋子的底部與邊緣抹油。

3 在一個中型碗裡將雞蛋、牛奶、海鹽與黑胡椒以打蛋器拌勻。加入帕瑪森乳酪、羅勒與蘑菇，攪拌至食材混合。

4 小心將蛋液倒入平底鍋，擺上蘆筍再舀上瑞可塔乳酪。將平底鍋放進烤箱，不加蓋，烤30分鐘，或直到義式烘蛋定型，烤完後在鍋子裡放涼（可以將義式烘蛋倒在盤子上，或直接用平底鍋上桌。）。

5 最後撒上額外的羅勒葉，再切成兩大塊。可以趁溫熱時享用，也可以當作冷食搭配番茄一起吃。

每份營養資訊

熱量：**381**　脂肪：**25g**　碳水：**13g**　纖維：**3g**　糖：**5g**　蛋白質：**32g**

9

份量十足的沙拉

增加攝取脂肪與蛋白質：
加入菲達乳酪，或更多鮭魚、核桃。

GF 無麩質　DF 無奶
EF 無蛋　V 素食

醬汁濃郁又有滿滿的蔬菜，美味極了！用戶外烤爐烤鮭魚和蔬菜，更能增添一點煙燻香氣，也可以在廚房裡用燒烤盤烤。這款沙拉只要不加鮭魚，改放白腰豆罐頭就是全素食的沙拉了。

火烤青花菜鮭魚沙拉佐芝麻醬
CHARRED BROCCOLI AND SALMON SALAD WITH TAHINI DRESSING

份量：1人　準備時間：15分　烹調時間：12分

62克帶皮鮭魚排
1½小匙橄欖油，按照食譜分量
海鹽與現磨黑胡椒，適量
1小顆紅甜椒，切成四等份，去筋膜與籽
170克青花菜，切成片狀或小朵
110克茄子，切片
3杯嫩菠菜葉
1大匙碎核桃，烤過
檸檬片（可省略），擺盤時取用

芝麻沙拉醬：
3大匙新鮮檸檬汁
1大匙橄欖油
1大匙芝麻醬
¼小匙孜然粉
1瓣大蒜，切末
海鹽與現磨黑胡椒，適量

1 先製作芝麻沙拉醬，在一個小碗裡將所有沙拉醬食材攪拌至滑順。

2 將一個立紋煎烤盤以中大火加熱，用½小匙橄欖油與適量的海鹽和黑胡椒均勻塗抹在鮭魚上。魚皮朝下放入煎烤盤煎4分鐘，翻面後再煎3分鐘，煎到魚肉能用叉子輕易挑碎(烹調時間視鮭魚排厚度調整)。關火後，小心將鮭魚移到盤子上，去除魚皮，再用叉子將鮭魚弄碎。蓋起來放在一旁備用。

3 將同一個煎烤盤以中大火加熱，甜椒切成長條狀。在一個中型碗裡將剩餘的1小匙橄欖油、甜椒條、青花菜、茄子，加上適量海鹽與黑胡椒拌勻。倒入煎鍋裡，每一面煎3分鐘，直到蔬菜變軟且有烤盤痕跡。將茄子片再切半，蔬菜煎好後放涼。

4 將菠菜葉擺在淺型碗盤裡，蔬菜、碎鮭魚與核桃放在菠菜葉上。淋上芝麻沙拉醬，搭配檸檬片一同上桌即可享用。

變成素食版本：鮭魚改用¼杯白腰豆（若用罐頭，沖洗過再瀝乾），或任何你喜歡的豆類，如小扁豆或海軍豆也是不錯的替代品（這個版本可以少用½小匙橄欖油）。跳過步驟2，在步驟4時，將豆類與煎烤蔬菜與核桃一起擺盤。

每份營養資訊

熱量：**487**　脂肪：**36g**　碳水：**36g**　纖維：**14g**　糖：**14g**　蛋白質：**14g**

每份營養資訊（素食版本）

熱量：**501**　脂肪：**34g**　碳水：**43g**　纖維：**16g**　糖：**14g**　蛋白質：**17g**

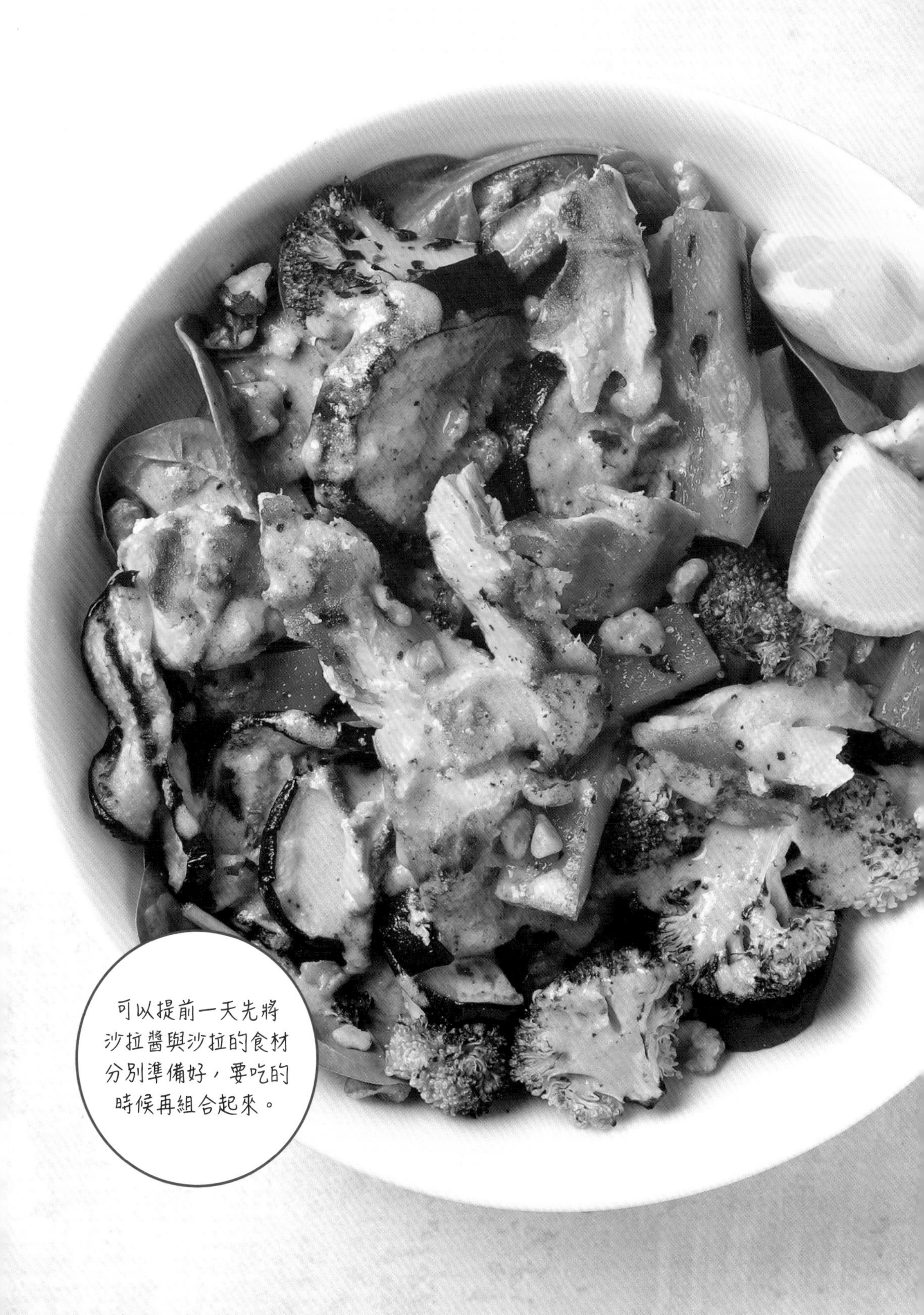
可以提前一天先將
沙拉醬與沙拉的食材
分別準備好，要吃的
時候再組合起來。

增加攝取脂肪與蛋白質：
多加一些菲達乳酪或核桃

GF 無麩質 EF 無蛋
V 素食

享用這款新鮮又豐富的沙拉時，搭配的是香檸沙拉醬與自製香脆鷹嘴豆。這款沙拉很適合當作午餐便當，只要記得食用之前，將鷹嘴豆與醬汁分開放。

辣味鷹嘴豆沙拉
SPICY CHICKPEA SALAD

份量：1人 準備時間：15分 烹調時間：5分

1小匙酪梨油或橄欖油
1罐（15盎司）鷹嘴豆罐頭，沖水並瀝乾
¼小匙孜然粉
¼小匙碎紅辣椒
海鹽與現磨黑胡椒，適量
1小顆紫高麗菜，去除硬梗、將葉片剝下
8顆小番茄，切半
1條小黃瓜，切片
½顆烤甜椒，切片
¼杯切碎的平葉歐芹
6個小紫洋蔥切細條
5大顆綠橄欖
60克菲達乳酪，切細絲或壓碎
¼杯（25g）生核桃

香檸沙拉醬：
1小匙橄欖油
1½大匙新鮮檸檬汁
¼小匙孜然粉
1小瓣大蒜，切末
1小撮甜菊或羅漢果粉狀甜味劑（可省略）
海鹽與現磨黑胡椒，適量

1 先製作香檸沙拉醬。將所有沙拉醬的食材放進一個有旋轉蓋子的瓶子裡，蓋上蓋子後搖晃瓶子直到食材混合均勻。淋在沙拉上之前，再搖一次。

2 在一個中型煎鍋裡以中火加熱橄欖油，加入鷹嘴豆、孜然粉、碎辣椒、海鹽與黑胡椒。煮5分鐘，途中偶爾攪拌，直到鷹嘴豆上色且裹上香料。放涼備用。

3 在一個盤子或淺碗裡擺上紫色高麗菜、番茄、小黃瓜、烤甜椒條、香芹、洋蔥與橄欖。

4 撒上½杯鷹嘴豆到沙拉上，剩下的鷹嘴豆留作它用。

5 淋上沙拉醬並撒上菲達乳酪與核桃，立刻享用。

將剩下的鷹嘴豆放進密封容器裡，可冷藏最多一週。可以當做點心享用，或放進沙拉、湯品或咖哩中。

每份營養資訊

熱量：**645** 脂肪：**46g** 碳水：**42g** 纖維：**12g** 糖：**15g** 蛋白質：**22g**

增加攝取脂肪與蛋白質：
多加一些鮭魚與切片酪梨

GF 無麩質 DF 無奶

搭配用辣根、檸檬與酸豆調和的濃郁沙拉醬，享受這款美味、繽紛的沙拉。你也可以選擇用煮熟後撥碎的新鮮鮭魚取代燻鮭魚。除此之外，還能再搭配半個低碳水芝麻圓麵包（第206頁）即可上桌！

燻鮭魚沙拉
SMOKED SALMON SALAD

份量：1人 準備時間：15分 烹調時間：無

4杯春季綜合沙拉葉
5顆櫻桃蘿蔔，切薄片
16條甜豌豆，延長邊切成三個條狀，或切半
57克燻鮭魚，切成條狀
¾杯切丁小黃瓜
4大匙切丁紫洋蔥

濃郁滑順辣根沙拉醬：
2大匙美乃滋
2大匙新鮮檸檬汁
1小匙磨好的辣根
1小匙（堆起來的）大略切碎、瀝乾的酸豆

1 先製作濃郁滑順的辣根沙拉醬，在一個小碗裡將所有食材混合均勻。

2 在一個盤子或碗裡，擺上春季綜合沙拉葉、櫻桃蘿蔔、甜豌豆、燻鮭魚、小黃瓜與洋蔥絲。用湯匙將沙拉醬舀到沙拉上，立刻食用。

每份營養資訊

熱量：**348** 脂肪：**23g** 碳水：**16g** 纖維：**3g** 糖：**6g** 蛋白質：**15g**

增加攝取脂肪與蛋白質：
加入雙倍的鮭魚，或在沙拉醬裡多加一些橄欖油。

GF 無麩質 DF 無奶
EF 無蛋 V 素食

嫩菠菜葉加上烤蔬菜與多汁的鮭魚，再淋上萊姆香菜沙拉醬，就是營養豐富的午餐，或是一份輕食晚餐。若要做素食的版本，鮭魚改用水煮蛋即可。

炙燒蔬菜沙拉
GRILLED GREEN GOODNESS SALAD

份量：2人　準備時間：20分　烹調時間：13分

170克帶皮鮭魚排
2小匙酪梨油，按照食譜分量
海鹽與現磨黑胡椒，適量
142克青花菜，切成小朵（約2杯）
141克甜豌豆，去除粗絲
10根蘆筍，去除硬梗
4杯嫩菠菜葉
1½杯切片（去蒂）草莓
4根青蔥，切細絲
2大匙生葵花籽

萊姆香菜沙拉醬：
3大匙新鮮萊姆汁
3大匙切碎的香菜
2大匙酪梨油
1小匙第戎芥末
1小匙椰子氨基醬油（coconut aminos）
1瓣大蒜
1小撮甜菊或羅漢果粉狀甜味劑（可省略）

1 先製作萊姆香菜沙拉醬，將所有食材放入一個小型果汁機或食物調理機，攪打至滑順，冷藏備用。

2 烤盤或立紋烤盤預熱至中大火。將鮭魚排切成兩份，每一片魚排抹上½小匙酪梨油，用鹽與胡椒調味。魚皮朝下放上烤盤煎烤3分鐘，翻面後再煎烤2分鐘，或煎烤到鮭魚能輕易用叉子撥碎（烹調時間視鮭魚排厚度調整）。關火，去除魚皮、撥碎後放在一旁備用。

3 將青花菜延長邊切成½吋（1.25公分）寬的片狀，同一個烤盤或立紋烤盤再次預熱至中大火。

4 在一個大碗裡將花椰菜、甜豌豆、蘆筍、剩餘的1小匙油，加入適量的鹽與胡椒，攪拌至蔬菜均勻裹上油。分次放上烤盤煎烤，每一面烤2-4分鐘，或烤到蔬菜烙出烤痕、軟嫩但仍鮮脆。放涼備用，也可以把青花菜再切小一點。

5 將菠菜葉分裝至兩個沙拉碗裡，上面擺上煎烤過的蔬菜，以及碎鮭魚，再淋上沙拉醬。加上草莓片，最後撒上蔥花與葵花籽，即可上桌。

每份營養資訊

熱量：**477** 脂肪：**30g** 碳水：**31g** 纖維：**10g** 糖：**12g** 蛋白質：**27g**

每份營養資訊（素食版本）

熱量：**477** 脂肪：**34g** 碳水：**32g** 纖維：**10g** 糖：**12g** 蛋白質：**18g**

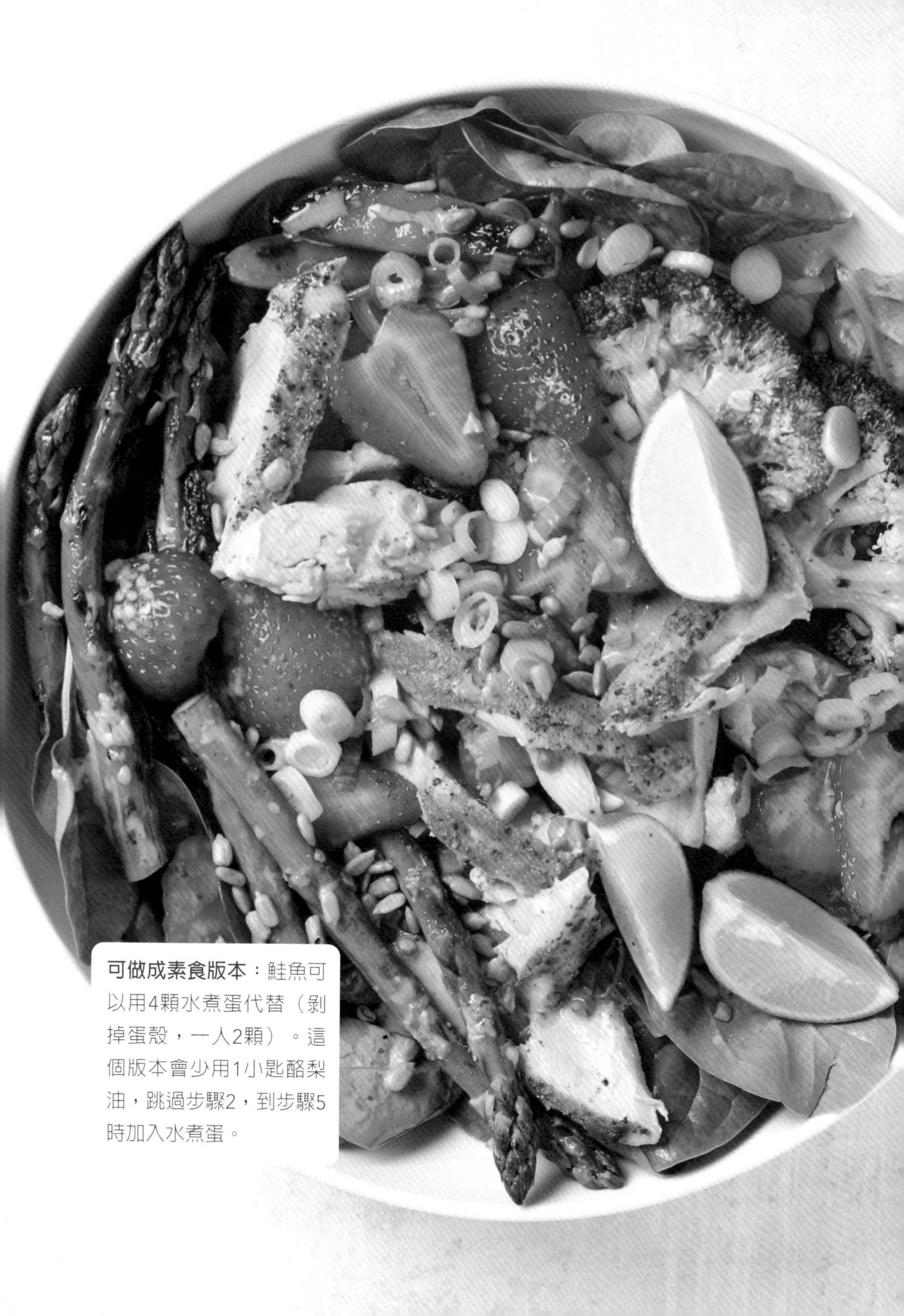

可做成素食版本：鮭魚可以用4顆水煮蛋代替（剝掉蛋殼，一人2顆）。這個版本會少用1小匙酪梨油，跳過步驟2，到步驟5時加入水煮蛋。

增加攝取脂肪與蛋白質：
多加一些火雞肉與酪梨

GF 無麩質 DF 無奶
EF 無蛋

這款沙拉堆滿爽脆菜絲、芹菜、青蔥與杏仁，上面再擺上多汁的火雞肉，並淋上辣味薑汁沙拉醬。

火雞肉與酪梨亞洲風味白菜沙拉
TURKEY AND AVOCADO ASIAN CABBAGE SALAD

份量：1人 準備時間：20分 烹調時間：無

2杯切細絲的大白菜
1杯切細絲的紫高麗菜
1杯切成薄片的西洋芹
¼杯切成細絲的青蔥
2大匙杏仁片，烘烤過
2大匙略切碎的香菜，另外多準備一些作為裝飾
85克煮熟的火雞肉或雞胸肉，切碎
½酪梨，切碎
1小匙芝麻，烘烤過

辣味薑汁沙拉醬：
2大匙酪梨油
2大匙白酒醋
2小匙薑末
1大匙椰子氨基醬油
1瓣大蒜

1 先製作辣味薑汁沙拉醬，用一個小型食物調理機或攪拌機將所有食材攪打至滑順。

2 在一個中型碗裡將大白菜絲、紫高麗菜、芹菜、青蔥、杏仁、香菜與火雞肉拌勻。加入一半的沙拉醬，攪拌均勻。

3 將沙拉堆在一個盤子上，放上切碎的酪梨，再淋上剩餘的沙拉醬。撒上一些芝麻以及裝飾用的香菜，即可上桌。

每份營養資訊

熱量：**621** 脂肪：**46g** 碳水：**29g** 纖維：**11g** 糖：**9g** 蛋白質：**28g**

增加攝取脂肪與蛋白質：
多加一些酪梨、核桃，或更多菲達乳酪。

GF 無麩質　EF 無蛋

這款沙拉充滿各種新鮮爽脆的食材：番茄、小黃瓜和各種香草，並且淋上橄欖油沙拉醬。份量很容易增倍，讓更多人一起享用。請使用P.192的肉丸食譜。

肉丸香草沙拉佐橄欖油醬
MEATBALL HERB SALAD WITH OLIVE DRESSING

份量：1人　準備時間：15分　烹調時間：無

4杯春季綜合沙拉葉
170克小番茄，切半
¾杯小黃瓜片
6片薄的紫洋蔥絲
6顆煮熟的肉丸，切片，需要的話先加熱（例如P.192的希臘肉丸）
2大匙弄碎的菲達乳酪
2大匙略切碎的核桃，烘烤過
2大匙略切碎的薄荷葉
2大匙略切碎的平葉歐芹

橄欖油醬：
2大匙切碎的卡拉馬塔橄欖
1大匙橄欖油
1大匙巴薩米克醋
1大匙新鮮檸檬汁
1瓣大蒜，切末
¼小匙現磨黑胡椒

1 先製作橄欖油醬，在一個小碗裡將所有食材用打蛋器拌勻。

2 在一個盤子擺上春季綜合沙拉葉、番茄、小黃瓜、洋蔥絲與肉丸，淋上沙拉醬，再撒上菲達乳酪、核桃、薄荷與歐芹。輕輕拌勻後請立即享用。

每份營養資訊

熱量：**647**　脂肪：**49g**　碳水：**33g**　纖維：**4g**　糖：**15g**　蛋白質：**23g**

增加攝取脂肪與蛋白質：
多加一些雞肉並淋上更多酪梨油

GF 無麩質 EF 無蛋

你一定會愛上這款飽足感十足，加了烤青花菜、烤雞肉與金黃帕瑪森乳酪脆片的凱薩沙拉。這種乳酪脆片為沙拉增添了脆脆的口感，你絕對不會想念普通的脆麵包丁。

雞肉青花菜凱薩沙拉
CHICKEN AND BROCCOLI CAESAR SALAD

份量：2人　準備時間：20分　烹調時間：30分

4片培根
226克小朵的青花菜
1小匙酪梨油
海鹽與現磨黑胡椒，適量
226克去骨去皮雞胸肉
6杯略切碎的蘿蔓生菜（大約2顆中等大小的蘿蔓）
¼杯切成細絲的青蔥

凱薩沙拉醬：
⅓杯（9克）現刨成粉狀的帕瑪森乳酪
3大匙酪梨油
3大匙新鮮檸檬汁
2小匙第戎芥末
2瓣大蒜
海鹽與現磨黑胡椒，適量

帕瑪森乳酪脆片：
½杯（14克）現刨成細粉的新鮮帕瑪森乳酪（建議用專用刨刀，而不是使用現成的乳酪絲）

1 先製作凱薩沙拉醬，在一個小型食物調理器或果汁機將所有食材攪拌至滑順。冷藏備用。

2 製作乳酪脆片。烤箱預熱至190°C，烤盤鋪上烘焙紙，以間隔5公分的距離排出6堆（每堆2大匙）的帕瑪森乳酪，將每堆乳酪鋪成直徑7.5公分的圓圈。放入烤箱烤5-7分鐘，或烤到稍微上色、開始冒泡。放在烤盤上靜置一分鐘，再小心移到盤子或砧板上放涼。

3 將烤箱溫度調高到200°C，同一個烤盤上放一個抹了油的烤網，將培根鋪在烤網的一側，不要重疊。

4 在一個中型碗裡將青花菜與酪梨油拌勻，撒上鹽與胡椒調味。在烤網另一側鋪上一層青花菜，放進烤箱烤20分鐘，或烤到培根熟、青花菜變得脆嫩。

5 青花菜與培根在烤的時候，將煎烤盤加熱至中大火。雞胸肉撒上鹽與胡椒，放在抹了油的煎烤盤上，每一面煎5-7分鐘，或煎到全熟。

6 雞肉切片、培根切碎。將蘿蔓生菜擺進兩個沙拉碗裡，放上雞肉、青花菜、培根與蔥花，淋上沙拉醬。將帕瑪森乳酪脆片稍微捏碎，灑在沙拉上，即可享用。

每份營養資訊

熱量：**535**　脂肪：**38g**　碳水：**16g**　纖維：**6g**　糖：**5g**　蛋白質：**36g**

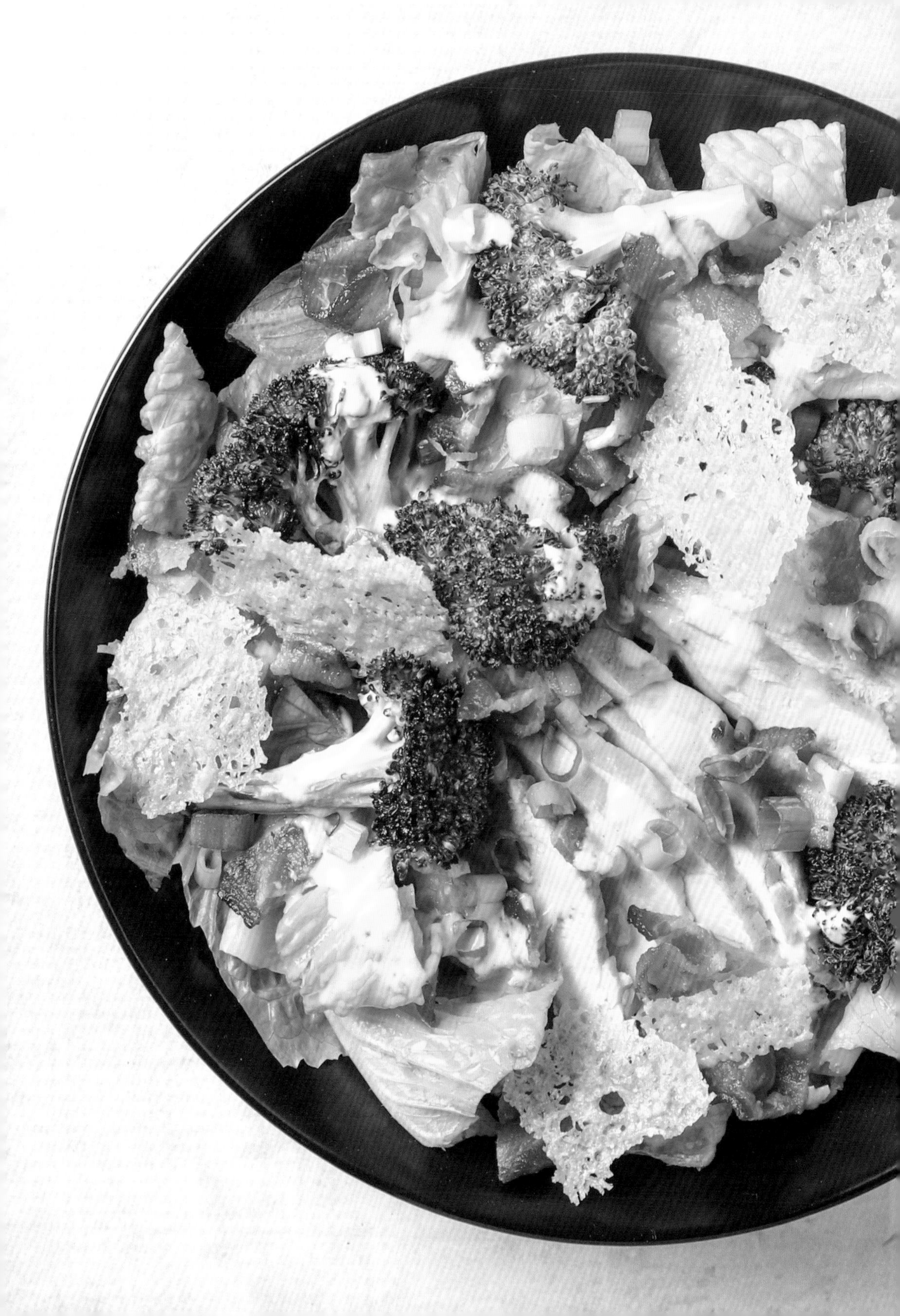

增加攝取脂肪與蛋白質：
多加一些雞肉和胡桃

GF 無麩質

這款新鮮又適合夏季的沙拉，特別適合在草莓與蘆筍盛產的季節享用。裡面的堅果或乳酪都能換成自己喜歡的種類。切碎的烤雞也是很美味的配料。

草莓山羊乳酪沙拉佐罌粟籽醬
STRAWBERRY GOAT CHEESE SALAD WITH POPPY SEED DRESSING

份量：1人　準備時間：10分　烹調時間：無

4杯春季綜合沙拉葉
1小條小黃瓜
8根蘆筍，去除粗梗
1杯（152克）切片草莓（去蒂）
2大匙切碎的胡桃
1片煎熟的培根，切丁（約2大匙）
1顆柳橙，分片剝開
28克滑順的山羊乳酪，剝成小塊

檸檬罌粟籽醬：
1½大匙美乃滋
1大匙新鮮檸檬汁
1小撮甜菊或羅漢果粉狀甜味劑（可省略）
1小匙罌粟籽
½小匙第戎芥末
海鹽與現磨黑胡椒，適量

1. 先製作檸檬罌粟籽醬，在一個小碗裡將所有食材用打蛋器拌勻。
2. 在一個淺型大碗裡擺上春季綜合沙拉葉，用蔬菜削皮刀將小黃瓜和蘆筍都削成長薄片，擺在綜合沙拉葉上。
3. 加上草莓片、胡桃、培根丁、柳橙片與山羊乳酪，淋上沙拉醬。輕輕拌勻，即可上桌。

每份營養資訊

熱量：**609**　脂肪：**41g**　碳水：**40g**　纖維：**10g**　糖：**21g**　蛋白質：**10g**

增加攝取脂肪與蛋白質：
多加一些沙拉醬、核桃、雞肉或切片酪梨。

GF 無麩質

這是一款新鮮又爽脆的沙拉，卻搭配著濃郁滑順的牧場沙拉醬。要做出最美味的沙拉，請試試自己做美乃滋（P.209）。這份食譜需要準備1½杯切碎的熟雞肉，像是可用香草烤雞與肉汁醬（P.178）的剩菜。

雞肉牧場沙拉
CHICKEN RANCH CHOP SALAD

份量：2人　準備時間：15分　烹調時間：無

4杯切碎或切絲的蘿蔓生菜
1½杯切碎的熟雞胸肉
1杯切碎的芹菜
¼杯切成細絲的青蔥
1顆青椒，去筋膜與籽，切碎
¼杯核桃，烘烤過再切碎

牧場沙拉醬：
2大匙美乃滋
2大匙酸奶
2大匙新鮮檸檬汁
1大匙水
1大匙切碎的蒔蘿
1大匙切碎的平葉歐芹
½小匙洋蔥粉
½小匙大蒜粉
海鹽與現磨黑胡椒，適量

1 先製作牧場沙拉醬，在一個小碗裡將所有食材用打蛋器拌匀。

2 在兩個淺型沙拉碗裡擺上蘿蔓生菜、雞肉、芹菜、青蔥、青椒與核桃。淋上沙拉醬，輕輕拌匀，即可上桌。

每份營養資訊

熱量：**433** 脂肪：**27g** 碳水：**12g** 纖維：**5g** 糖：**5g** 蛋白質：**38g**

增加攝取脂肪與蛋白質：
多加一些牛肉和酪梨

GF 無麩質

你一定會喜歡這款沙拉裡蘿蔔、小黃瓜和生菜的爽脆口感。這款彩虹沙拉加了烤牛肉與番茄，再淋上帶有煙燻香氣的辣味牧場沙拉醬。在做這款沙拉時，上一次剩下的烤牛肉可以拿來再利用，也可以買現成的烤牛肉薄片。務必記得留著肥肉！

牛肉彩虹沙拉佐奇波雷辣椒牧場沙拉醬
BEEF COBB SALAD WITH CHIPOTLE RANCH DRESSING

份量：2人　準備時間：20分　烹調時間：無

2杯切細絲的蘿蔓生菜
113克小番茄，切半
2大顆水煮蛋，剝殼
226克切薄片的烤牛肉，或切成絲的烤雞
½杯切片小黃瓜
½杯切片蘿蔔
2片紫洋蔥，一圈一圈分開
¼杯刨絲的白切達乳酪
切片酪梨（可省略）擺盤時取用

奇波雷辣椒牧場沙拉醬：
3大匙切碎的香菜
2大匙美乃滋
2大匙酸奶油
2大匙新鮮檸檬汁
1大匙橄欖油
1大匙水
1條浸在阿多波醬的奇波雷辣椒
1大匙阿多波醬（泡辣椒的醬汁）
½小匙大蒜粉
海鹽與現磨黑胡椒，適量

1 先做奇波雷辣椒牧場沙拉醬，在一個小碗裡將所有食材用打蛋器拌勻。

2 在兩個小盤子或一個大盤子上，擺上蘿蔓生菜、番茄、雞蛋、牛肉、小黃瓜、蘿蔔、洋蔥和切達乳酪。淋上沙拉醬，再擺上酪梨片（可省略），完成後即可享用。

每份營養資訊

熱量：**526** 脂肪：**37g** 碳水：**12g** 纖維：**3g** 糖：**5g** 蛋白質：**38g**

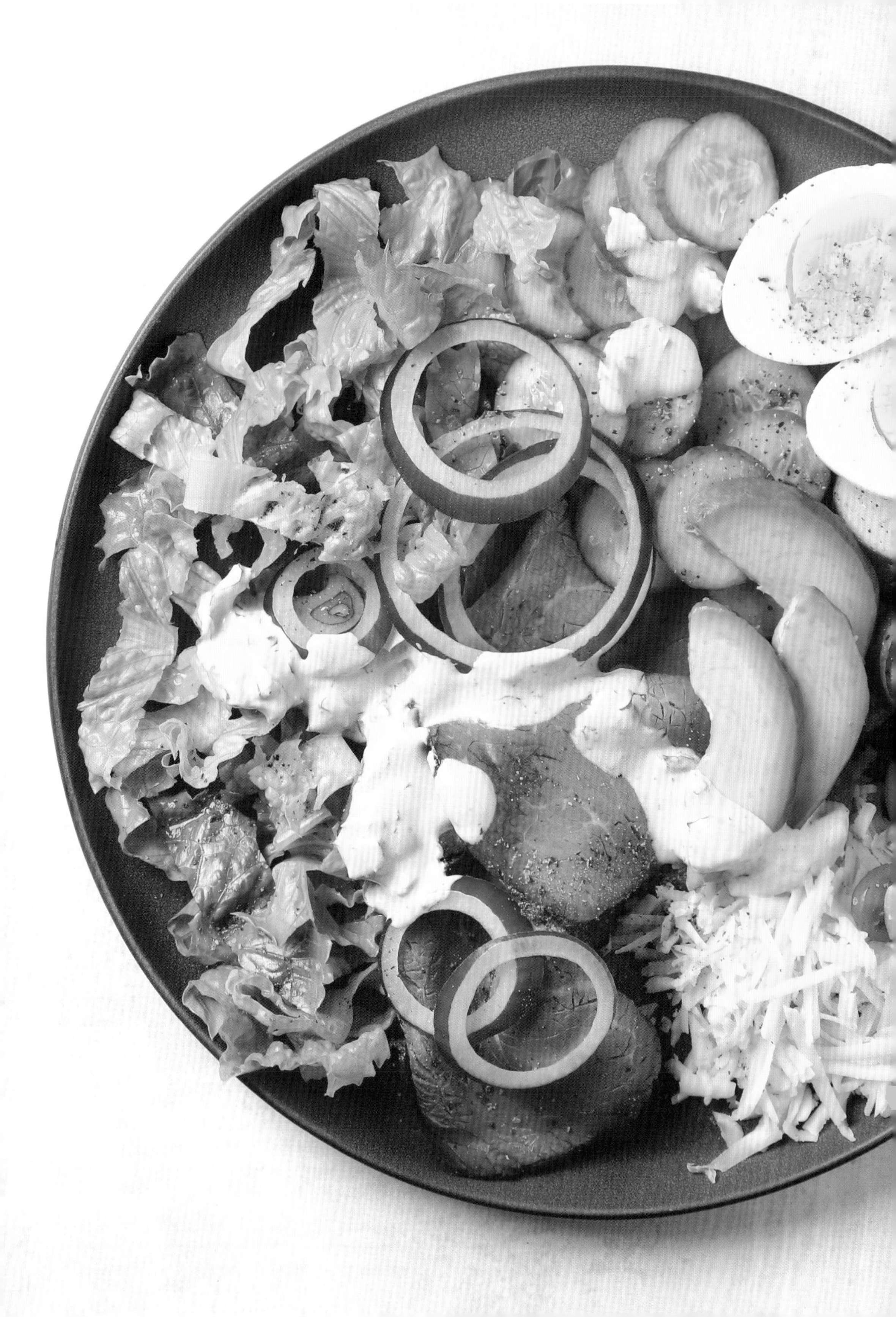

增加攝取脂肪與蛋白質：
多加一些切片酪梨與雞肉

GF 無麩質　EF 無蛋

嫩菠菜葉當做基底，最適合搭配雞肉、胡桃、多汁的草莓、蘆筍與濃郁滑順的山羊乳酪。淋在沙拉上的是巴薩米克醋、檸檬與芥末調和的油醋醬。

雞肉與山羊乳酪沙拉
CHICKEN AND GOAT CHEESE SALAD

份量：2人　準備時間：15分　烹調時間：無

4杯嫩菠菜葉
170克雞肉絲
½杯切片草莓（去蒂）
¼杯略切碎的胡桃，烘烤過
8根蘆筍，去除硬梗
67克濃郁滑順的山羊乳酪，剝成小塊

芥末巴薩米克油醋醬：
2大匙橄欖油
1大匙巴薩米克醋
1大匙新鮮檸檬汁
1小匙第戎芥末
¼小匙大蒜粉
海鹽與現磨黑胡椒，適量

1 先製作芥末巴薩米克油醋醬，在一個小碗裡將所有食材用打蛋器拌勻。

2 在兩個沙拉碗裡擺入嫩菠菜葉，放上雞肉、草莓與胡桃。用蔬菜削皮刀將蘆筍削成長薄片，放在沙拉上。

3 淋上油醋醬，再撒上山羊乳酪即可上桌。

每份營養資訊

熱量：**474**　脂肪：**35g**　碳水：**11g**　纖維：**5g**　糖：**6g**　蛋白質：**32g**

增加攝取脂肪與蛋白質：
多加一些雞肉、切片酪梨或現刨帕瑪森乳酪。

GF 無麩質

這是一款大人小孩都愛的沙拉，裡面的嫩雞柳先裹上杏仁粉、帕瑪森乳酪與檸檬胡椒粉，一起炸到金黃酥脆！雞柳條放在一大盤葉菜上，再淋上芥末與帕瑪森乳酪調和的沙拉醬。

杏仁與帕瑪森乳酪雞肉沙拉
ALMOND AND PARMESAN CHICKEN SALAD

份量：3人　準備時間：26分　烹調時間：25分

9條雞柳（里肌肉）
2大顆雞蛋
1杯去皮杏仁粉
½杯（14克）現刨成粉狀的帕瑪森乳酪
1小匙檸檬胡椒調味粉
1小匙大蒜粉
海鹽，適量
噴霧型橄欖油（可省略）
3顆包心羅馬生菜心，延長邊對半切，去除菜梗，將葉菜剝開並切碎（切碎後份量約5杯）
1½杯切成薄片的芹菜
3大匙杏仁片，烘烤過
切片的波斯黃瓜（可省略），擺盤時取用

帕瑪森乳酪沙拉醬：
½杯（14克）現刨成粉狀的帕瑪森乳酪
3大匙酪梨油
2大匙新鮮檸檬汁
2大匙水
2小匙辣味褐色芥末
¼小匙大蒜粉

1 先製作帕瑪森乳酪沙拉醬。在一個小型食物調理機或果汁機裡將所有食材攪打至滑順，如果覺得沙拉醬太濃稠，可以再加1大匙水稀釋。

2 烤箱預熱至190°C，烤盤鋪上烘焙紙。

3 用一把鋒利的小刀小心去除雞柳底部的白色筋膜。此步驟可省略，但若不去除，肉質會比較有嚼勁。有的購買時店家已經去除筋膜了。

4 在一個淺碗裡將雞蛋打散至起泡。在另一個淺碗裡放入杏仁粉、帕瑪森乳酪、檸檬胡椒調味粉、大蒜粉與海鹽，混合均勻。

5 每一條雞柳先沾蛋液，再裹上粉類，裹粉的時候將雞肉壓進粉類。在烘焙紙上平鋪一層雞柳，再噴上一層橄欖油（可省略），能讓雞肉烤得酥脆。

6 烤23-25分鐘，半途取出翻面，烤到雞肉變得金褐色且全熟。延長邊切成條狀，備用。

7 在三個沙拉碗分別擺上生菜與芹菜，再上烤好的雞肉。淋沙拉醬，撒上杏仁片與黃瓜片（可省略），即可上桌。

每份營養資訊

熱量：**582**　脂肪：**47g**　碳水：**14g**　纖維：**6g**　糖：**3g**　蛋白質：**39g**

增加攝取脂肪與蛋白質：
多加一些腰果或切片酪梨

GF 無麩質 EF 無蛋
DF 無奶

充滿東南亞鮮明風味的這款沙拉，放了滿滿的新鮮蔬菜、香草與滑順的沙嗲醬汁。

泰式牛肉沙拉佐沙嗲醬
THAI BEEF SALAD WITH SATAY DRESSING

份量：2人 準備時間：15分 烹調時間：10分

10盎司（283g）紐約客牛排（沙朗）
1小匙酪梨油
海鹽與現磨黑胡椒，適量
3杯切絲的蘿蔓生菜
½杯切絲的紫高麗菜
½杯切碎的小黃瓜
¼杯略切碎的薄荷葉
¼杯略切碎的香菜花生（可省略），烘烤過再切碎，可當作裝飾
切成薄片的紫洋蔥（可省略），可當作裝飾

沙嗲醬：
3大匙新鮮萊姆汁
3大匙天然花生醬
2大匙水
1-2大匙椰子氨基醬油
1大匙酪梨油
1小匙麻油
1小匙是拉差香甜辣椒醬（sriracha）
½小匙大蒜粉

1 先製作沙嗲醬。在一個小碗裡將所有食材用打蛋器拌勻。放在一旁備用。

2 將煎烤盤加熱至中大火，牛排抹油並用鹽與胡椒調味。每一面煎5分鐘或煎到希望的熟度，煎好後放到砧板上。用鋁箔紙包住，靜置10分鐘。逆紋切成薄片。

3 在兩個沙拉碗裡放上蘿蔓生菜、紫高麗菜與小黃瓜，淋上一大匙醬汁。再放上牛肉片、薄荷與香菜。然後淋上剩餘的醬汁，最後撒上碎花生與洋蔥絲（可省略），即可上桌。

每份營養資訊

熱量：**446** 脂肪：**28g** 碳水：**13g** 纖維：**3g** 糖：**4g** 蛋白質：**37g**

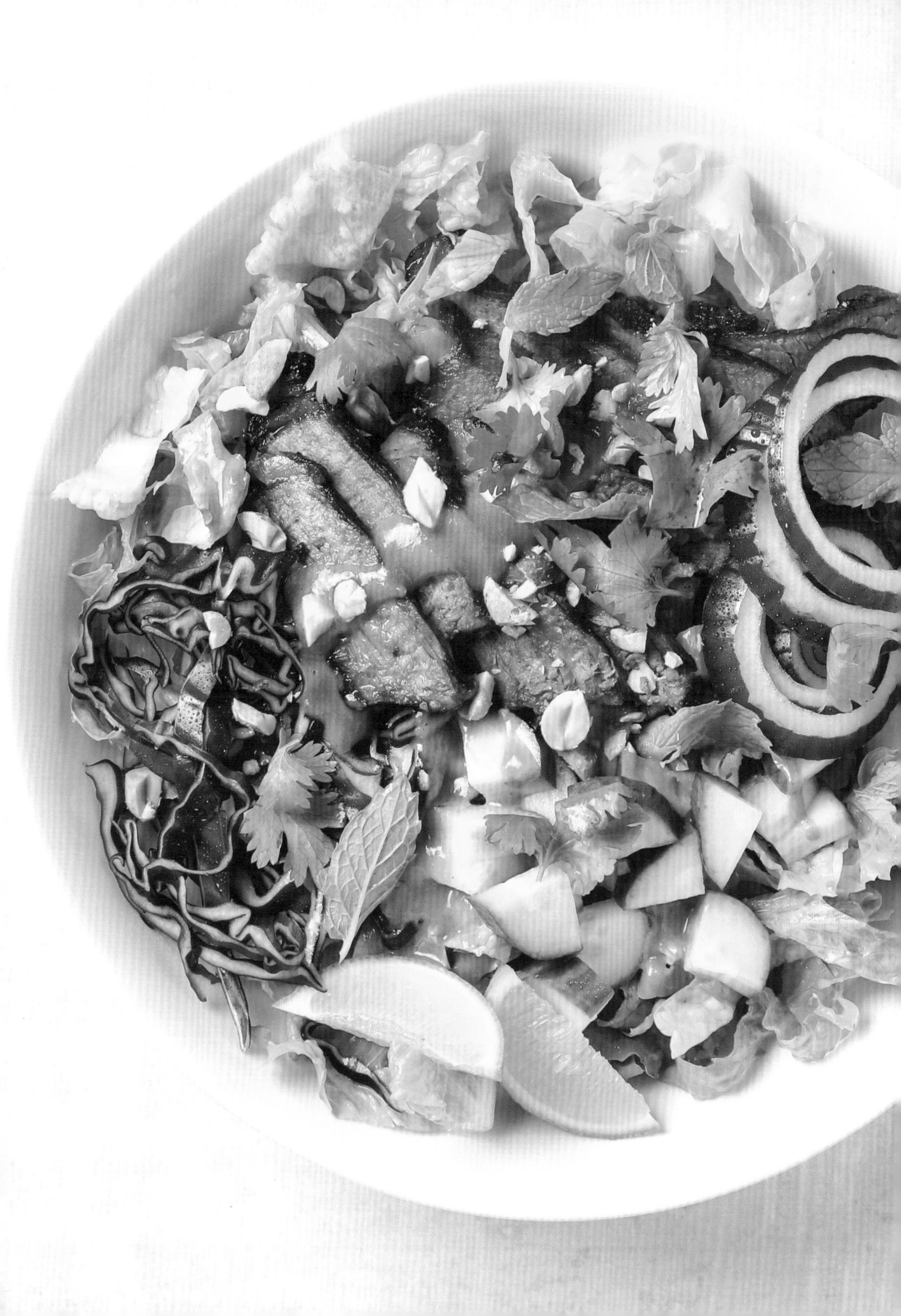

10

一鍋到底主食＋主打蛋白質

增加攝取脂肪與蛋白質：
多加一些酪梨和腰果

GF 無麩質 DF 無奶
EF 無蛋

煎到上色的豬肉用薑、大蒜與薄荷調味，放進生菜裡，再加上辣味小黃瓜沙拉和酪梨。這是很適合分享的食物，將生菜、豬肉與沙拉放在一個大餐盤上，讓大家自己拿取享用。

生菜包豬肉佐辣味小黃瓜沙拉
PORK LETTUCE WRAPS WITH SPICY CUCUMBER SALAD

份量：4人 準備時間：20分 烹調時間：10分

1顆奶油萵苣
1大匙酪梨油
567克豬絞肉或火雞絞肉
2大匙薑泥
3瓣大蒜，切末
2大匙椰子氨基醬油
1大匙新鮮萊姆汁
1/3杯略切碎的薄荷，擺盤時可取用
1顆酪梨，切塊
腰果（可省略），烘烤過再切碎，擺盤時可取用

辣味小黃瓜沙拉：
2大匙椰子氨基醬油
2大匙新鮮萊姆汁
1條小黃瓜，切片
½杯切片蘿蔔（約5顆櫻桃蘿蔔）
¼顆小顆紫洋蔥，切細絲
2小條紅辣椒，視個人口味可加更多

1. 先製作辣味小黃瓜沙拉，在一個中型碗裡將所有食材拌勻。蓋起來，到食用前都放在冰箱冷藏。
2. 去除奶油萵苣的菜梗，剝下葉片，放進裝滿冷水的大碗裡，靜置備用。
3. 在一個大平底鍋裡用中大火加熱油，放入豬絞肉。用鍋鏟將絞肉炒開，約8-10分鐘，或炒到豬肉上色。
4. 加入薑末與蒜末，持續攪拌，再炒1分鐘，直到香氣釋出，關火。
5. 加入椰子氨基醬油、萊姆汁與薄荷葉，拌勻。
6. 將生菜從水裡撈起，甩掉多餘的水分，用廚房紙巾輕輕按壓擦乾。
7. 將萵苣擺在盤子上，豬肉分別裝入菜葉裡。用漏勺撈起小黃瓜沙拉，瀝掉多餘的醬汁，再放在萵苣菜葉上。接著擺上酪梨，撒上多餘的薄荷葉與腰果（可省略），並立即享用。

每份營養資訊

熱量：**533** 脂肪：**41g** 碳水：**15g** 纖維：**5g** 糖：**3g** 蛋白質：**27g**

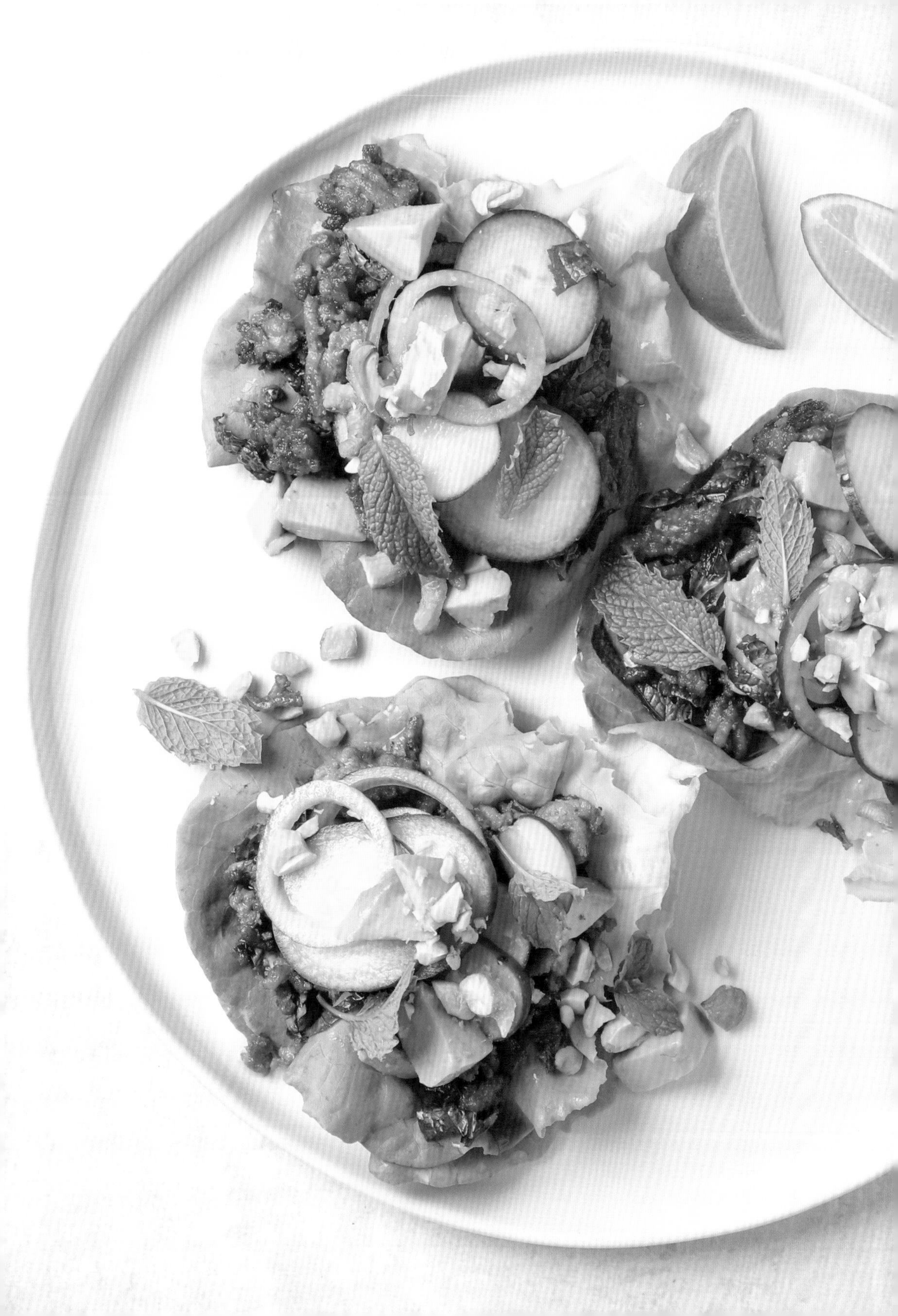

增加攝取脂肪與蛋白質：
多加一些牛肉

GF 無麩質　DF 無奶
EF 無蛋

現磨黑胡椒、新鮮的薑與大蒜，讓這盤菜炒得滋味鮮明，花椰菜也讓這道菜添上一些爽脆的口感。食材要一開始就處理好，因為炒這道菜非常快！

胡椒薑汁牛肉與炒青花菜
PEPPERY GINGER BEEF AND BROCCOLI STIRFRY

份量：2人　準備時間：15分　烹調時間：7分

- ½杯牛高湯
- 3大匙椰子氨基醬油
- 1大匙是拉差香甜辣椒醬
- 1/8小匙黃原膠
- 2大匙酪梨油
- 10盎司（283克）沙朗牛排（如紐約客牛排），逆紋切成薄片
- ½-1小匙現磨黑胡椒
- 2瓣大蒜，切片
- 1吋寬新鮮的薑，切細絲
- 142克分成小朵的青花菜（約2杯）
- 整顆杏仁（可省略）烘烤過，擺盤時可取用

1. 在一個小碗或液體涼杯裡將高湯、椰子氨基醬油、是拉差香甜辣椒醬與黃原膠混合。放在一旁備用。
2. 在一個中華大炒鍋或平底鍋裡，用高溫加熱油，加入牛肉片。炒2分鐘，或直到牛肉上色，取出放在一旁備用。
3. 依照個人口味，在鍋裡加入黑胡椒、蒜片與薑絲。炒約20秒，直到香氣釋出。
4. 加入青花菜，炒2分鐘，或直到花椰菜變得鮮綠色，在鍋裡加入高湯。繼續炒到花椰菜變得脆嫩，約4分鐘。
5. 將牛肉放回鍋中，繼續炒到熱透且與其它食材拌勻。撒上杏仁（可省略）即可上桌。

每份營養資訊

熱量：**411**　脂肪：**24g**　碳水：**13g**　纖維：**3g**　糖：**1g**　蛋白質：**36g**

增加攝取脂肪與蛋白質：

多加一些豬肉或杏仁

GF 無麩質 DF 無奶

EF 無蛋

這個食譜裡可以用紫高麗菜或綠高麗菜——也可以兩種都用！就能炒出一道鮮豔、爽脆又令人滿足的佳餚。務必先將食材處理好再開始炒菜。

豬肉炒青椒高麗菜
PORK, PEPPER, AND CABBAGE STIRFRY

份量：2人 準備時間：20分 烹調時間：8分

- ¼杯雞高湯
- 3大匙椰子氨基醬油
- 1小匙麻油
- 1小匙甜菊或羅漢果粉狀甜味劑
- 1小匙現磨黑胡椒
- 1大匙酪梨油
- 281克豬里肌肉，切絲
- 2瓣大蒜，切片
- 1大匙薑泥
- 1顆大顆青椒，去筋膜與籽，切條狀
- 1½杯切絲的紫高麗菜
- ½杯切薄片的芹菜
- 2條小條紅辣椒，切絲
- 5根青蔥，去除根部再切成1吋段
- ½杯切片杏仁，烘烤過

1. 在一個小碗或液體量杯裡將高湯、椰子氨基醬油、麻油、甜菊（可省略）與黑胡椒拌勻，放在一旁備用。
2. 在一個大型炒鍋或平底鍋裡以中大火加熱油，放入豬肉絲炒3分鐘，直到豬肉不再是粉色。
3. 加入大蒜與薑，繼續炒30秒，直到香氣釋出。加入青椒，炒2分鐘或直到青椒開始變軟。
4. 加入高麗菜與芹菜，炒2分鐘，直到高麗菜開始變軟但仍鮮脆。
5. 炒鍋裡倒入高湯液，並放入辣椒與蔥段，炒約30秒，或直到食材混合均勻且醬汁燒熱了即可關火。
6. 加入杏仁並輕輕拌勻，即可上桌。

每份營養資訊

熱量：**493** 脂肪：**28g** 碳水：**22g** 纖維：**7g** 糖：**6g** 蛋白質：**40g**

增加攝取脂肪與蛋白質：
多加一些奶油並增加份量

GF 無麩質　EF 無蛋

這道份量十足的烤雞裹上香草的外皮香脆可口，又搭配濃郁的肉汁醬，深受許多人喜愛。可以搭配乳酪白花椰菜泥（P.201）和杏仁炒百里香四季豆（P.200），就是最溫暖身心的一餐。

香草烤雞與肉汁醬
ROASTED HERB CHICKEN AND GRAVY

份量：4人　準備時間：20分　烹調時間：1小時20分

烤雞：
- 1.3公斤全雞
- 1-2大匙軟化奶油
- 3大匙切碎的平葉歐芹
- 2小匙切碎的迷迭香
- 1小匙切碎的百里香或鼠尾草
- 1小匙大蒜粉
- 海鹽與現磨黑胡椒，適量

肉汁醬：
- 3大匙烤雞時滴出的雞汁
- 2½杯雞高湯
- ½小匙現磨黑胡椒
- 1小匙伍斯特醬或椰子氨基醬油
- 海鹽，適量
- ¾小匙黃原膠

1. 將烤架抹油，放在可進烤箱的燒烤盤或烤盤上。烤箱預熱至190°C。處理全雞，如果雞還未開背，將雞胸肉朝下，用廚房剪刀或是鋒利的切片刀或主廚刀，沿著背骨兩側往下切，去掉背骨。將雞胸肉的部分朝上，將雞翅往內轉，尖的部位塞到全雞下方。小心地將手指順著雞皮裡面，讓雞皮與雞肉分離。

2. 在一個小碗裡用叉子將奶油香芹、迷迭香、百里香、大蒜粉、海鹽與胡椒拌勻。

3. 先保留½大匙的香草奶油，其餘的份量都塞入雞皮，均勻塗抹在雞胸、大腿與雞翅肉上。

4. 將雞胸肉朝上，放在準備好的烤架上。將剩餘的香草奶油塗抹在全部雞皮上。以鹽與胡椒調味。不蓋起來，進烤箱烤約1小時15分鐘，或刺入大腿骨附近時流出來的肉汁清澈不帶血水，或是用肉類溫度計插入大腿最厚的部分時，溫度達到74°C。從烤箱取出後，稍微用鋁箔紙蓋起來，靜置5分鐘。接著即可將雞肉切塊或切片，上桌享用。

5. 製作肉汁醬。保留3大匙烤盤上的雞汁，在同一個燒烤盤裡將雞汁、高湯、胡椒、伍斯特醬與海鹽煮沸，拌入黃原膠。繼續煮約5分鐘，直到醬汁變稠。如果醬汁太過濃稠，可以用高湯或水稀釋。完成後與烤雞一起上桌。

每份（¼隻雞與½杯肉汁醬）的營養資訊

熱量：**220**　脂肪：**10g**　碳水：**1g**　纖維：**0g**　糖：**1g**　蛋白質：**30g**

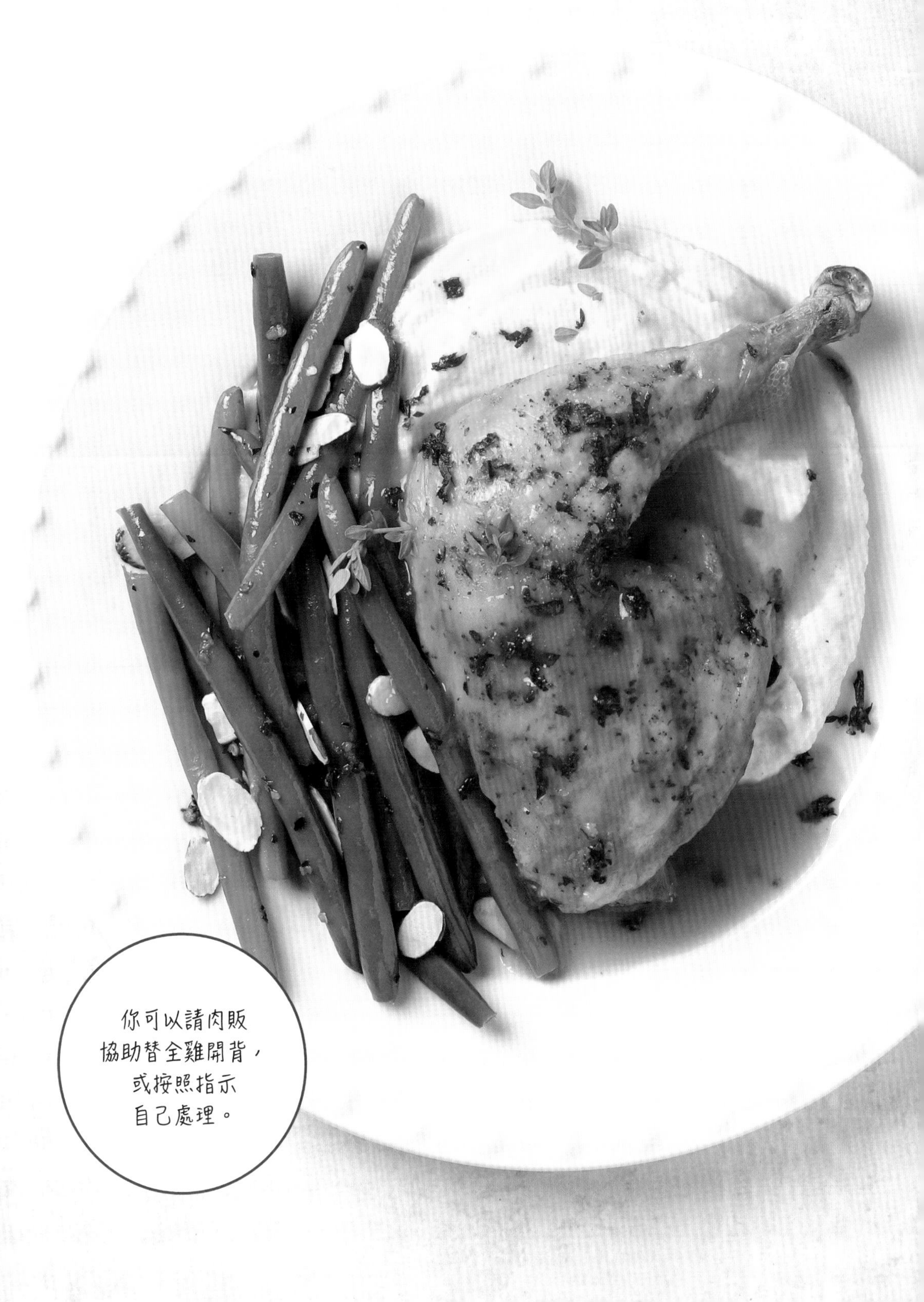
你可以請肉販
協助替全雞開背，
或按照指示
自己處理。

增加攝取脂肪與蛋白質：
多準備一些生火腿包鮮蝦

GF 無麩質 DF 無奶
EF 無蛋

花椰菜、甜椒、大蒜，加上一點點辣度，這道充滿檸檬風味、快速又令人滿足的晚餐只需要一個鍋子就能搞定，收拾起來也很簡單。

一鍋到底生火腿包鮮蝦青花菜
ONEPAN PROSCIUTTO WRAPPED SHRIMP AND BROCCOLI

份量：2人 準備時間：15分 烹調時間：25分

- 6小顆甜椒（任何顏色都可以），切半、去筋膜與籽
- 487克青花菜，去除硬皮並切成小朵
- 1顆檸檬，切片，多準備一些檸檬片，擺盤時可取用
- 2大匙橄欖油，按照食譜份量
- 海鹽與現磨黑胡椒，適量
- 8片生火腿，延長邊切成一半
- 16隻生大蝦，去殼、去腸泥，保留尾巴
- 2瓣大蒜，切片
- ½小匙碎紅辣椒
- 2大匙切碎的平葉歐芹
- 6大匙（42克）杏仁片，烘烤過

1 烤箱預熱至200°C，將烘焙紙鋪在烤盤上。

2 在烘焙紙上，將切半的甜椒、青花菜、檸檬片、1大匙橄欖油、鹽與胡椒輕輕拌勻。放進烤箱烤7分鐘。

3 一隻鮮蝦用半片生火腿包起來，放進烤得半熟的甜椒與花椰菜烤盤上。淋上剩下的1大匙橄欖油，撒上大蒜與碎辣椒，輕輕拌勻。烤15分鐘，或直到蝦子剛熟、蔬菜仍脆嫩的狀態。

4 撒上香芹，輕輕拌勻。撒上杏仁片並搭配多餘的檸檬片一起上桌。

每份營養資訊

熱量：**512** 脂肪：**36g** 碳水：**23g** 纖維：**11g** 糖：**6g** 蛋白質：**28g**

增加攝取脂肪與蛋白質：
多加一些雞肉與橄欖油

GF 無麩質　DF 無奶
EF 無蛋

這道溫暖、撫慰人心的食譜只需要用到一個煎鍋，很適合用掉冰箱裡剩下的蔬菜。例如茄子可以用櫛瓜代替，還能加上甜椒，做出一些變化。

香辣燉雞與茄子
SPICY CHICKEN AND EGGPLANT

份量：4人　準備時間：20分　烹調時間：50分

4隻帶骨雞腿
1大匙橄欖油
1顆中型紫洋蔥，切片
4瓣大蒜，切末
3大匙番茄糊
1罐（14盎司）碎番茄罐頭，不要瀝掉番茄汁
1½杯雞高湯
1-2小匙碎紅辣椒
450克茄子，切塊
海鹽與現磨黑胡椒，適量
⅓杯去籽卡拉馬塔橄欖
⅓杯切碎的平葉歐芹
1大匙酸豆
2大匙新鮮檸檬汁
454克蒸青花菜（可省略），擺盤時取用

1 雞腿去皮並丟棄。在一個大煎鍋或鑄鐵鍋裡以中大火加熱橄欖油。放入雞肉，每一面煎5分鐘，或直到呈現金褐色。取出雞腿。

2 洋蔥倒入煎鍋裡，偶爾拌炒，炒5分鐘或直到洋蔥變軟。加入大蒜與番茄糊，繼續炒到香氣釋出，約30秒。

3 加入碎番茄與番茄汁、高湯、茄子，依照個人口味以碎紅辣椒、海鹽與黑胡椒調味，攪拌均勻。

4 將雞腿放回鍋中，加熱到沸騰，蓋上鍋蓋再將火調到中小火。繼續燉煮20分鐘，偶爾攪拌，並在途中將雞腿翻面一次。拿掉鍋蓋再繼續燉煮15分鐘，雞腿再翻面一次，煮到雞腿熟透、醬汁變得濃稠。

5 加入橄欖、香芹、酸豆與檸檬汁，攪拌均勻。不加鍋蓋煮3分鐘，直到橄欖完全加熱。搭配蒸青花菜一起上桌。

每份營養資訊（不包含青花菜）

熱量：**456**　脂肪：**30g**　碳水：**22g**　纖維：**7g**　糖：**11g**　蛋白質：**28g**

增加攝取脂肪與蛋白質：
加入烘烤過的堅果，如腰果或杏仁。

GF 無麩質 EF 無蛋
V 素食

這道健康、濃郁又美味的咖哩很容易煮。隔夜剩菜味道更好，而且放在密封容器裡，最多可以冷藏5天。

簡單快速的蔬菜咖哩
QUICK AND EASY VEGETABLE CURRY

份量：4人　準備時間：20分　烹調時間：20分

1大匙奶油
1杯切丁洋蔥
4瓣大蒜，切末
1大匙新鮮薑泥
¼杯咖哩醬，甜味或中辣（如Patak's Curry Paste系列任何口味），可依照個人口味選擇
1罐（14盎司）全脂椰奶
2杯蔬菜高湯
1顆白花椰菜（約800克），去除菜梗並切成小朵
1條茄子（450克），去蒂、切半再切成厚片
1小把羽衣甘藍，去除菜梗，菜葉略切碎（變成約5杯份量）
½杯原味全脂優格，另外準備一些擺盤時可取用。
⅓杯大略切碎的香菜，另外準備一些擺盤時可取用
2大匙新鮮檸檬汁
海鹽與現磨黑胡椒，適量

1 在一個大鍋子或鑄鐵鍋裡用中火融化奶油，加入洋蔥、大蒜、薑泥，偶爾攪拌，炒5分鐘或直到洋蔥變軟。

2 加入個人口味的咖哩醬煮1分鐘，直到香氣釋出，拌入椰奶與高湯。

3 加入白花椰菜，拌進咖哩醬汁，蓋上鍋蓋，調成大火，煮滾。再調成中火，不加鍋蓋，煮5分鐘。加入茄子，蓋上鍋蓋煮7-10分鐘，直到茄子變軟。

4 加入羽衣甘藍並輕輕拌勻，蓋上鍋蓋，煮2-3分鐘，直到羽衣甘藍凋萎、顏色變鮮綠。

5 加入優格、香菜與檸檬汁，並輕輕拌勻。試味道，再用鹽與胡椒調味。按照人數份分裝呈盤，需要的話可以附上更多優格和香菜。

每份營養資訊

熱量：**357** 脂肪：**22g** 碳水：**28g** 纖維：**8g** 糖：**12g** 蛋白質：**9g**

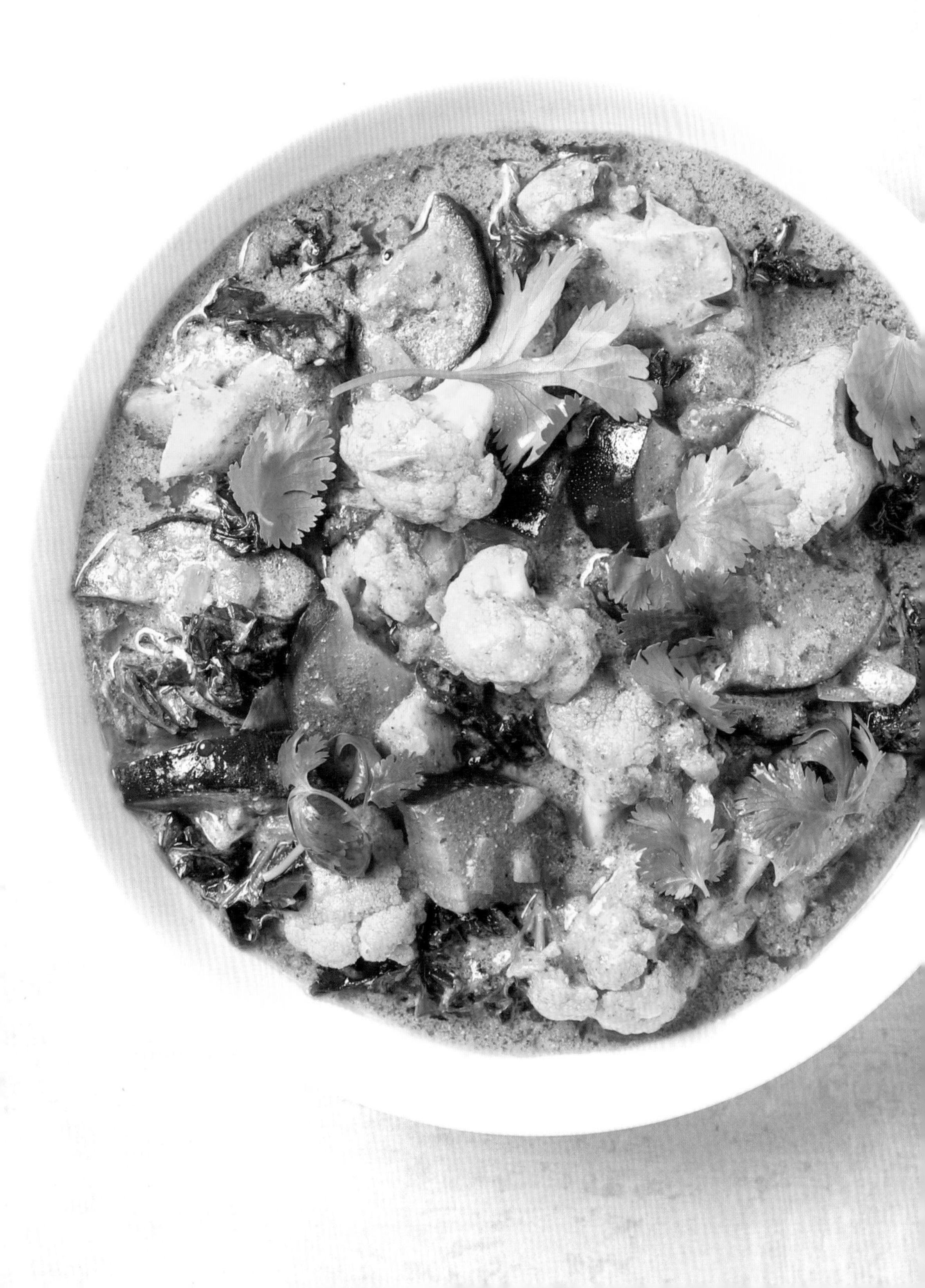

增加攝取脂肪與蛋白質：
搭配切片酪梨一起食用

GF 無麩質

新鮮番茄莎莎醬的酸度，剛好能平衡這道墨西哥風烘肉卷的重口味。可以搭配西班牙白花椰菜飯（P.204）。吃剩的肉卷都能加進沙拉裡，或搭配蒸蔬菜當作隔天的晚餐。可以留一些新鮮番茄莎莎醬來做墨西哥歐姆蛋（P.148）。

墨西哥烘肉卷
MEXICAN MEATLOAF

份量：5人　準備時間：20分　烹調時間：50分

- 1大顆雞蛋
- 450克牛絞肉（20%肥肉）
- 113克豬絞肉
- ¾杯去皮杏仁粉
- ½切丁的洋蔥
- ½杯辣傑克胡椒乳酪絲
- ⅓杯切碎的香菜
- 2瓣大蒜，切末
- 1大匙煙燻甜椒粉或奇波雷辣椒粉
- 1大匙辣椒粉
- 1小匙海鹽
- 2大匙無糖番茄醬

新鮮番茄莎莎醬（Pico de gallo）：

- 3顆藤熟番茄（454克），切丁
- ½杯切丁的洋蔥
- ⅓杯切碎的香菜葉與梗
- 1條墨西哥辣椒，切丁
- 3大匙新鮮萊姆汁
- 海鹽與現磨黑胡椒，適量

1 烤箱預熱至190℃，烤盤鋪上烘焙紙。

2 在一個中型碗裡將雞蛋打散。加入牛肉、豬肉、杏仁粉、洋蔥、乳酪絲、香菜、蒜末、紅甜椒粉、辣椒粉與海鹽，用手攪拌至混合均勻。

3 在料理台上鋪一層烘焙紙，將混合的絞肉倒在烘焙紙上，再將絞肉壓成25x30公分的長方形。烘焙紙短邊開始捲起（像捲瑞士卷一樣），捲起後接縫處朝下，放到烤盤上的烘焙紙上。

4 放進烤箱烤30分鐘。從烤箱取出後，小心倒掉多餘的油脂。將番茄醬塗在表面，烤20分鐘，或直到肉卷定型了、肉類溫度計測到中心溫度達到71℃。烤好後，稍微用鋁箔紙包起來，靜置10分鐘再切成10片（每片約2.5公分厚）。

5 肉卷在烤的時候，先製作新鮮番茄莎莎醬。在一個小碗裡將所有食材拌勻。搭配肉卷一起上桌。

每份營養資訊（2片肉卷）

熱量：**477**　脂肪：**36g**　碳水：**12g**　纖維：**4g**　糖：**4g**　蛋白質：**28g**

增加攝取脂肪與蛋白質：
多加一片乳酪

GF 無麩質 V 素食

波特菇鑲入大蒜與香草奶油，放上融化的瑞士乳酪，煎烤到香菇變軟，並且搭配低碳水的芝麻圓麵包（P.206）。再來一份簡單又快速的配菜：爽脆涼拌捲心菜（P.195）。

蘑菇與瑞士漢堡
MUSHROOM AND SWISS "BURGERS"

份量：2人　準備時間：15分　烹調時間：10分

2大匙軟化奶油
2大匙切碎的平葉歐芹
1大匙芥末籽醬，另外準備一些擺盤時可取用
2瓣大蒜，切末
½小匙甜椒粉或煙燻紅椒粉
海鹽與現磨黑胡椒，適量
2朵波特菇
2片瑞士乳酪
2個芝麻圓麵包（P.206），切半
生菜、番茄片、紫洋蔥絲與酪梨片（可省略），擺盤時取用

1 在一個小碗裡，將奶油、香芹、芥末籽醬、蒜末、紅甜椒粉、鹽與胡椒拌勻。

2 將燒烤盤或煎烤盤抹油，並且預熱至中大火。菇蓋子底部朝下，放在抹好油的烤盤上，烤5分鐘或烤到出現燒烤痕跡。將菇翻面，將混合好的奶油舀入波特菇裡。繼續燒烤3-5分鐘，直到奶油融化、菇煮熟（烹調時間會依照波特菇的大小調整），最後在菇上放上乳酪。

3 在同一個燒烤盤上，將切半的圓麵包烤2-3分鐘，或烤到有燒烤痕跡。

4 圓麵包底部那一半要抹上更多芥末醬，再放上生菜、番茄與洋蔥（可省略）。放上煎烤好的波特菇，最後加上酪梨片（可省略），蓋上圓麵包上層即可上桌。

每份營養資訊（不包含上方佐料）

熱量：**506**　脂肪：**38g**　碳水：**29g**　纖維：**17g**　糖：**4g**　蛋白質：**19g**

增加攝取脂肪與蛋白質：
多加一些培根或鮮蝦

GF 無麩質 DF 無奶

這道菜充滿爽脆的蔬菜與新鮮多汁的蝦子。白花椰菜替換了白飯，攝取到的碳水化合物就會較低、纖維量較高。用新鮮的白花椰菜放進食物調理機絞碎，也可以買現成的花椰菜飯，一般在超市的生鮮蔬果區或冷凍櫃裡能找到。

鮮蝦炒白花椰菜飯
SHRIMP FRIED CAULIFLOWER RICE

份量：3人 準備時間：20分 烹調時間：10分

- 1大匙酪梨油
- 3大顆雞蛋
- 4片培根，切丁
- 3瓣大蒜，切末
- 2大匙切成細末的新鮮薑
- 346克大隻生蝦，去殼、去腸泥
- 113克荷蘭豆，去除粗絲
- 226克蘆筍，去除硬梗，切成1吋長的段
- 3大匙椰子氨基醬油
- 1小匙碎紅辣椒
- 4杯白花椰菜飯（冷凍或新鮮花椰菜都可以）
- 1/3杯略切碎的香菜，另外多準備一些作為裝飾
- 1/3杯蔥花，另外多準備一些作為裝飾

1 在一個大炒鍋或平底鍋以大火加熱酪梨油。在一個小碗裡，將蛋攪拌均勻。

2 油熱後放入打好的蛋液，轉動炒鍋讓蛋液均勻覆蓋鍋底。調成中火，煎大約3分鐘，直到蛋液定型，中間持續轉動炒鍋，稍微翻起煎蛋，讓未熟的蛋液可以流到底部。蛋快定型時，將它折半，稍微捲起來。將蛋放在砧板上，切成蛋絲。放在一旁備用。

3 培根放入鍋中，以中大火炒5分鐘，偶爾翻動，炒到培根上色且開始變脆。從炒鍋取出，放在鋪了廚房紙巾的盤子上。在炒鍋裡保留1大匙炒培根的油，其餘的瀝掉。

4 再次用中大火加熱炒鍋裡剩下的1大匙油脂。加入蒜末、薑末與鮮蝦，炒2分鐘直到蝦子開始變色。

5 將炒好的培根、荷蘭豆與蘆筍放進鍋中。用大火快炒，炒到青菜變得脆嫩。加入椰子氨基醬油與碎紅辣椒，繼續炒到食材混合。

6 加入白花椰菜飯與香菜，炒1分鐘，直到白花椰菜徹底加熱。撒上蔥花，繼續炒到食材均勻混合。最後用多餘的香菜、蔥花裝飾，即可上桌。

每份營養資訊

熱量：**495** 脂肪：**28g** 碳水：**23g** 纖維：**7g** 糖：**8g** 蛋白質：**40g**

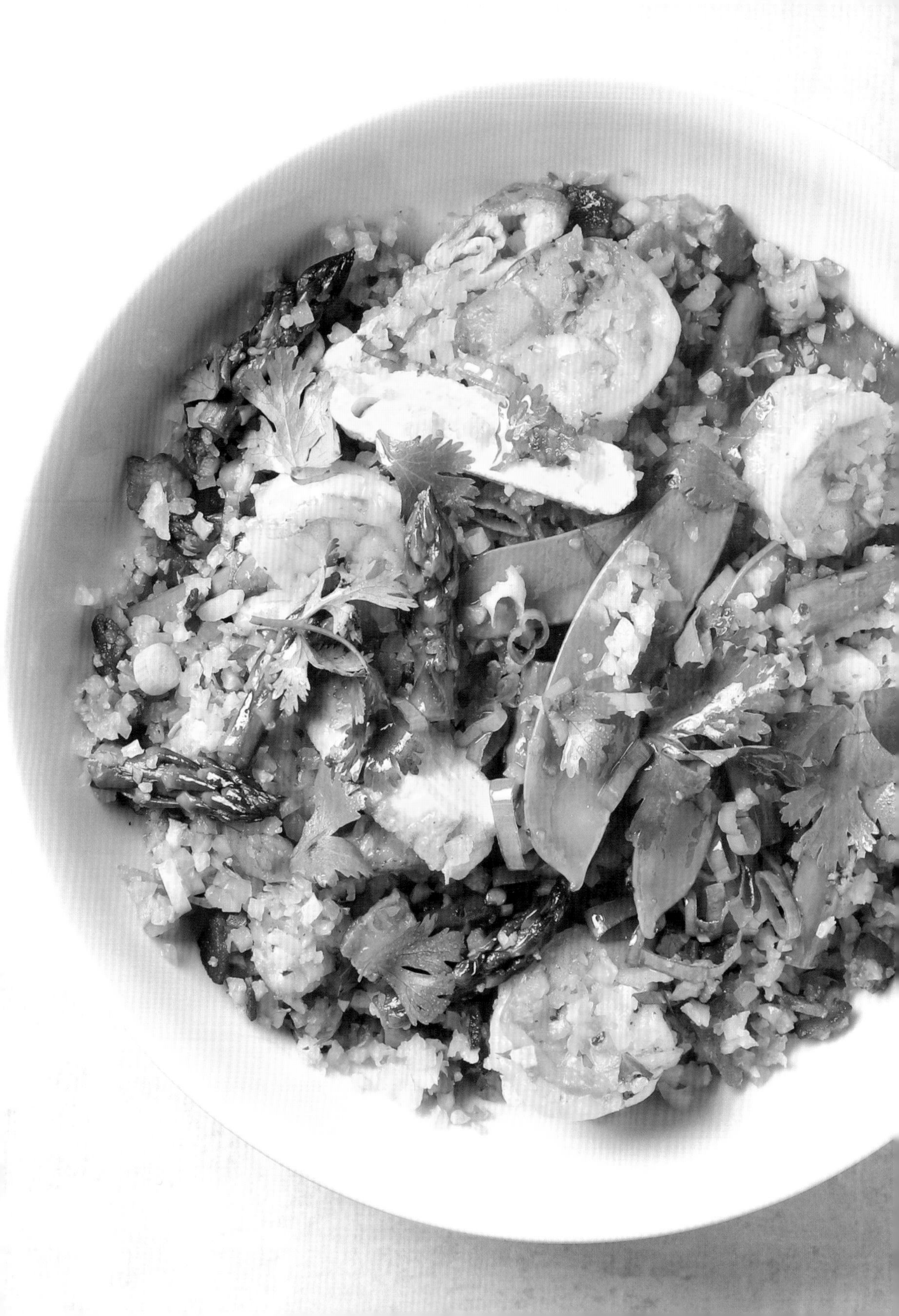

增加攝取脂肪與蛋白質：
搭配乳酪白花椰菜泥（P.201）

GF 無麩質

鮮嫩的鮭魚裹著低碳水的麵包粉、帕瑪森乳酪與新鮮香草，烤好後再放在一盤炒到恰到好處的菠菜葉上。盡量使用自己喜歡的任何香草組合：龍蒿、蒔蘿、細香蔥、香芹、百里香與迷迭香都可以，或是簡單地用平葉歐芹也好。

帕瑪森乳酪香草烤鮭魚佐炒菠菜

PARMESAN HERB CRUSTED SALMON WITH SAUTÉED SPINACH

份量：2人　準備時間：20分　烹調時間：15分

225克鮭魚排
1大顆雞蛋蛋白
½杯低碳水麵包粉（大概半個P.206的芝麻圓麵包，拿去調理機絞碎）
⅓杯（9克）現刨成粉狀的帕瑪森乳酪
3大匙平葉歐芹
1小匙切碎的百里香
1小匙切碎的迷迭香
1大匙檸檬皮
½小匙大蒜粉
¼小匙肉豆蔻粉
海鹽與現磨黑胡椒，適量
1小匙奶油
113克嫩菠菜葉（約5杯）
檸檬片，擺盤時取用

1. 烤箱預熱至220℃，在一個小烤盤鋪上鋁箔紙並抹一層薄油。

2. 如果鮭魚已經去皮，請跳到步驟3。若要將鮭魚去皮，請先將鮭魚放在砧板上，取一把細、長的刀子，從鮭魚排的一邊開始將魚皮與魚肉切開，盡可能貼近魚皮，刀片要保持與砧板平行。切到足夠可以用手抓住一部分魚皮時，手指沾一點鹽巴，能幫助你抓住魚皮。另一隻手用刀子來回切除魚皮並丟棄。

3. 將鮭魚排切半（如果是一整片的話），並將比較薄的邊折起來，讓整塊鮭魚排的厚度是一致的，放到烤盤上。

4. 在一個小碗裡將蛋白打至稍微起泡，加入麵包粉、帕瑪森乳酪、香芹、百里香、迷迭香、檸檬皮、大蒜粉、肉豆蔻、鹽與胡椒。攪拌均勻，用叉子或手指將裹粉稍微按壓在鮭魚排上。烤15分鐘，但實際烹調時間視鮭魚排厚度調整，或是烤到鮭魚能輕易用叉子壓碎，熟度剛剛好。

5. 烤好前2分鐘，準備炒菠菜。在一個大煎鍋裡，用中大火融化奶油。放入菠菜，不斷翻炒1-2分鐘，炒到菠菜變軟。菠菜分裝進兩個盤子上，再放上烤好的鮭魚，搭配檸檬片即可上桌。

每份營養資訊

熱量：**432**　脂肪：**23g**　碳水：**15g**　纖維：**7g**　糖：**2g**　蛋白質：**32g**

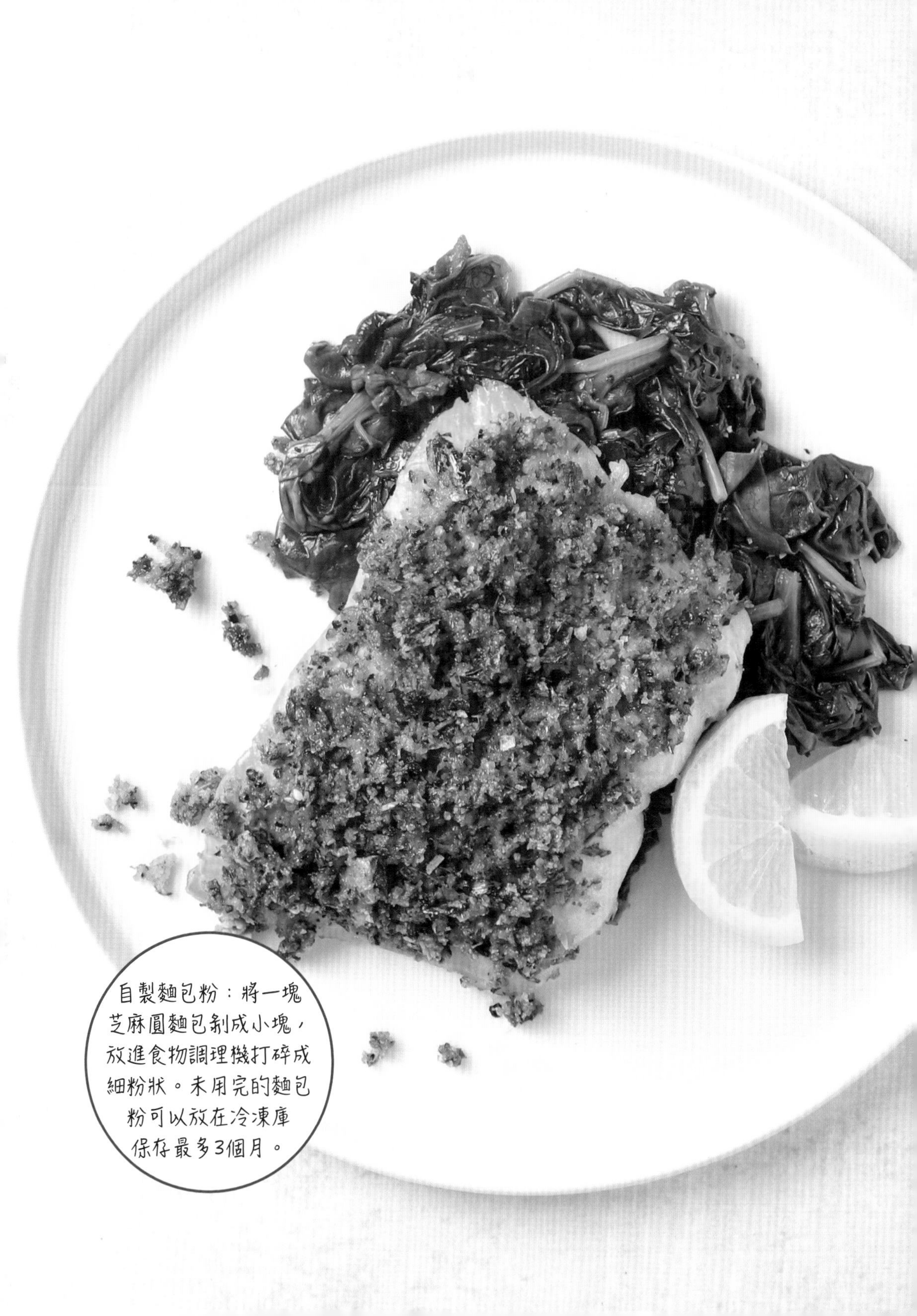
自製麵包粉：將一塊
芝麻圓麵包剁成小塊，
放進食物調理機打碎成
細粉狀。未用完的麵包
粉可以放在冷凍庫
保存最多3個月。

增加攝取脂肪與蛋白質：

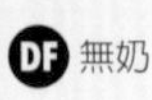
多加一些雞肉和椰奶

GF 無麩質　DF 無奶

EF 無蛋

這道像湯一般的椰奶咖哩，使用櫛瓜條取代一般的麵條。按照自己喜歡的辣度調整咖哩醬的濃稠度，但要記得這道咖哩的風味就來自這香氣十足的咖哩醬。

雞肉紅咖哩與櫛瓜麵
RED CHICKEN CURRY WITH ZUCCHINI NOODLES

份量：2人　準備時間：20分　烹調時間：15分

- 2小條櫛瓜（總重量約284克）
- 2-3大匙紅咖哩醬（如Mae Ploy品牌）
- 1杯（250毫升）全脂椰奶
- 1杯雞高湯
- 2大匙椰子氨基醬油
- 170克去骨、去皮雞腿，切塊
- 1小匙酪梨油
- 2大匙新鮮萊姆汁
- 1/3杯香菜或泰國羅勒，另外多準備一些可當作裝飾
- 1/3杯豆芽菜或豌豆芽
- 細蔥花（可省略），可當作裝飾
- 萊姆片，擺盤時可取用

1. 切掉櫛瓜兩端。用螺旋刨絲器或刨刀將櫛瓜刨成麵條形狀（大約能刨出4杯份量），放在一旁備用。
2. 在一個大炒鍋裡將咖哩醬（依照自己的口味調整濃稠度）、椰奶、高湯與椰子氨基醬油拌勻。煮滾後稍微蓋起來，調成中火。加入雞肉，不加鍋蓋煮10分鐘，或雞肉煮熟但仍軟嫩。
3. 煮雞肉的時候，在另一個大炒鍋裡用中火加熱油，加入櫛瓜麵，稍微拌炒2分鐘，或炒到櫛瓜條熱透。
4. 麵條裡加入萊姆汁與櫛瓜條，攪拌均勻。將櫛瓜條放在溫熱過的碗裡，舀上咖哩湯汁。
5. 用多餘的香菜、豆芽菜、蔥花（可省略）與萊姆片裝飾，即可上桌。

紅咖哩醬在超市裡的東南亞食品或網路上都能找到

每份營養資訊

熱量：**424**　脂肪：**32g**　碳水：**15g**　纖維：**3g**　糖：**6g**　蛋白質：**22g**

增加攝取脂肪與蛋白質：
多加一些切丁、煮熟的雞肉。

GF 無麩質

這道湯品適合加入各式各樣的菇類，像是褐色蘑菇、香菇、乾燥過再泡發的野菇，或是小顆的白色蘑菇。搭配大蒜麵包卷（P.207），可以沾著湯吃。

蘑菇濃湯
CREAMY MUSHROOM SOUP

份量：4人　準備時間：15分　烹調時間：23分

- 1大匙奶油
- 1大匙酪梨油
- 907克綜合菇類，切片（約10杯的量）
- 1杯蔥花，另外多準備一些作為裝飾
- 4瓣大蒜，切末
- ½杯不甜的雪莉酒或白酒
- 1小匙海鹽
- 1小匙現磨黑胡椒
- 1小撮肉豆蔻粉
- 5杯雞高湯或蔬菜高湯
- ¾杯高脂鮮奶油
- ½小匙黃原膠
- 酸奶油（可省略），擺盤時取用
- 2個大蒜麵包卷（P.207），擺盤時取用

1 在一個厚底湯鍋或鑄鐵鍋裡以中大火加熱奶油與酪梨油。加入菇類、蔥花與蒜末。不加鍋蓋，拌炒5-7分鐘，炒到菇類變軟。

2 加入雪莉酒、鹽、胡椒與肉豆蔻粉，持續拌炒1分鐘，讓酒精蒸發。

3 加入高湯，煮滾後，再調成中小火，蓋上鍋蓋燉煮10分鐘。加入高脂鮮奶油並拌勻。接著放涼5分鐘。

4 分兩、三次將湯倒進果汁機打成非常滑順的質地。將打好的湯倒回原鍋裡（也可以用浸入式攪拌器直接在鍋裡攪打）。

5 加入黃原膠。用中火加熱，一邊用打蛋器攪拌，直到湯變得濃稠。如果湯太濃，可再加一些高湯。煮好後立刻舀入個別的碗裡，加上一匙酸奶油（可省略），每一碗附上半個麵包卷，可以用來沾湯。

每份營養資訊（不包含麵包卷）

熱量：**314**　脂肪：**24g**　碳水：**14g**　纖維：**3g**　糖：**5g**　蛋白質：**10g**

增加攝取脂肪與蛋白質：
將肉丸食譜的份量加倍

GF 無麩質 EF 無蛋

這道以地中海料理為靈感的食譜，有微辣的番茄醬汁與櫛瓜麵。如果要準備少於4人的份量，可以將多餘的肉丸留著做肉丸香草沙拉（P.161），或將肉丸的份量加倍，之後再使用。

希臘肉丸佐碎番茄醬汁
GREEK MEATBALLS WITH CHUNKY TOMATO SAUCE

份量：4人　準備時間：25分　烹調時間：35分

450克牛絞肉（20%脂肪）
½杯細蔥花
4瓣大蒜，切末
2大匙切碎的蒔蘿
1大匙切碎的奧勒岡，另外多準備一些作為裝飾
113克捏碎的菲達乳酪，另外多準備一些作為裝飾
1小匙現刨檸檬皮（可省略）
海鹽與現磨黑胡椒，適量
3條櫛瓜（約680克）延長邊切成薄條狀
1大匙橄欖油

碎番茄醬汁：
1小匙橄欖油
2瓣大蒜，切末
1杯牛高湯或雞高湯
1罐（14盎司）切丁火烤蕃茄，保留番茄汁
2大匙番茄糊
½小匙碎紅辣椒
海鹽與現磨黑胡椒，適量
1小撮甜菊或羅漢果粉狀甜味劑（可省略）

1 先製作碎番茄醬汁。用一個中型平底鍋以中火熱油，加入蒜末炒1分鐘，直到香氣釋出。加入高湯、碎番茄與番茄汁、番茄糊、碎紅辣椒、鹽、胡椒與甜菊（可省略）。煮滾後將火調小，開始燉煮。不加鍋蓋，燉煮8-10分鐘，偶爾攪拌一下，燉到醬汁變稠。關火後讓醬汁保溫。

2 烤箱預熱至190℃，烤盤鋪上烘焙紙或鋁箔紙，上面放一個抹了油的烤架。

3 在一個中型碗裡將牛肉、蔥花、大蒜、蒔蘿、奧勒岡、菲達乳酪、檸檬皮（可省略）、鹽與胡椒拌勻。混合好的絞肉搓成24顆肉丸（份量約1大匙），手先沾濕可避免絞肉黏手。放到烤架上烤22-25分鐘，直到上色、熟透。

4 烤肉丸時，將櫛瓜條用油輕輕拌勻，撒上鹽與胡椒。分批用加熱過的立紋烤盤煎，直到櫛瓜有烤痕且變軟了。

5 將櫛瓜分裝成4盤，每一份放6顆肉丸，淋上醬汁，再撒上其餘的菲達乳酪與奧勒岡作為裝飾，即可上桌。多餘的肉丸可以放在密封保鮮盒，放冷藏最多5天，冷凍最多3個月。

每份營養資訊（6顆肉丸）

熱量：**471**　脂肪：**33g**　碳水：**17g**　纖維：**4g**　糖：**11g**　蛋白質：**28g**

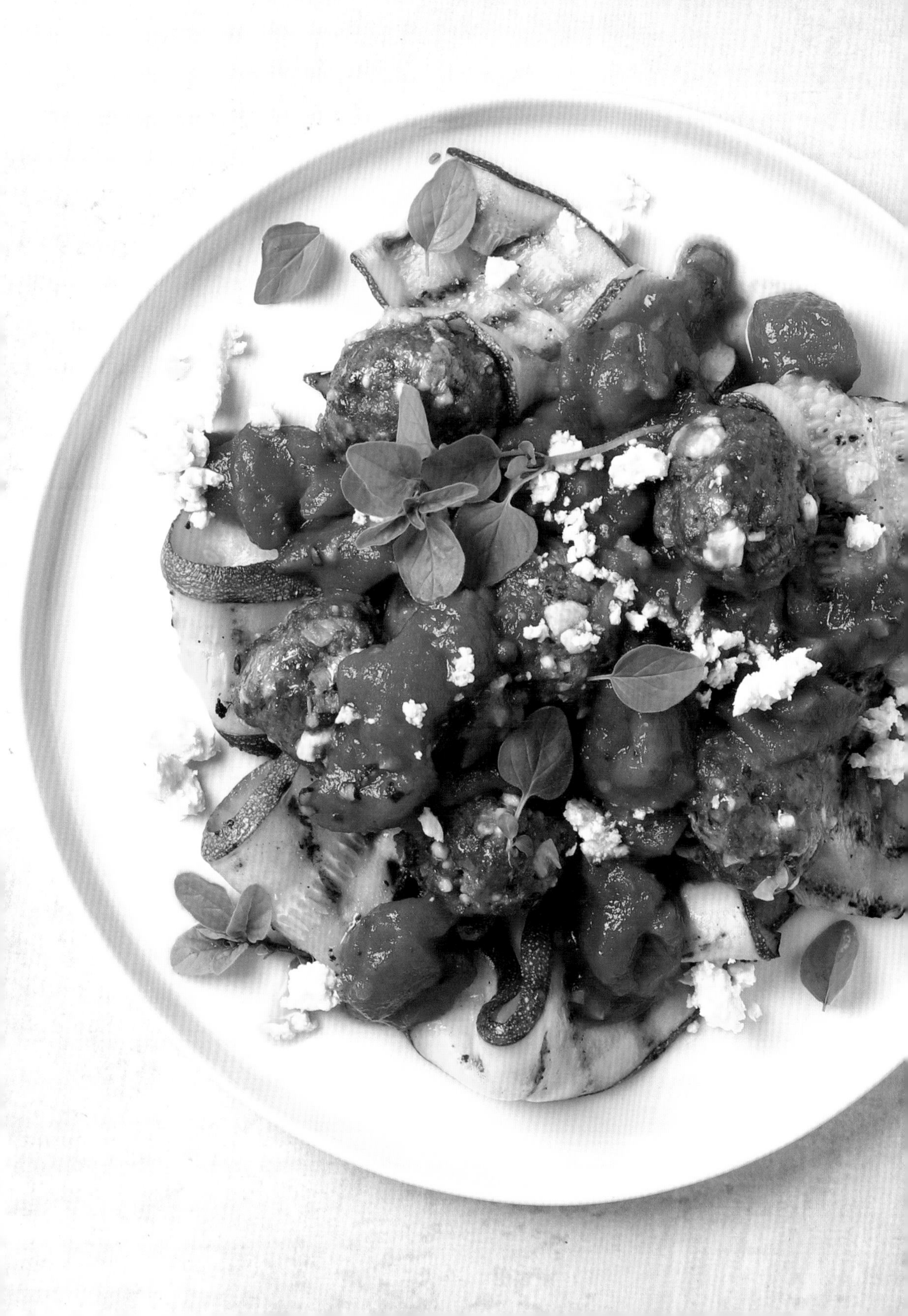

增加攝取脂肪與蛋白質：

多加一些菲達乳酪、核桃或豬肉。

GF 無麩質 EF 無蛋

鮮嫩豬肉片搭配煮得恰到好處的番茄，加上蘆筍、橄欖、羅勒，淋上巴薩米克醋，再撒上帕瑪森乳酪，全部都在一個鍋子裡煮熟，也使得清理變得相當簡單。

一鍋到底地中海燉豬肉

ONEPAN MEDITERRANEAN PORK

份量：4人　準備時間：15分　烹調時間：20分

- 450克豬肩肉排
- 2小匙檸檬胡椒調味粉
- 1大匙酪梨油
- 1大匙奶油
- 3瓣大蒜，切末
- 170克小番茄，切半
- 16顆去核的卡拉馬塔橄欖，大略切碎
- 170克蘆筍，去除粗梗，切成5公分長的段
- 海鹽與現磨黑胡椒，適量
- ¼杯切碎的羅勒，另外準備一些可當作裝飾
- 2大匙無糖巴薩米克醋醬汁
- ½杯刨碎的帕瑪森乳酪

1 豬肉排均勻抹上檸檬胡椒調味粉，切成薄片。

2 在一個大煎鍋裡用中大火熱油，豬肉片分兩批煎，每一面煎3分鐘，直到上色。從鍋中取出、蓋起來保溫備用。

3 在同一個煎鍋裡用中火融化奶油與蒜末煎1分鐘，讓大蒜釋出香氣。

4 加入小番茄、橄欖、蘆筍、鹽與胡椒，繼續煮7分鐘，偶爾攪拌一下，直到番茄變軟，蘆筍鮮嫩、顏色變得鮮艷。

5 加入煎過的豬肉與切碎的羅勒，拌勻。淋上巴薩米克醬汁，並撒上一些帕瑪森乳酪，即可上桌。

每份營養資訊

熱量：**432**　脂肪：**31g**　碳水：**9g**　纖維：**2g**　糖：**4g**　蛋白質：**26g**

增加攝取脂肪與蛋白質：
加入切片酪梨

GF 無麩質　DF 無奶

2杯煎豆泥，加熱過
慢燉豬肉：
680克豬里肌肉
2大匙辣椒粉
2大匙煙燻甜椒粉
1小匙海鹽
1小匙現磨黑胡椒，或適量
½杯雞高湯
2大匙無糖烤肉醬，另外準備一些擺盤時可取用
1大匙伍斯特醬

爽脆涼拌捲心菜：
6大匙椰子氨基醬油
¼杯橄欖油
3大匙甜菊或羅漢果粉狀甜味劑
3杯切絲的紫高麗菜
3杯切絲的大白菜
1杯細蔥花
¾杯切碎的香菜，多準備一些當作裝飾

奶油醬：
¼杯美乃滋
2大匙新鮮萊姆汁
1大匙是拉差香甜辣椒醬
2小匙椰子氨基醬油
2小匙甜菊或羅漢果粉狀甜味劑

低碳水墨西哥薄餅：
1¼杯去皮杏仁粉
6大匙洋車前子殼粉
1小匙泡打粉
1小匙海鹽
4大顆蛋白，稍微打散
½杯滾水
2½大匙酪梨油，按照食譜分量

雖然需要的食材看起來特別多，別讓這點阻止你試做這些美味塔可和自製墨西哥薄餅。如果有薄餅機的話，就能壓出完美的圓形薄餅，準備工作也會快很多，但是用平底鍋也沒有問題。每一個部分都能提前準備，組裝時就會很快。

慢燉豬肉與涼拌捲心菜塔可
SLOW-COOKED PORK AND SLAW TACOS

份量：8人　準備時間：40分　烹調時間：4小時

1 先處理豬肉，將豬肉放在烘焙紙上會比較容易收拾乾淨。豬肉抹上辣椒粉、紅甜椒粉、鹽與胡椒。在慢燉鍋裡，將高湯、烤肉醬與伍斯特醬拌勻。豬肉放入慢燉鍋，翻面以裹上醬汁。蓋上鍋蓋，用高溫煮4小時，或低溫煮6-8小時，直到豬肉變得很軟嫩，能夠輕易撕開。取出豬肉，在慢燉鍋裡保留3大匙的湯汁並倒掉其餘湯汁。豬肉撕成絲再放回慢燉鍋裡。如果想要的話，可以加入更多烤肉醬，蓋上鍋蓋保溫。

2 接著製作涼拌捲心菜，在一個中型碗裡將椰子氨基醬油、油與甜菊拌勻。加入紫高麗菜絲、大白菜絲、蔥花與香菜並拌勻，蓋起來並放入冰箱冷藏。製作奶油醬，在一個小碗裡將所有食材攪拌均勻，蓋起來並放入冰箱冷藏。

3 製作墨西哥薄餅。在一個中型碗裡將杏仁粉、洋車前子殼粉、泡打粉與鹽拌勻，加入蛋白並拌勻。一點一點加入滾水，不斷攪拌，直到形成麵團，蓋起來靜置10分鐘。將麵團分成8等份並揉成球狀，將每一個球放在兩張烘焙紙中間，底部的烘焙紙上先撒上杏仁粉，以防止麵團沾黏。將麵團擀成直徑6吋（15公分）的圓餅，在一個約8吋小煎鍋裡用中火加熱1小匙酪梨油，小心放入圓餅，注意不要讓餅破掉。每一面煎30-60秒，煎到呈金黃色。將煎好的餅移到一個盤子上，蓋起來保溫。重複以上動作，將剩下的麵團與酪梨油用完。

4 用煎豆泥、手撕豬肉、涼拌捲心菜與奶油醬，將塔可組合起來。剩下的涼拌捲心菜可以當作塔可的配菜一起上桌。

每份營養資訊（1份塔可與⅛的涼拌捲心菜）

熱量：**464**　脂肪：**29g**　碳水：**26g**　纖維：**12g**　糖：**54g**　蛋白質：**27g**

增加攝取脂肪與蛋白質：

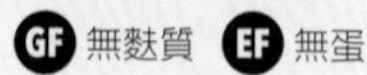

多加一些牛肉和奶油，或灑一些帕瑪森乳酪。

GF 無麩質 EF 無蛋

日曬番茄乾、大蒜、新鮮羅勒、芥末與一點辣椒，都讓這個濃郁的奶油醬汁增添風味，又能完美襯托煎得軟嫩的牛肉片。

一鍋到底托斯卡納燉牛肉
ONEPAN CREAMY TUSCAN BEEF

份量：3份 準備時間：15分 烹調時間：15分

- 1大匙酪梨油
- 336克切片的肋眼牛排（或去骨、去皮的雞腿排，切成薄片）
- 海鹽與現磨黑胡椒，適量
- 2瓣大蒜，切末
- 1杯牛高湯
- ¾杯重鮮奶油
- 2小匙第戎芥末
- ½-1小匙碎紅辣椒
- ¼小匙肉豆蔻
- ½杯日曬番茄乾，瀝乾並切成條狀
- ½杯切碎的羅勒，另外多準備幾片當作裝飾
- 113克嫩菠菜葉（約5杯）

1 在一個大煎鍋裡用中大火加熱油，加入牛肉、鹽與胡椒，煮2-3分鐘，偶爾拌炒一下，直到牛肉上色。用漏勺取出牛肉，放在一個碗裡備用。

2 在鍋裡加入大蒜，炒30秒直到釋出香氣。加入高湯、鮮奶油、芥末、碎紅辣椒（適量）、肉豆蔻與日曬番茄。續煮3-5分鐘，偶爾攪拌一下，煮到醬汁變稠。

3 加入羅勒葉拌勻。加入菠菜，並將牛肉放回鍋中。攪拌到菠菜葉開始變軟，用羅勒葉裝飾後即可上桌。

每份營養資訊

熱量：**528** 脂肪：**46g** 碳水：**8g** 纖維：**2g** 糖：**1g** 蛋白質：**25g**

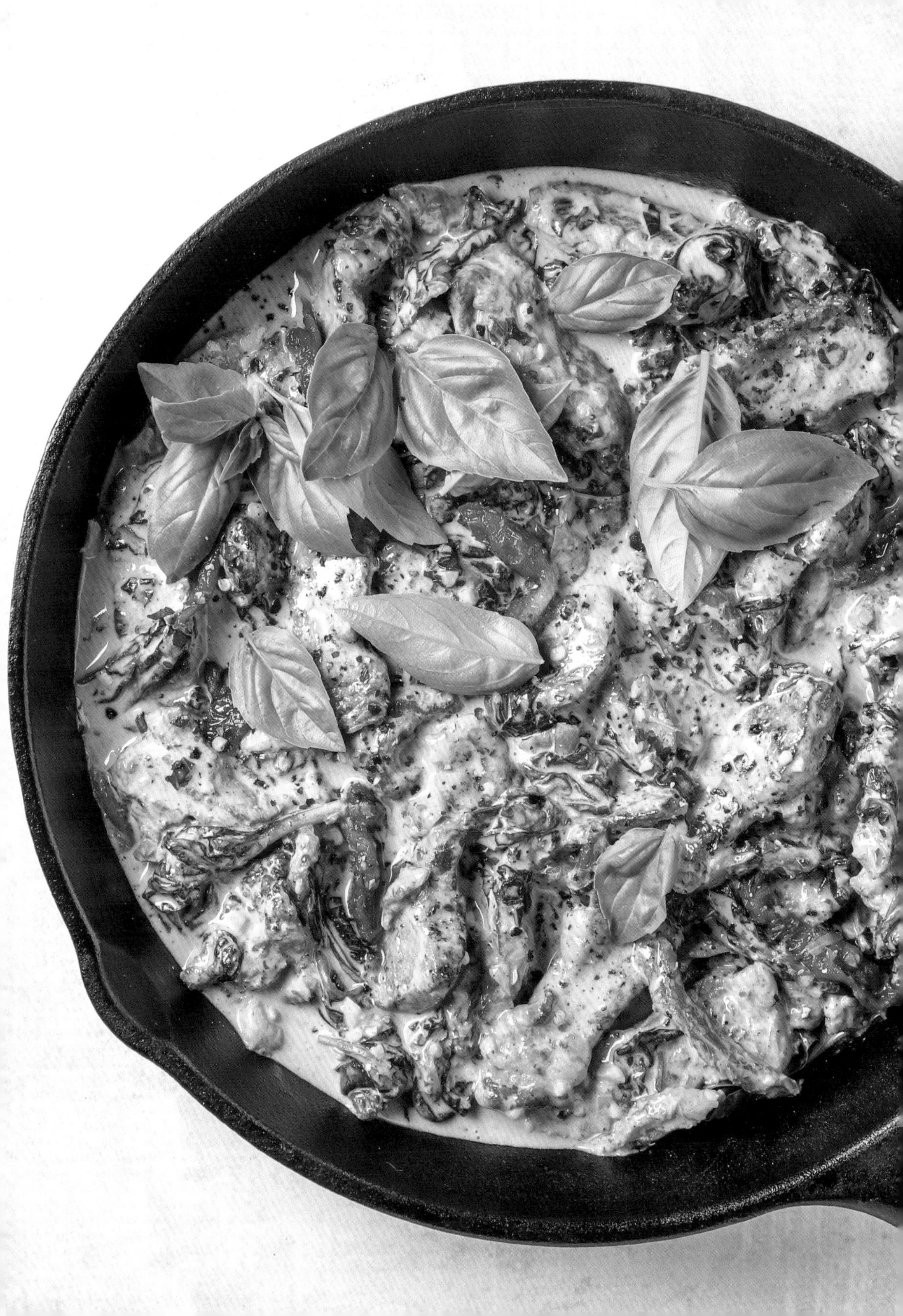

11
配菜＋基礎菜

增加攝取脂肪與蛋白質：
多加一些帕瑪森乳酪或捏碎的菲達乳酪

GF 無麩質　EF 無蛋
V 素食

四季豆是搭配烤肉的好配菜，簡單又快速，幾分鐘就能煮好。也可以用蘆筍代替四季豆。

杏仁炒百里香四季豆
ALMOND THYME GREEN BEANS

可製作：4人　準備時間：10分　烹調時間：6分

- 450克四季豆，去除蒂頭
- 1大匙奶油
- 1瓣大蒜，切末
- 1小匙切碎的百里香，另外多準備一些作為裝飾
- 2大匙切片杏仁，烘烤過
- 1小撮碎紅辣椒海鹽，適量

1. 在一個大湯鍋裡，水煮或清蒸四季豆3-4分鐘，直到豆子變得又鮮又脆。用瀝水籃瀝乾水分，放在一旁備用。
2. 在同一個湯鍋融化奶油，加入蒜末炒30秒，直到釋出香氣。
3. 加入四季豆、百里香、杏仁片、碎紅辣椒與海鹽，攪拌均勻。將四季豆放到盤子上，用多餘的百里香裝飾即可上桌。

每份營養資訊

熱量：**59**　脂肪：**4g**　碳水：**6g**　纖維：**2g**　糖：**3g**　蛋白質：**2g**

增加攝取脂肪與蛋白質：
多加一些奶油或酸奶油

GF 無麩質　EF 無蛋
V 素食

滑順又療癒，吃過這道充滿奶香和乳酪香的配菜，絕對不會想念馬鈴薯泥！這道菜很適合搭配烤肉，特別是香草烤雞與肉汁醬（P.178）。

乳酪白花椰菜泥
CHEESY MASHED CAULIFLOWER

可製作：約3杯　準備時間：10分　烹調時間：12分

- 1顆白花椰菜（約800克），去粗梗並切成小朵
- 1½杯蔬菜高湯或雞高湯
- ½杯（14克）現刨成粉狀的帕瑪森乳酪，另外多準備一些作為裝飾
- 2大匙奶油，另外準備一些擺盤時可取用
- 2大匙酸奶油
- 1小撮肉豆蔻粉，另外多準備一些作為裝飾
- 海鹽與白胡椒，適量

1 在一個大湯鍋裡加入白花椰菜與高湯，蓋上鍋蓋煮滾。調中火，蓋鍋蓋繼續煮12分鐘，途中只攪拌一次，煮到白花椰菜變軟。煮好後將水瀝乾。

2 用食物調理機攪拌白花椰菜、帕瑪森乳酪、奶油、酸奶油、肉豆蔻粉、鹽與白胡椒，攪拌至所有食材變得滑順（也可以直接在湯鍋裡使用浸入式攪拌棒）。

3 將攪拌好的白花椰菜泥倒入一個大碗裡，想要的話，放上一大匙奶油。再撒上更多帕瑪森乳酪、肉豆蔻粉，即可上桌。

每份/杯的營養資訊

熱量：**98**　脂肪：**7g**　碳水：**5g**　纖維：**2g**　糖：**2g**　蛋白質：**5g**

增加攝取脂肪與蛋白質：
多加一些奶油與培根

GF 無麩質 EF 無蛋

這些抱子甘藍爽脆又夠滋味，最適合搭配燒烤類的蛋白質食用。新鮮的百里香可以用迷迭香代替，第戎芥末醬也可以改用芥末籽醬。

迷迭香芥末抱子甘藍
MUSTARD ROSEMARY BRUSSELS SPROUTS

份量：4人 準備時間：10分 烹調時間：20分

450克抱子甘藍，去梗、切半
1大匙酪梨油
1大匙融化奶油
½小匙大蒜粉
1大匙第戎芥末醬
1小匙甜菊或羅漢果粉狀甜味劑（可省略）
½小匙切碎的迷迭香
½小匙海鹽
2片煮熟的培根，切丁

1 烤箱預熱至200°C，烤盤鋪上烘焙紙。

2 在一個大碗裡將抱子甘藍與酪梨油、奶油、大蒜粉、芥末醬、甜菊（可省略）、迷迭香、海鹽與培根輕輕拌勻，平鋪成一層在烤盤上，抱子甘藍的切面朝下。進烤箱烤15-20分鐘，或烤到抱子甘藍熟但仍脆嫩，即可上桌。

每份營養資訊

熱量：**153** 脂肪：**11g** 碳水：**10g** 纖維：**4g** 糖：**3g** 蛋白質：**5g**

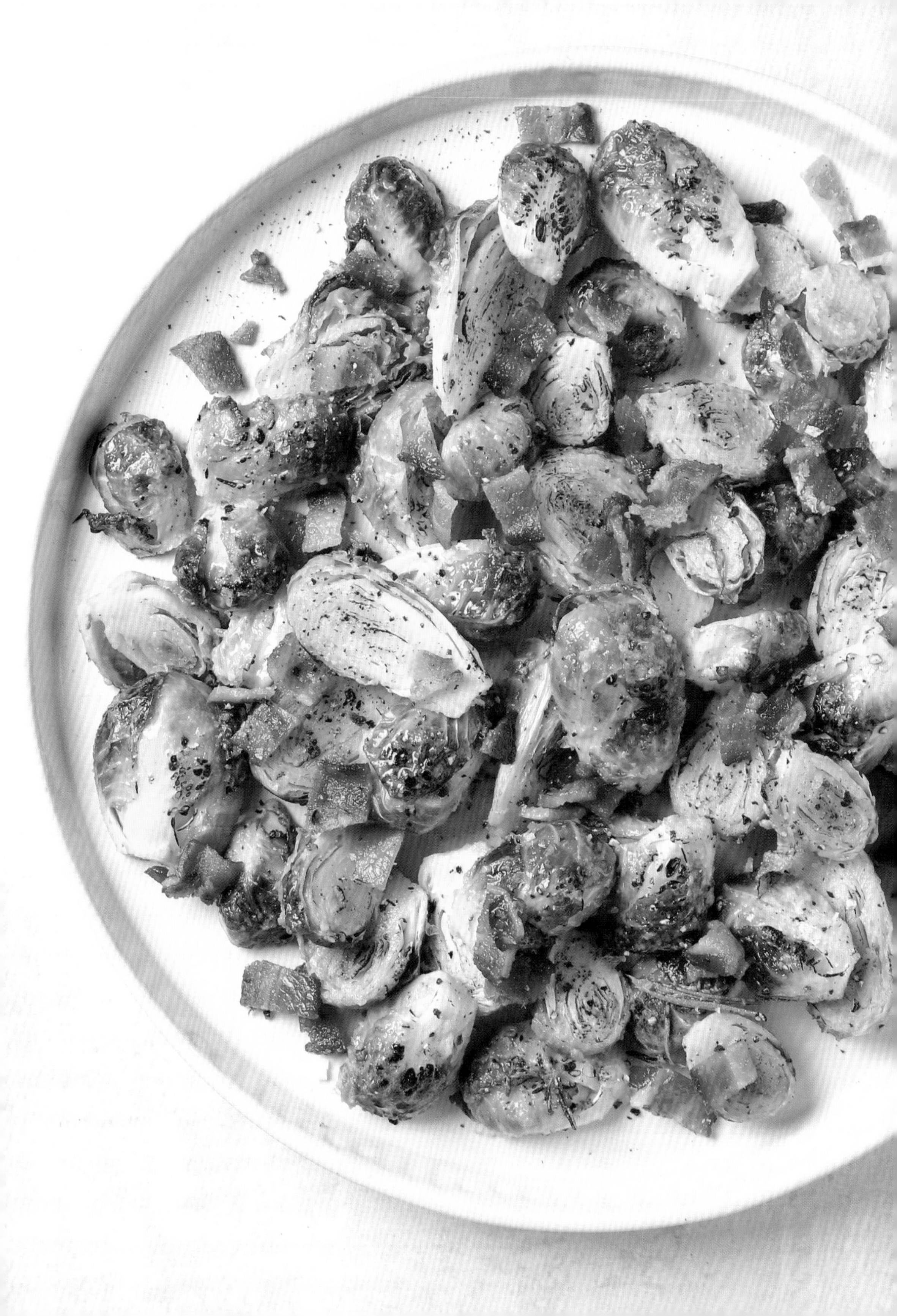

增加攝取脂肪與蛋白質：

撒上切達乳酪絲或其它種類的乳酪

GF 無麩質 EF 無蛋

V 素食

以洋蔥、大蒜、辣椒粉與香菜調味的白花椰菜飯，最適合跟炙燒、燒烤或香煎的肉類一起食用。

西班牙白花椰菜飯
SPANISH CAULIFLOWER RICE

可製作：5杯　準備時間：15分　烹調時間：12分

- 1顆白花椰菜（約800克），去梗並切小朵
- 1大匙奶油
- 1杯切丁的紫洋蔥
- 1根墨西哥辣椒（可省略），切丁
- 2瓣大蒜，切末
- 2小匙辣椒粉
- 2大匙番茄糊
- 1杯蔬菜高湯或雞高湯
- ¼杯大略切碎的香菜
- 海鹽，適量
- 萊姆片（可省略），擺盤時可取用

1 用一個食物調理機將白花椰菜切碎（但不要打成泥）。

2 在一個大煎鍋裡用中火融化奶油，加入洋蔥、墨西哥辣椒（可省略）與大蒜。繼續炒5分鐘，偶爾攪拌一下，直到洋蔥變軟。

3 加入辣椒粉，攪拌20秒，直到香氣釋出。加入番茄糊與高湯，持續攪拌至混合均勻。

4 加入白花椰菜飯並拌勻，調成中小火，蓋上鍋蓋，繼續煮5分鐘，途中只攪拌一次，直到白花椰菜變軟，湯汁也收乾。

5 拌入香菜與海鹽，搭配萊姆片（可省略）即可上桌。

每½杯的營養資訊

熱量：**37** 脂肪：**1g** 碳水：**6g** 纖維：**2g** 糖：**2g** 蛋白質：**2g**

增加攝取脂肪與蛋白質：

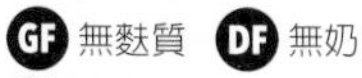

烤一片麵包，再加上酪梨泥。

GF 無麩質 DF 無奶
V 素食

沒錯，進行低碳水飲食還是可以吃麵包，只要是吃這種獨特的粉類，這款麵包冷卻後可以切片、包起來、冷凍，隨時都能烤一片來吃，或做成三明治。

低碳吐司麵包
LOWCARB BREAD LOAF

可製作：1條（23x13公分）　準備時間：10分　烹調時間：1小時

12顆雞蛋
½杯酪梨油或輕橄欖油
2大匙蘋果醋
1¼杯去皮杏仁粉
½杯椰子細粉
6大匙洋車前子殼粉
1大匙泡打粉
½小匙海鹽

1 烤箱預熱至150℃，將一個9x5x3吋（23x13x8公分）的吐司烤模抹油並鋪上一層烘焙紙，烘焙紙要超出烤模的長邊，這樣烤好的吐司麵包更容易脫模。

2 在一個中型碗裡將雞蛋用打蛋器攪拌均勻。加入油和醋，攪拌至均勻。

3 在一個大碗裡將杏仁粉、椰子細粉、洋車前子殼粉、泡打粉與鹽拌勻。

4 將蛋液加入粉類，攪拌至均勻混合，將麵糊刮入烤模裡。烤1個小時，或麵包插入一根竹籤時，取出沒有沾著麵糊。留在烤模裡10分鐘，再倒出來、放到鐵架上放涼，完全冷卻後才切片，切成18片（每片厚度½吋/1.25公分）。用鋁箔紙或保鮮膜包起來，最多冷藏5天，或最多冷凍2個月。

每一片的營養資訊

熱量：**167**　脂肪：**13g**　碳水：**7g**　纖維：**4g**　糖：**1g**　蛋白質：**6g**

增加攝取脂肪與蛋白質：
包烤好後抹上奶油乳酪一起吃

GF 無麩質 DF 無奶
V 素食

任何剩下的麵包都能拿去冷凍，要吃時再放在室溫解凍。你也可以把麵團整型成細長型狀，像迷你的法國麵包最適合變成大蒜麵包！

芝麻圓麵包
SESAME SEED BUNS

可製作： 8個 準備時間：10分 烹調時間：50分

3杯去皮杏仁粉
½杯洋車前子殼粉
1大匙椰子細粉
2小匙小蘇打
1小匙泡打粉
1小匙甜菊或羅漢果粉狀甜味劑
½小匙海鹽
1½杯滾水
3大匙蘋果醋
6大顆雞蛋的蛋白，1顆蛋黃稍微打散
1小匙芝麻

1 烤箱預熱至190℃，烤盤鋪上烘焙紙。

2 在一個大碗裡放入杏仁粉、椰子細粉、洋車前子殼粉、泡打粉、小蘇打、甜菊與海鹽，用打蛋器攪拌均勻。

3 在一個耐熱量杯裡加入滾水與醋，將粉類加入打散的蛋白，攪拌均勻（這個組合會起泡）。持續攪拌，麵糊將形成軟的麵團。蓋起來靜置2分鐘或放到麵團稍微冷卻、不燙手。

4 麵團分成8等份，每一塊約110克。將每一塊麵團揉成球狀，放到準備好的烤盤上。用手稍微壓平麵團的頂部。

5 麵團表面刷上一層蛋黃液，再撒上芝麻。烤50分鐘或烤到表面上色、麵包敲起來有空洞的聲音。在烤網上放涼，完全放涼後再切片。放進密封容器裡可冷藏最多5天，或放進袋子裡可冷凍保存最多2個月。

每一個芝麻圓麵包的營養資訊

熱量：**312** 脂肪：**21g** 碳水：**23g** 纖維：**16g** 糖：**2g** 蛋白質：**12g**

每一塊大蒜麵包的營養資訊

熱量：**351** 脂肪：**25g** 碳水：**23g** 纖維：**16g** 糖：**2g** 蛋白質：**12g**

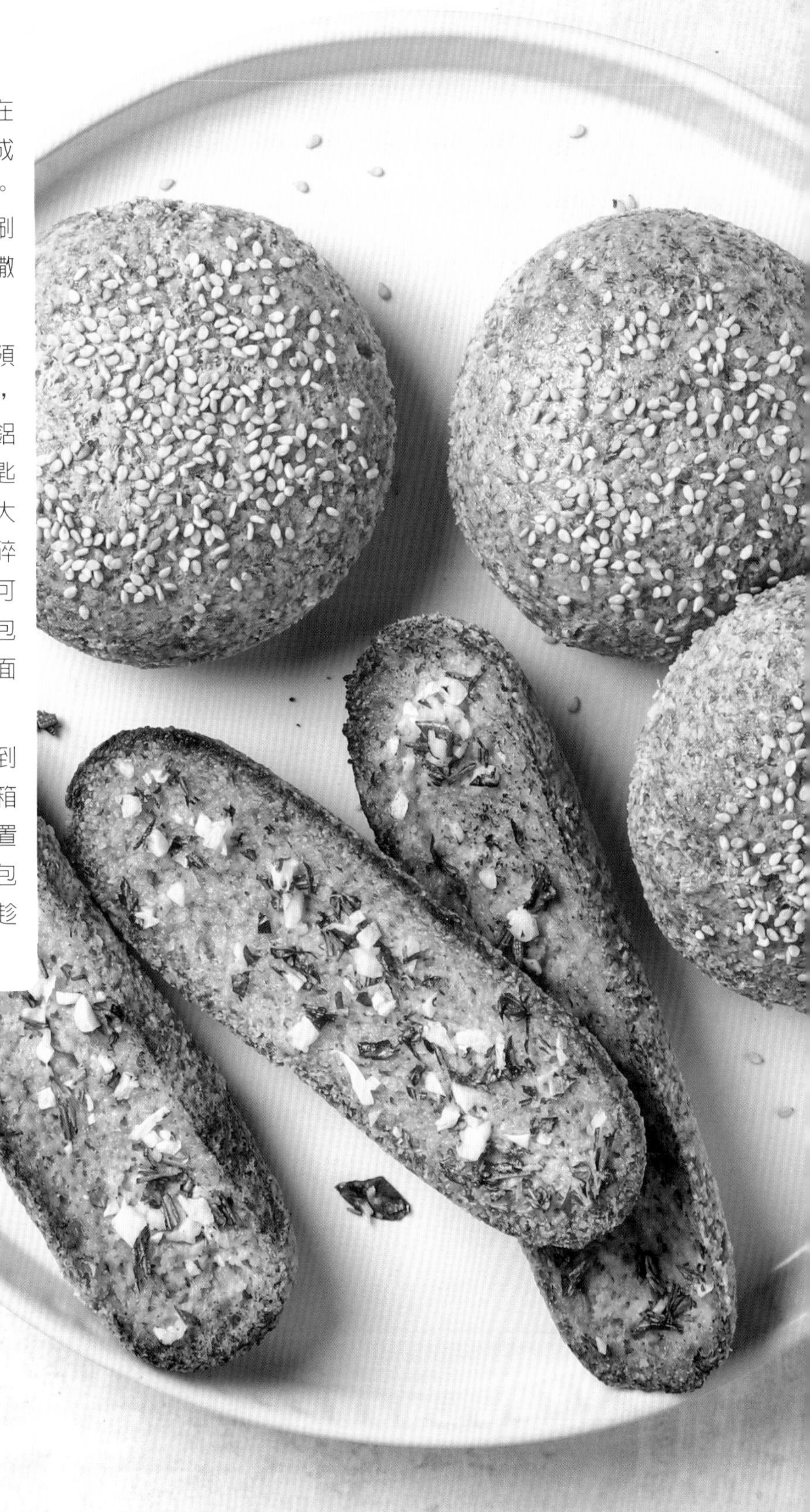

大蒜麵包卷：在步驟4將麵團揉成圓形或長條狀。按照食譜指示刷上蛋黃液、不撒芝麻烘烤。

麵包冷卻後先預熱烤箱到高溫，並在烤盤鋪上鋁箔紙。準備3大匙軟化奶油、2瓣大蒜切末，與切碎的新鮮香草（可省略）。將麵包剖半，並在切面塗上大蒜奶油。

塗好的麵包放到烤盤上，在烤箱的直火下6吋位置烤2分鐘，或麵包烤成金黃色，趁熱食用。

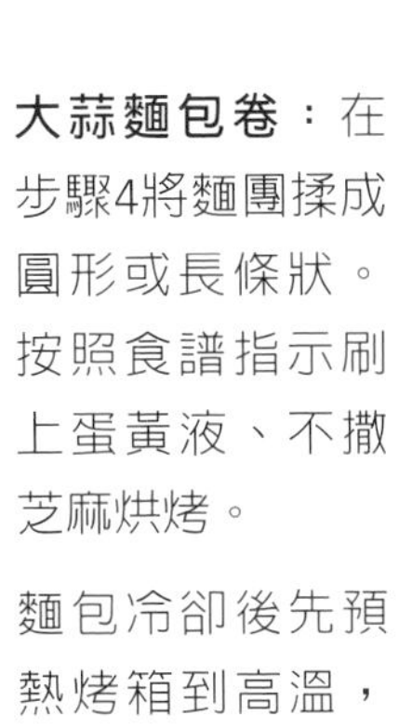

雞高湯 CHICKEN BROTH

增加攝取脂肪與蛋白質：冷藏後的高湯上會有一層油脂，請不要刮掉。

GF 無麩質 DF 無奶 EF 無蛋

可製作：12杯（3公升） 準備時間：10分 烹調時間：3-24小時

- 1.3公斤帶骨、帶皮的整隻雞腿
- 2大顆黃洋蔥，大略切塊
- 4根紅蘿蔔，帶皮、切塊
- 4根西洋芹，切塊
- 3片月桂葉
- 1大匙整粒黑胡椒
- 2大匙海鹽
- 16杯水

1 在一個大湯鍋裡放入雞腿、洋蔥、紅蘿蔔、芹菜、月桂葉、黑胡椒粒與海鹽，倒入水，稍微加蓋，用大火煮滾。調成中小火，不加蓋繼續燉煮。3小時會變成比較清淡的高湯，24小時就會有比較濃郁的大骨高湯。

2 讓高湯稍微放涼，用網篩將高湯過篩、倒入一個大的耐熱碗裡。剩餘的固體食材可丟棄。用保鮮膜蓋起來，冷藏8小時或隔夜。

3 去除高湯表面凝固的油脂，放進密封容器，可最多冷藏5天。倒入分裝、標示好日期的密封容器裡，可最多冷凍3個月。

每1杯的營養資訊

熱量：**12** 脂肪：**1g** 碳水：**1g** 纖維：**0g** 糖：**0g** 蛋白質：**1g**

蔬菜高湯 VEGETABLE BROTH

增加攝取脂肪與蛋白質：用營養酵母調味

GF 無麩質 DF 無奶 EF 無蛋 V 素食

可製作：8杯（2公升） 準備時間：10分 烹調時間：1小時30分

- 4條中等大小紅蘿蔔，不削皮、切塊
- 2大顆黃洋蔥，切塊
- 4根芹菜，切塊
- 4瓣大蒜，切碎
- 2杯切片蘑菇(155克)
- 2片月桂葉
- 3支百里香
- 1大匙黑胡椒粒
- 2杯不甜白酒或水
- 10杯水
- 海鹽，適量

1 在一個大湯鍋或鑄鐵鍋裡將所有食材拌在一起，煮滾後調成中小火。

2 不加蓋，繼續燉煮1小時30分。

3 稍微放涼，再用網篩將高湯過篩、倒入一個大碗裡，剩餘的固體食材可丟棄。放進密封容器可冷藏最多5天，倒入分裝、標示好日期的密封容器可冷凍最多3個月。

每1杯的營養資訊

熱量：**12** 脂肪：**0g** 碳水：**3g** 纖維：**0g** 糖：**2g** 蛋白質：**0g**

增加攝取脂肪與蛋白質：

加入切丁的熟雞肉，就能快速做出一份雞肉沙拉。

GF 無麩質 DF 無奶 V 素食

3大顆蛋黃
1½大匙新鮮檸檬汁
1½大匙白酒醋
½小匙甜菊或羅漢果粉狀甜味劑（可省略）
海鹽，適量
1½杯酪梨油

自製美乃滋 HOMEMADE MAYONNAISE

可製作：約1 $^{2}/_{3}$杯　準備時間：10分　烹調時間：無

1 食物調理器裡將蛋黃、檸檬汁、醋、甜菊（可省略）與海鹽攪拌均勻。

2 食物調理器還在攪拌時，從液體添加孔緩緩倒入酪梨油，持續攪拌到美乃滋變得濃稠、變白（這步驟大概要4分鐘，油必須慢慢加入，否則無法乳化）。打好的美乃滋舀入乾淨的玻璃罐，密封起來，可冷藏最多2週。

每1大匙的營養資訊

熱量：**18**　脂肪：**2g**　碳水：**1g**　纖維：**0g**　糖：**1g**　蛋白質：**1g**

增加攝取脂肪與蛋白質：

按照自己的喜好，調整奶油、鮮奶油和MCT油的比例。

GF 無麩質 EF 無蛋 V 素食

1杯熱咖啡
1大匙無鹽奶油（可省略）
1大匙重鮮奶油
1小匙MCT油

防彈咖啡 KETO COFFEE

份量：1杯　準備時間：3分　烹調時間：無

在一個大咖啡杯裡攪拌所有食材，若要類似拿鐵般更綿密的奶泡，攪拌20-30秒。趁熱飲用。

如果你的腸胃較敏感，一部分的MCT油可用更多鮮奶油代替。

每杯的營養資訊（包含奶油）

熱量：**196**　脂肪：**22g**　碳水：**0g**　纖維：**0g**　糖：**0g**　蛋白質：**1g**

每份營養資訊（不包含奶油）

熱量：**95**　脂肪：**10g**　碳水：**0g**　纖維：**0g**　糖：**0g**　蛋白質：**1g**

章節附註

前言

1. Gill, Shubhroz, and Satchidananda Panda. "A Smartphone App Reveals Erratic Diurnal Eating Patterns in Humans That Can Be Modulated for Health Benefits." Cell Metabolism 22, no. 5 (November 3, 2015): 789–98. https://doi.org/10.1016/j.cmet.2015.09.005.
2. Panda, Satchidananda. "Circadian Physiology of Metabolism." Science 354, no. 6315 (November 25, 2016): 1008–15. https://doi.org/10.1126/science.aah4967.

Chapter 1

1. Harnack, Lisa, Lyn Steffen, Donna K. Arnett, Shujun Gao, and Russell V. Luepker. "Accuracy of Estimation of Large Food Portions." Journal of the American Dietetic Association 104, no. 5 (May 2004): 804–06. https://doi.org/10.1016/j.jada.2004.02.026.
2. Cook, Adrian, Jane Pryer, and Prakash Shetty. "The Problem of Accuracy in Dietary Surveys. Analysis of the over 65 UK National Diet and Nutrition Survey." Journal of Epidemiology & Community Health 54, no. 8 (August 1, 2000): 611–16. https://doi.org/10.1136/jech.54.8.611.
3. "Diet History Questionnaire III (DHQ III)." Epidemiology and Genomic Research Program. NIH National Cancer Institute: Division of Cancer Control & Population Sciences, last modified March 20, 2020. https://epi.grants.cancer.gov/dhq3/.
4. Gill, Shubhroz, and Satchidananda Panda. "A Smartphone App Reveals Erratic Diurnal Eating Patterns in Humans That Can Be Modulated for Health Benefits." Cell Metabolism 22, no. 5 (November 3, 2015): 789–98. https://doi.org/10.1016/j.cmet.2015.09.005.
5. Sanger, Gareth J., Per M. Hellström, and Erik Näslund. "The Hungry Stomach: Physiology, Disease, and Drug Development Opportunities." Frontiers in Pharmacology 1, no. 145 (February 18, 2011). https://doi.org/10.3389/fphar.2010.00145.
6. Longo, Valter D., and Satchidananda Panda. "Fasting, Circadian Rhythms, and Time-Restricted Feeding in Healthy Lifespan." Cell Metabolism 23, no. 6 (June 14, 2016): 1048–59. https://doi.org/10.1016/j.cmet.2016
.06.001.
7. Bush, Bradley, and Tori Hudson. "The Role of Cortisol in Sleep: The Hypothalamic-Pituitary-Adrenal (HPA) Axis Interacts with Sleep in Multiple Ways. This Article Reviews the Effects of the HPA Axis on Sleep and the Converse." Natural Medicine Journal 2, no. 6 (June 2010).
8. Astbury, Nerys M., Moira A. Taylor, and Ian A. Macdonald. "Breakfast Consumption Affects Appetite, Energy Intake, and the Metabolic and Endocrine Responses to Foods Consumed Later in the Day in Male Habitual Breakfast Eaters." The Journal of Nutrition 141, no. 7 (July 2011): 1381–89. https://doi.org/10.3945/jn.110.128645.
9. Levitsky, David A., and Carly R. Pacanowski. "Effect of Skipping Breakfast on Subsequent Energy Intake." Physiology & Behavior 119 (July 2, 2013): 9–16. https://doi.org/10.1016/j.physbeh.2013.05.006.
10. Dawson, John, Amy Alcorn, Michelle Cardel, Arne Astrup, Marie-Pierre St-Onge, Emily J. Dhurandhar, Lesli H. Larsen, et al. "The Effectiveness of Breakfast Recommendations on Weight Loss: a Randomized Controlled Trial." The American Journal of Clinical Nutrition 100, no. 2 (August 2014): 507–13. https://doi.org/10.3945/ajcn.114.089573.

Chapter 2

1. Bier, Dennis M., Doris Derelian, J. Bruce German, David L. Katz, Russell R. Pate, and Kimberly M. Thompson. "Improving Compliance With Dietary Recommendations." Nutrition Today 43, no. 5 (2008): 180–87. https://doi.org/10.1097/01.nt.0000338564.14317.69.
2. Gill, Shubhroz, and Satchidananda Panda. "A Smartphone App Reveals Erratic Diurnal Eating Patterns in Humans That Can Be Modulated for Health Benefits." Cell Metabolism 22, no. 5 (November 3, 2015): 789–98. https://doi.org/10.1016/j.cmet.2015.09.005.
3. Barnosky, Adrienne R., Kristin K. Hoddy, Terry G. Unterman, and Krista A. Varady. "Intermittent Fasting vs Daily Calorie Restriction for Type 2 Diabetes Prevention: a Review of Human Findings." Translational Research 164, no. 4 (October 2014): 302–11. https://doi.org/10.1016/j.trsl.2014.05.013.
4. Lammers, Laureen A., Roos Achterbergh, Johannes A. Romijn, and Ron A. A. Mathôt. "The Effects of Fasting on Drug Metabolism." Expert Opinion on Drug Metabolism & Toxicology 16, no. 1 (2020): 79–85. https://doi.org/10.1080/17425255.2020.1706728.
5. Kumar, Sushil, and Gurcharan Kaur. "Intermittent Fasting Dietary Restriction Regimen Negatively Influences Reproduction in Young Rats: A Study of Hypothalamo-Hypophysial-Gonadal Axis." PLoS ONE 8, no. 1 (2013). https://doi.org/10.1371/journal.pone.0052416.
6. Meczekalski, B., K. Katulski, A. Czyzyk, A. Podfigurna-Stopa, and M. Maciejewska-Jeske. "Functional Hypothalamic Amenorrhea and Its Influence on Women's Health." Journal of Endocrinological Investigation 37, no. 11 (2014): 1049–56. https://doi.org/10.1007/s40618-014-0169-3.
7. Ikhsan, Muhammad. "The Relationship Between Ramadan Fasting with Menstrual Cycle Pattern Changes in Teenagers." Middle East Fertility Society Journal 22, no. 1 (March 2017): 43–47. https://doi.org/10.18502/kme.v1i1.545.
8. Nair, Pradeep M. K., and Pranav G. Khawale. "Role of Therapeutic Fasting in Women's Health: An Overview." Journal of Mid-life Health 7, no. 2 (April

2016): 61–64. https://doi.org/10.4103/0976-7800.185325.

9. Dubois, Lise, Manon Girard, Monique Potvin Kent, Anna Farmer, and Fabiola Tatone-Tokuda. "Breakfast Skipping Is Associated with Differences in Meal Patterns, Macronutrient Intakes and Overweight among Pre-School Children." Public Health Nutrition 12, no. 1 (January 2009): 19–28. https://doi.org/10.1017/s1368980008001894.

10. Giovannini, Marcello, Carlo Agostoni, and Raanan Shamir. "Symposium Overview: Do We All Eat Breakfast and Is It Important?" Critical Reviews in Food Science and Nutrition 50, no. 2 (February 2010): 97–99. https://doi.org/10.1080/10408390903467373.

Chapter 3

1. "Adult Obesity Facts." Centers for Disease Control and Prevention, last modified February 27, 2020. https://www.cdc.gov/obesity/data/adult.html.

2. Gould, Skye. "6 Charts That Show How Much More Americans Eat than They Used To." Business Insider, last modified May 10, 2017. https://www.businessinsider.com/daily-calories-americans-eat-increase-2016-07.

3. Varady, K. A. "Intermittent versus Daily Calorie Restriction: Which Diet Regimen Is More Effective for Weight Loss?" Obesity Reviews 12, no. 7 (March 17, 2011): e593–e601. https://doi.org/10.1111/j.1467-789x.2011.00873.x.

4. Gardner, Christopher D., John F. Trepanowski, Liana C. Del Gobbo, Michelle E. Hauser, Joseph Rigdon, John P. A. Ioannidis, Manisha Desai, and Abby C. King. "Effect of Low-Fat vs Low-Carbohydrate Diet on 12-Month Weight Loss in Overweight Adults and the Association With Genotype Pattern or Insulin Secretion." JAMA 319, no. 7 (February 20, 2018): 667–79. https://doi.org/10.1001/jama.2018.0245.

5. "Insulin Resistance & Prediabetes." National Institute of Diabetes and Digestive and Kidney Diseases. U.S. Department of Health and Human Services, last modified May 2018. https://www.niddk.nih.gov/health-information/diabetes/overview/what-is-diabetes/prediabetes-insulin-resistance.

6. Feinman, Richard D., Wendy K. Pogozelski, Arne Astrup, Richard K. Bernstein, Eugene J. Fine, Eric C. Westman, Anthony Accurso, et al. "Dietary Carbohydrate Restriction as the First Approach in Diabetes Management: Critical Review and Evidence Base." Nutrition: The International Journal of Applied and Basic Nutritional Sciences 31, no. 1 (January 2015): 1–13. https://doi.org/https://doi.org/10.1016/j.nut.2014.06.011.

7. Sutton, Elizabeth F., Robbie Beyl, Kate S. Early, William T. Cefalu, Eric Ravussin, and Courtney M. Peterson. "Early Time-Restricted Feeding Improves Insulin Sensitivity, Blood Pressure, and Oxidative Stress Even without Weight Loss in Men with Prediabetes." Cell Metabolism 27, no. 6 (June 5, 2018): 1212–21. https://doi.org/10.1016/j.cmet.2018.04.010.

8. Wilkinson, Michael J., Emily N.C. Manoogian, Adena Zadourian, Hannah Lo, Savannah Fakhouri, Azarin Shoghi, Xinran Wang, et al. "Ten-Hour Time-Restricted Eating Reduces Weight, Blood Pressure, and Atherogenic Lipids in Patients with Metabolic Syndrome." Cell Metabolism 31, no. 1 (January 7, 2020): 92–104. https://doi.org/10.1016/j.cmet.2019.11.004.

9. Horne, Benjamin D., Heidi T. May, Jeffrey L. Anderson, Abdallah G. Kfoury, Beau M. Bailey, Brian S. McClure, Dale G. Renlund, et al. "Usefulness of Routine Periodic Fasting to Lower Risk of Coronary Artery Disease in Patients Undergoing Coronary Angiography." The American Journal of Cardiology 102, no. 7 (October 1, 2008): 814–19. https://doi.org/10.1016/j.amjcard.2008.05.021.

10. Cabo, Rafael de, and Mark P. Mattson. "Effects of Intermittent Fasting on Health, Aging, and Disease." The New England Journal of Medicine 381, no. 26 (December 26, 2019): 2541–51. https://doi.org/10.1056/NEJMra1905136.

11. Longo, Valter D., and Mark P. Mattson. "Fasting: Molecular Mechanisms and Clinical Applications." Cell Metabolism 19, no. 2 (February 4, 2014): 181–92. https://doi.org/10.1016/j.cmet.2013.12.008.

12. Lee, C., L. Raffaghello, S. Brandhorst, F. M. Safdie, G. Bianchi, A. Martin-Montalvo, V. Pistoia, et al. "Fasting Cycles Retard Growth of Tumors and Sensitize a Range of Cancer Cell Types to Chemotherapy." Science Translational Medicine 4, no. 124 (March 7, 2012). https://doi.org/10.1126/scitranslmed.3003293.

13. Marinac, Catherine R., Sandahl H. Nelson, Caitlin I. Breen, Sheri J. Hartman, Loki Natarajan, John P. Pierce, Shirley W. Flatt, Dorothy D. Sears, and Ruth E. Patterson. "Prolonged Nightly Fasting and Breast Cancer Prognosis." JAMA Oncology 2, no. 8 (August 2016): 1049–55. https://doi.org/10.1001/jamaoncol.2016.0164.

14. Marinac, Catherine R., Dorothy D. Sears, Loki Natarajan, Linda C. Gallo, Caitlin I. Breen, and Ruth E. Patterson. "Frequency and Circadian Timing of Eating May Influence Biomarkers of Inflammation and Insulin Resistance Associated with Breast Cancer Risk." PLoS ONE 10, no. 8 (August 25, 2015). https://doi.org/10.1371/journal.pone.0136240.

15. Zauner, Christian, Bruno Schneeweiss, Alexander Kranz, Christian Madl, Klaus Ratheiser, Ludwig Kramer, Erich Roth, Barbara Schneider, and Kurt Lenz. "Resting Energy Expenditure in Short-Term Starvation Is Increased as a Result of an Increase in Serum Norepinephrine." The American Journal of Clinical Nutrition 71, no. 6 (June 2000): 1511–15. https://doi.org/10.1093/ajcn/71.6.1511.

16. Ho, K. Y., J. D. Veldhuis, M. L. Johnson, R. Furlanetto, W. S. Evans, K. G. Alberti, and M. O. Thorner. "Fasting Enhances Growth Hormone Secretion and Amplifies the Complex Rhythms of Growth Hormone Secretion in Man." Journal of Clinical Investigation 81, no. 4 (April 1988): 968–75. https://doi.org/10.1172/jci113450.

17. Olarescu, Nicoleta Cristina, Kavinga Gunawardane, Troels Krarup Hansen, Niels Møller, and Jens Otto Lunde Jørgensen. "Normal Physiology of Growth Hormone in Adults." Endotext [Internet]. U.S. National Library of Medicine, October 16, 2019. https://www.ncbi.nlm.nih.gov/books/NBK279056/.

18. Schönfeld, Peter, and Georg Reiser. "Why Does Brain Metabolism Not Favor Burning of Fatty Acids to Provide Energy? - Reflections on Disadvantages of the Use of Free Fatty Acids as Fuel for Brain." Journal of Cerebral Blood Flow & Metabolism 33, no. 10 (October 2013): 1493–99. https://doi.org/10.1038/jcbfm.2013.128.

19. Singh, Rumani, Dinesh Lakhanpal, Sushil Kumar, Sandeep Sharma, Hardeep Kataria, Manpreet Kaur, and Gurcharan Kaur. "Late-Onset Intermittent Fasting Dietary Restriction as a Potential Intervention to Retard Age-Associated Brain Function Impairments in Male Rats." Age 34, no. 4 (August 2012): 917–33. https://doi.org/10.1007/s11357-011-9289-2.

20. Fontan-Lozano, A., J. L. Saez-Cassanelli, M. C. Inda, M. De Los Santos-Arteaga, S. A. Sierra-Dominguez, G. Lopez-Lluch, J. M. Delgado-Garcia, and A. M. Carrion. "Caloric Restriction Increases Learning Consolidation and Facilitates Synaptic Plasticity through Mechanisms Dependent on NR2B Subunits of the NMDA Receptor." Journal of Neuroscience 27, no. 38 (September 19, 2007): 10185–95. https://doi.org/10.1523/jneurosci.2757-07.2007.

21. Fond, Guillaume, Alexandra Macgregor, Marion Leboyer, and Andreas Michalsen. "Fasting in Mood Disorders: Neurobiology and Effectiveness. A Review of the Literature." Psychiatry Research 209, no. 3 (2013): 253–58. https://doi.org/10.1016/j.psychres.2012.12.018.

22. Kuehn, Bridget M. "In Alzheimer Research, Glucose Metabolism Moves to Center Stage." JAMA 323, no. 4 (January 8, 2020): 297–99. https://doi.org/10.1001/jama.2019.20939.

23. "Heart Disease Facts." Centers for Disease Control and Prevention, last modified December 2, 2019. https://www.cdc.gov/heartdisease/facts.htm.

24. Bhutani, Surabhi, Monica C. Klempel, Reed A. Berger, and Krista A. Varady. "Improvements in Coronary Heart Disease Risk Indicators by Alternate-Day Fasting Involve Adipose Tissue Modulations." Obesity 18, no. 11 (November 2010): 2152–59. https://doi.org/10.1038/oby.2010.54.

25. Azevedo, Fernanda Reis De, Dimas Ikeoka, and Bruno Caramelli. "Effects of Intermittent Fasting on Metabolism in Men." Revista da Associação Médica Brasileira (English Edition) 59, no. 2 (2013): 167–73. https://doi.org/10.1016/s2255-4823(13)70451-x.

26. Varady, Krista A., Surabhi Bhutani, Emily C. Church, and Monica C. Klempel. "Short-Term Modified Alternate-Day Fasting: a Novel Dietary Strategy for Weight Loss and Cardioprotection in Obese Adults." The American Journal of Clinical Nutrition 90, no. 5 (November 2009): 1138–43. https://doi.org/10.3945/ajcn.2009.28380.

27. Han, Young-Min, Tatiana Bedarida, Ye Ding, Brian K. Somba, Qiulun Lu, Qilong Wang, Ping Song, and Ming-Hui Zou. "ß-Hydroxybutyrate Prevents Vascular Senescence through HnRNP A1-Mediated Upregulation of Oct4." Molecular Cell 71, no. 6 (September 20, 2018): 1064–78. https://doi.org/10.1016/j.molcel.2018.07.036.

28. Trepanowski, John F., and Richard J. Bloomer. "The Impact of Religious Fasting on Human Health." Nutrition Journal 9, no. 1 (November 22, 2010). https://doi.org/10.1186/1475-2891-9-57.

29. Alirezaei, Mehrdad, Christopher C. Kemball, Claudia T. Flynn, Malcolm R. Wood, J. Lindsay Whitton, and William B. Kiosses. "Short-Term Fasting Induces Profound Neuronal Autophagy." Autophagy 6, no. 6 (August 16, 2010): 702–10. https://doi.org/10.4161/auto.6.6.12376.

30. Jamshed, Humaira, Robbie A. Beyl, Deborah L. Della Manna, Eddy S. Yang, Eric Ravussin, and Courtney M. Peterson. "Early Time-Restricted Feeding Improves 24-Hour Glucose Levels and Affects Markers of the Circadian Clock, Aging, and Autophagy in Humans." Nutrients 11, no. 6 (2019): 1234. https://doi.org/10.3390/nu11061234.

31. Quigley, Eamonn M. M. "Gut Bacteria in Health and Disease." Gastroenterology & Hepatology 9, no. 9 (September 2013): 560–69.

32. Guinane, Caitriona M., and Paul D. Cotter. "Role of the Gut Microbiota in Health and Chronic Gastrointestinal Disease: Understanding a Hidden Metabolic Organ." Therapeutic Advances in Gastroenterology 6, no. 4 (March 26, 2013): 295–308. https://doi.org/10.1177/1756283x13482996.

33. Kaczmarek, Jennifer L., Sharon V. Thompson, and Hannah D. Holscher. "Complex Interactions of Circadian Rhythms, Eating Behaviors, and the Gastrointestinal Microbiota and Their Potential Impact on Health." Nutrition Reviews 75, no. 9 (August 7, 2017): 673–82. https://doi.org/10.1093/nutrit/nux036.

34. Patterson, Ruth E., and Dorothy D. Sears. "Metabolic Effects of Intermittent Fasting." Annual Review of Nutrition 37, no. 1 (August 2017): 371–93. https://doi.org/10.1146/annurev-nutr-071816-064634.

35. Mu, Qinghui, Jay Kirby, Christopher M. Reilly, and Xin M. Luo. "Leaky Gut As a Danger Signal for Autoimmune Diseases." Frontiers in Immunology 8 (May 23, 2017): 598. https://doi.org/10.3389/fimmu.2017.00598.

36. Wolf, George. "Calorie Restriction Increases Life Span: A Molecular Mechanism." Nutrition Reviews 64, no. 2 (February 1, 2006): 89–92. https://doi.org/10.1111/j.1753-4887.2006.tb00192.x.

37. Barzilai, N., and A. Bartke. "Biological Approaches to Mechanistically Understand the Healthy Life Span Extension Achieved by Calorie Restriction and Modulation of Hormones." The Journals of Gerontology Series A: Biological Sciences and Medical Sciences 64A, no. 2 (February 2009): 187–91. https://doi.org/10.1093

/gerona/gln061.

38. Mitchell, Sarah J., Michel Bernier, Julie A. Mattison, Miguel A. Aon, Tamzin A. Kaiser, R. Michael Anson, Yuji Ikeno, Rozalyn M. Anderson, Donald K. Ingram, and Rafael De Cabo. "Daily Fasting Improves Health and Survival in Male Mice Independent of Diet Composition and Calories." Cell Metabolism 29, no. 1 (January 8, 2019): 221–28. https://doi.org/10.1016/j.cmet.2018.08.011.

39. Srikanthan, Preethi, and Arun S. Karlamangla. "Muscle Mass Index As a Predictor of Longevity in Older Adults." The American Journal of Medicine 127, no. 6 (June 2014): 547–53. https://doi.org/10.1016/j.amjmed.2014.02.007.

40. Tinsley, Grant M., and Paul M. La Bounty. "Effects of Intermittent Fasting on Body Composition and Clinical Health Markers in Humans." Nutrition Reviews 73, no. 10 (October 2015): 661–74. https://doi.org/10.1093/nutrit/nuv041.

41. Owen, Oliver E., Philip Felig, Alfred P. Morgan, John Wahren, and George F. Cahill. "Liver and Kidney Metabolism during Prolonged Starvation." Journal of Clinical Investigation 48, no. 3 (March 1, 1969): 574–83. https://doi.org/10.1172/jci106016.

42. Benedict, Francis Gano, Harry Winfred Goodall, James Earle Ash, Herbert Sidney Langfeld, Arthur Isaac Kendall, and Harld Leonard Higgins. "Protein Katabolism." In A Study of Prolonged Fasting, 400–01. Carnegie Institution of Washington, 1915.

43. Elia, Marinos, Jason Payne-James, George K. Grimble, and David B. A. Silk. "Metabolic Response to Starvation, Injury and Sepsis." Essay. In Artificial Nutrition Support in Clinical Practice, 2nd ed. Cambridge: Cambridge University Press, 2012.

Chapter 4

1. Gill, Shubhroz, and Satchidananda Panda. "A Smartphone App Reveals Erratic Diurnal Eating Patterns in Humans That Can Be Modulated for Health Benefits." Cell Metabolism 22, no. 5 (November 3, 2015): 789–98. https://doi.org/10.1016/j.cmet.2015.09.005.

2. Patterson, Ruth E., and Dorothy D. Sears. "Metabolic Effects of Intermittent Fasting." Annual Review of Nutrition 37, no. 1 (August 2017): 371–93. https://doi.org/10.1146/annurev-nutr-071816-064634.

3. Fothergill, Erin, Juen Guo, Lilian Howard, Jennifer C. Kerns, Nicolas D. Knuth, Robert Brychta, Kong Y. Chen, et al. "Persistent Metabolic Adaptation 6 Years after 'The Biggest Loser' Competition." Obesity 24, no. 8 (May 2, 2016): 1612–19. https://doi.org/10.1002/oby.21538.

4. Alhamdan, B. A., A. Garcia-Alvarez, A. H. Alzahrnai, J. Karanxha, D. R. Stretchberry, K. J. Contrera, A. F. Utria, and L. J. Cheskin. "Alternate-Day versus Daily Energy Restriction Diets: Which Is More Effective for Weight Loss? A Systematic Review and Meta-Analysis." Obesity Science & Practice 2, no. 3 (July 15, 2016): 293–302. https://doi.org/10.1002/osp4.52.

5. Klempel, Monica C., Surabhi Bhutani, Marian Fitzgibbon, Sally Freels, and Krista A. Varady. "Dietary and Physical Activity Adaptations to Alternate Day Modified Fasting: Implications for Optimal Weight Loss." Nutrition Journal 9, no. 35 (September 3, 2010). https://doi.org/10.1186/1475-2891-9-35.

6. Stekovic, Slaven, Sebastian J. Hofer, Norbert Tripolt, Miguel A. Aon, Philipp Royer, Lukas Pein, Julia T. Stadler, et al. "Alternate Day Fasting Improves Physiological and Molecular Markers of Aging in Healthy, Non-Obese Humans." Cell Metabolism 30, no. 3 (September 3, 2019): 462–76. https://doi.org/10.1016/j.cmet.2020.02.011.

7. Varady, Krista A., Surabhi Bhutani, Emily C. Church, and Monica C. Klempel. "Short-Term Modified Alternate-Day Fasting: a Novel Dietary Strategy for Weight Loss and Cardioprotection in Obese Adults." The American Journal of Clinical Nutrition 90, no. 5 (November 2009): 1138–43. https://doi.org/10.3945/ajcn.2009.28380.

8. Elia, Marinos, Jason Payne-James, George K. Grimble, and David B. A. Silk. "Metabolic Response to Starvation, Injury and Sepsis." Essay. In Artificial Nutrition Support in Clinical Practice, 2nd ed. Cambridge: Cambridge University Press, 2012.

9. Harvie, M. N., M. Pegington, M. P. Mattson, J. Frystyk, B. Dillon, G. Evans, J. Cuzick, et al. "The Effects of Intermittent or Continuous Energy Restriction on Weight Loss and Metabolic Disease Risk Markers: a Randomized Trial in Young Overweight Women." International Journal of Obesity 35, no. 5 (May 2011): 714–27. https://doi.org/10.1038/ijo.2010.171.

10. Sinha, Rohit A., Benjamin L. Farah, Brijesh K. Singh, Monowarul M. Siddique, Ying Li, Yajun Wu, Olga R. Ilkayeva, et al. "Caffeine Stimulates Hepatic Lipid Metabolism by the Autophagy-Lysosomal Pathway in Mice." Hepatology 59, no. 4 (April 2014): 1366–80. https://doi.org/10.1002/hep.26667.

11. Pietrocola, Federico, Shoaib Ahmad Malik, Guillermo Mariño, Erika Vacchelli, Laura Senovilla, Kariman Chaba, Mireia Niso-Santano, Maria Chiara Maiuri, Frank Madeo, and Guido Kroemer. "Coffee Induces Autophagy in Vivo." Cell Cycle 13, no. 12 (March 2014): 1987–94. https://doi.org/10.4161/cc.28929.

12. Korbonits Márta, David Blaine, Marinos Elia, and Jeremy Powell-Tuck. "Metabolic and Hormonal Changes during the Refeeding Period of Prolonged Fasting." European Journal of Endocrinology 157, no. 2 (August 1, 2007): 157–66. https://doi.org/10.1530/eje-06-0740.

Chapter 5

1. Moro, Tatiana, Grant Tinsley, Antonino Bianco, Giuseppe Marcolin, Quirico Francesco Pacelli, Giuseppe Battaglia, Antonio Palma, Paulo Gentil, Marco Neri, and Antonio Paoli. "Effects of Eight Weeks of Time-Restricted Feeding (16/8) on Basal Metabolism, Maximal Strength, Body Composition, Inflammation, and Cardiovascular Risk Factors in

Resistance-Trained Males." Journal of Translational Medicine 14, no. 1 (2016). https://doi.org/10.1186/s12967-016-1044-0.

2. Tinsley, Grant M., M. Lane Moore, Austin J. Graybeal, Antonio Paoli, Youngdeok Kim, Joaquin U. Gonzales, John R. Harry, Trisha A. Vandusseldorp, Devin N. Kennedy, and Megan R. Cruz. "Time-Restricted Feeding plus Resistance Training in Active Females: a Randomized Trial." The American Journal of Clinical Nutrition 110, no. 3 (September 2019): 628–40. https://doi.org/10.1093/ajcn/nqz126.

3. Cantó, Carles, Keir Menzies, and Johan Auwerx. "NAD+ Metabolism and the Control of Energy Homeostasis: A Balancing Act between Mitochondria and the Nucleus." Cell Metabolism 22, no. 1 (July 7, 2015): 31–53. https://doi.org/10.1016/j.cmet.2015.05.023.

4. Panda, Satchidananda, and Rhonda Patrick. "Shift Work as a Carcinogen and How Time-Restricted Eating May Help: Satchin Panda." FoundMyFitness, last modified July 12, 2019. https://www.foundmyfitness.com/episodes/shift-work-as-a-carcinogen-and-how-time-restricted-eating-may-help.

5. Anton, Stephen D., Stephanie A. Lee, William T. Donahoo, Christian Mclaren, Todd Manini, Christiaan Leeuwenburgh, and Marco Pahor. "The Effects of Time Restricted Feeding on Overweight, Older Adults: A Pilot Study." Nutrients 11, no. 7 (2019): 1500. https://doi .org/10.3390/nu11071500.

6. Sutton, Elizabeth F., Robbie Beyl, Kate S. Early, William T. Cefalu, Eric Ravussin, and Courtney M. Peterson. "Early Time-Restricted Feeding Improves Insulin Sensitivity, Blood Pressure, and Oxidative Stress Even without Weight Loss in Men with Prediabetes." Cell Metabolism 27, no. 6 (June 5, 2018): 1212–21. https://doi.org/10.1016/j.cmet.2018.04.010.

Chapter 6

1. "How Much Is Too Much?: The Growing Concern over Too Much Added Sugar in Our Diets." Sugar Science. University of California San Francisco. Accessed July 7, 2020. https://sugarscience.ucsf.edu/the-growing-concern-of-overconsumption.html.

2. Foster-Schubert, Karen E., Joost Overduin, Catherine E. Prudom, Jianhua Liu, Holly S. Callahan, Bruce D. Gaylinn, Michael O. Thorner, and David E. Cummings. "Acyl and Total Ghrelin Are Suppressed Strongly by Ingested Proteins, Weakly by Lipids, and Biphasically by Carbohydrates." The Journal of Clinical Endocrinology & Metabolism 93, no. 5 (May 1, 2008): 1971–79. https://doi.org/10.1210/jc.2007-2289.

3. "Adult Obesity Prevalence Maps." Centers for Disease Control and Prevention, last modified October 29, 2019. https://www.cdc.gov/obesity/data/prevalence-maps.html.

4. "Adult Obesity Facts." Centers for Disease Control and Prevention, last modified June 29, 2020. https://www.cdc.gov/obesity/data/adult.html.

5. Hallberg, Sarah J., Amy L. Mckenzie, Paul T. Williams, Nasir H. Bhanpuri, Anne L. Peters, Wayne W. Campbell, Tamara L. Hazbun, et al. "Author Correction: Effectiveness and Safety of a Novel Care Model for the Management of Type 2 Diabetes at 1 Year: An Open-Label, Non-Randomized, Controlled Study." Diabetes Therapy 9 (2018): 583–612. https://doi.org/10.1007/s13300-018-0386-4.

6. Willett, Walter C., and Rudolph L. Leibel. "Dietary Fat Is Not a Major Determinant of Body Fat." The American Journal of Medicine 113, no. 9B (December 30, 2002): 47S–59S. https://doi.org/10.1016/s0002-9343(01)00992-5.

7. Dinicolantonio, James J., Sean C. Lucan, and James H. O' Keefe. "The Evidence for Saturated Fat and for Sugar Related to Coronary Heart Disease." Progress in Cardiovascular Diseases 58, no. 5 (2016): 464–72. https://doi.org/10.1016/j.pcad.2015.11.006.

8. Sumithran, P., L. A. Prendergast, E. Delbridge, K. Purcell, A. Shulkes, A. Kriketos, and J. Proietto. "Ketosis and Appetite-Mediating Nutrients and Hormones after Weight Loss." European Journal of Clinical Nutrition 67 (2013): 759–64. https://doi.org/10.1038/ejcn.2013.90.

9. Puchalska, Patrycja, and Peter A. Crawford. "Multi-Dimensional Roles of Ketone Bodies in Fuel Metabolism, Signaling, and Therapeutics." Cell Metabolism 25, no. 2 (February 7, 2017): 262–84. https://doi.org/10.1016/j.cmet.2016.12.022.

10. Teicholz, Nina. "Exit Trans Fats, Enter Something Worse?" Chapter. In The Big Fat Surprise: Why Butter, Meat, and Cheese Belong in a Healthy Diet, 275–81. New York, NY: Simon & Schuster Paperbacks, 2015. Kindle.

11. Schulte, Erica M., Nicole M. Avena, and Ashley N. Gearhardt. "Which Foods May Be Addictive? The Roles of Processing, Fat Content, and Glycemic Load." PLoS ONE 10, no. 2 (February 18, 2015). https://doi.org/10.1371/journal.pone.0117959.

Chapter 7

1. Suez, Jotham, Tal Korem, Gili Zilberman-Schapira, Eran Segal, and Eran Elinav. "Non-Caloric Artificial Sweeteners and the Microbiome: Findings and Challenges." Gut Microbes 6, no. 2 (2015): 149–55. https://doi.org/10.1080/19490976.2015.1017700.

2. Ruiz-Ojeda, Francisco Javier, Julio Plaza-Díaz, Maria Jose Sáez-Lara, and Angel Gil. "Effects of Sweeteners on the Gut Microbiota: A Review of Experimental Studies and Clinical Trials." Advances in Nutrition 10, no. suppl_1 (January 2019): S31–S48. https://doi.org/10.1093/advances/nmy037.

3. Dhillon, Jaapna, Janice Y. Lee, and Richard D. Mattes. "The Cephalic Phase Insulin Response to Nutritive and Low-Calorie Sweeteners in Solid and Beverage Form." Physiology & Behavior 181 (November 1, 2017): 100–09. https://doi.org/10.1016/j.physbeh.2017.09.009.

4. Just, Tino, Hans Wilhelm Pau, Ulrike Engel, and Thomas Hummel. "Cephalic Phase Insulin Release in Healthy Humans after Taste Stimulation?" Appetite

51, no. 3 (November 2008): 622–27. https://doi.org/10.1016/j.appet.2008.04.271.

5. Sinha, Rohit A., Benjamin L. Farah, Brijesh K. Singh, Monowarul M. Siddique, Ying Li, Yajun Wu, Olga R. Ilkayeva, et al. "Caffeine Stimulates Hepatic Lipid Metabolism by the Autophagy-Lysosomal Pathway in Mice." Hepatology 59, no. 4 (April 2014): 1366–80. https://doi.org/10.1002/hep.26667.

6. Pietrocola, Federico, Shoaib Ahmad Malik, Guillermo Mariño, Erika Vacchelli, Laura Senovilla, Kariman Chaba, Mireia Niso-Santano, Maria Chiara Maiuri, Frank Madeo, and Guido Kroemer. "Coffee Induces Autophagy in Vivo." Cell Cycle 13, no. 12 (March 2014): 1987–94. https://doi.org/10.4161/cc.28929.

7. Acheson, K. J., B. Zahorska-Markiewicz, P. Pittet, K. Anantharaman, and E. Jéquier. "Caffeine and Coffee: Their Influence on Metabolic Rate and Substrate Utilization in Normal Weight and Obese Individuals." The American Journal of Clinical Nutrition 33, no. 5 (May 1980): 989–97. https://doi.org/10.1093/ajcn/33.5.989.

8. Freedman, Neal D., Yikyung Park, Christian C. Abnet, Albert R. Hollenbeck, and Rashmi Sinha. "Association of Coffee Drinking with Total and Cause-Specific Mortality." New England Journal of Medicine 366, no. 20 (May 17, 2012): 1891–1904. https://doi.org/10.1056/nejmoa1112010.

9. Huxley, Rachel, Crystal Man Ying Lee, Federica Barzi, Leif Timmermeister, Sebastien Czernichow, Vlado Perkovic, Diederick E. Grobbee, David Batty, and Mark Woodward. "Coffee, Decaffeinated Coffee, and Tea Consumption in Relation to Incident Type 2 Diabetes Mellitus." Archives of Internal Medicine 169, no. 22 (December 14, 2009): 2053–63. https://doi.org/10.1001/archinternmed.2009.439.

10. Dulloo, A. G., C. A. Geissler, T. Horton, A. Collins, and D. S. Miller. "Normal Caffeine Consumption: Influence on Thermogenesis and Daily Energy Expenditure in Lean and Postobese Human Volunteers." The American Journal of Clinical Nutrition 49, no. 1 (January 1989): 44–50. https://doi.org/10.1093/ajcn/49.1.44.

11. Liu, Qing-Ping, Yan-Feng Wu, Hong-Yu Cheng, Tao Xia, Hong Ding, Hui Wang, Ze-Mu Wang, and Yun Xu. "Habitual Coffee Consumption and Risk of Cognitive Decline/Dementia: A Systematic Review and Meta-Analysis of Prospective Cohort Studies." Nutrition 32, no. 6 (June 2016): 628–36. https://doi.org/10.1016/j.nut.2015.11.015.

12. James, Jack E. "Critical Review of Dietary Caffeine and Blood Pressure: A Relationship That Should Be Taken More Seriously." Psychosomatic Medicine 66, no. 1 (2004): 63–71. https://doi.org/10.1097/10.psy.0000107884.78247.f9.

13. Mitrou, Panayota, Eleni Petsiou, Emilia Papakonstantinou, Eirini Maratou, Vaia Lambadiari, Panayiotis Dimitriadis, Filio Spanoudi, Sotirios A. Raptis, and George Dimitriadis. "Vinegar Consumption Increases Insulin-Stimulated Glucose Uptake by the Forearm Muscle in Humans with Type 2 Diabetes." Journal of Diabetes Research 2015 (May 6, 2015). https://doi.org/10.1155/2015/175204.

14. White, Andrea M., and Carol S. Johnston. "Vinegar Ingestion at Bedtime Moderates Waking Glucose Concentrations in Adults With Well-Controlled Type 2 Diabetes." Diabetes Care 30, no. 11 (November 2007): 2814–15. https://doi.org/10.2337/dc07-1062.

15. Vieira, Alexandra Ferreira, Rochelle Rocha Costa, Rodrigo Cauduro Oliveira Macedo, Leandro Coconcelli, and Luiz Fernando Martins Kruel. "Effects of Aerobic Exercise Performed in Fasted v. Fed State on Fat and Carbohydrate Metabolism in Adults: a Systematic Review and Meta-Analysis." British Journal of Nutrition 116, no. 7 (October 2016): 1153–64. https://doi.org/10.1017/s0007114516003160.

16. Proeyen, Karen Van, Karolina Szlufcik, Henri Nielens, Koen Pelgrim, Louise Deldicque, Matthijs Hesselink, Paul P. Van Veldhoven, and Peter Hespel. "Training in the Fasted State Improves Glucose Tolerance during Fat-Rich Diet." The Journal of Physiology 588, no. 21 (November 2010): 4289–302. https://doi.org/10.1113/jphysiol.2010.196493.

17. University of Bath. "Increase Health Benefits of Exercise by Working out before Breakfast." ScienceDaily, last modified October 18, 2019. https://www.sciencedaily.com/releases/2019/10/191018080619.htm.

18. Chaouachi, Anis, Aaron J. Coutts, Karim Chamari, Del P. Wong, Mustapha Chaouachi, Moktar Chtara, Rachida Roky, and Mohamed Amri. "Effect of Ramadan Intermittent Fasting on Aerobic and Anaerobic Performance and Perception of Fatigue in Male Elite Judo Athletes." Journal of Strength and Conditioning Research 23, no. 9 (December 2009): 2702–09. https://doi.org/10.1519/jsc.0b013e3181bc17fc.

19. Bock, K. De, W. Derave, B. O. Eijnde, M. K. Hesselink, E. Koninckx, A. J. Rose, P. Schrauwen, A. Bonen, E. A. Richter, and P. Hespel. "Effect of Training in the Fasted State on Metabolic Responses during Exercise with Carbohydrate Intake." Journal of Applied Physiology 104, no. 4 (April 2008): 1045–55. https://doi.org/10.1152/japplphysiol.01195.2007.

20. Zouhal, Hassane, Ayoub Saeidi, Amal Salhi, Huige Li, M. Faadiel Essop, Ismail Laher, Fatma Rhibi, Sadegh Amani-Shalamzari, and Abderraouf Ben Abderrahman. "Exercise Training and Fasting: Current Insights." Open Access Journal of Sports Medicine 11 (2020): 1–28. https://doi.org/10.2147/oajsm.s224919.

索引

NUMBERS 數字

A

B

C

D

H

I–J

N

O

P

Q–R

S

T

U–V

W–X–Y–Z